传染病数学建模导论

An Introduction to Infectious Disease Modelling

原　著　Emilia Vynnycky
　　　　Richard G. White
主　译　朱爱萍　吕　欣　李月华　樊　成
主　审　樊　成　朱爱萍

北京大学医学出版社

CHUANRANBING SHUXUE JIANMO DAOLUN

图书在版编目（CIP）数据

传染病数学建模导论 /（英）埃米莉亚·维尼基（Emilia Vynnycky），
（英）理查德·怀特（Richard G. White）原著；朱爱萍等主译. —北京：
北京大学医学出版社，2023.10
　　书名原文：An Introduction to Infectious Disease Modelling
　　ISBN 978-7-5659-2948-9

　　Ⅰ. ①传… 　Ⅱ. ①埃… ②理… ③朱… 　Ⅲ. ①传染病
—系统建模—研究 　Ⅳ. ① R51

中国国家版本馆 CIP 数据核字（2023）第 135370 号

北京市版权局著作权合同登记号：图字：01-2022-2103

An Introduction to Infectious Diseases Modelling，first edition
by Emilia Vynnycky and Richard G. White
© Oxford University Press 2010

An Introduction to Infectious Diseases Modelling，first edition was originally published in English in 2010. This
translation is published by arrangement with Oxford University Press. Peking University Medical Press is solely
responsible for this translation from the original work and Oxford University Press shall have no liability for any
errors，omissions or inaccuracies or ambiguities in such translation or for any losses caused by reliance thereon.

An Introduction to Infectious Diseases Modelling，first edition 以英文形式于 2010 年首次出版。本译著经
Oxford University Press 授权，由北京大学医学出版社负责出版，Oxford University Press 对译文中的错误、
疏漏、不准确、歧义及因此而产生的损失不负有责任。

Simplified Chinese Translation © 2023 by Peking University Medical Press.
All Rights Reserved.
简体中文版 © 2023 北京大学医学出版社

传染病数学建模导论

主　　译：朱爱萍　吕　欣　李月华　樊　成
出版发行：北京大学医学出版社
地　　址：（100191）北京市海淀区学院路 38 号　北京大学医学部院内
电　　话：发行部 010-82802230；图书邮购 010-82802495
网　　址：http://www.pumpress.com.cn
E - mail：booksale@bjmu.edu.cn
印　　刷：北京信彩瑞禾印刷厂
经　　销：新华书店
责任编辑：阳耀林　责任校对：靳新强　责任印制：李　啸
开　　本：710 mm × 1000 mm　1/16　印张：24.5　字数：500 千字
版　　次：2023 年 10 月第 1 版　2023 年 10 月第 1 次印刷
书　　号：ISBN 978-7-5659-2948-9
定　　价：150.00 元
版权所有，违者必究
（凡属质量问题请与本社发行部联系退换）

为了我的母亲、兄弟，为了纪念我的父亲

为了万物！

—— Emilia

这本书满怀着爱，献给四个非常特别的人：Janifer，她给了我作为一个孩子时想要的最好的养育；Catherine，多年来她向我展示了如此坚强的性格特质，超出了我自己所能做到的和展示出的；Martin，是他告诉我，首先要找到自己喜欢做的事情，然后去寻求能资助你做这件事的人；最后是 Sally，她使我认识到生活比工作更重要，而这对本书的完成大有裨益！没有你们，我不可能做到所有这些。

—— Richard

译者名单

主　译　朱爱萍　吕　欣　李月华　樊　成
主　审　樊　成　朱爱萍
译　者　（按姓名汉语拼音排序）

蔡梦思　国防科技大学系统工程学院
陈清凤　南昌医学院公共卫生与管理学院
陈　途　湖北省咸宁市药品质量检验检测所
樊　成　江西省卫生健康委员会
贺松柏　江西省莲花县人民医院
姜　伟　安徽师范大学地理与旅游学院
靳媛媛　天津市东丽区疾病预防控制中心
李月华　武汉市肺科医院（武汉市结核病防治所）
刘楚楚　国防科技大学系统工程学院
刘　琴　南昌大学第二附属医院
刘　星　南昌大学第一附属医院
吕　欣　国防科技大学系统工程学院
欧朝敏　国防科技大学系统工程学院
宋晓晴　安徽师范大学地理与旅游学院
谭索怡　国防科技大学系统工程学院
王桂阳　武汉市肺科医院（武汉市结核病防治所）
曾进标　江西省卫生健康委员会
张正斌　武汉市肺科医院（武汉市结核病防治所）
朱爱萍　安徽师范大学地理与旅游学院

译者前言

在各类传染病疫情暴发后，数学模型可以用来预测传染病传播及疫情走向，为各地政府更好地开展疫情防控工作提供指导。近年，相关领域学者利用数学建模对 2019 冠状病毒病（COVID-19）等传染病进行防控策略的研究，为相关疫情防控做出了较大的贡献。鉴于传染病数学模型研究对专业数学知识有较高要求，在我国能够较好掌握并利用数学模型研究传染病的学者，大多出身于数学学院（主要为生物数学方向），少数来自于公共卫生学院，传染病数学建模或理论流行病学在我国部分院校公共卫生学院还有较广阔的发展和提升空间。

本书是伦敦卫生与热带医学院 Emilia Vynnycky 教授和 Richard G. White 教授基于多年来开发的课程讲义等材料凝练而成的一部传染病数学建模著作。该书自出版以来，先后被伦敦卫生与热带医学院、哈佛大学公共卫生学院、密歇根大学公共卫生学院等国外知名高等院校引入，并作为其院系的传染病数学建模教材一直沿用至今。本书对传染病数学建模理论、方法有详细的介绍，对使用者的数学水平要求不高。因此，公共卫生学院的教师和学生等通过学习本书的内容和知识，也能较快、较好地掌握传染病数学建模的理论和方法，研究不同因素和控制策略对疫情的影响，并可结合实际情况对模型做进一步改进和开发。同时，本书也适合作为数学学院、系统科学院系的学生进入生物数学领域的入门书籍，为进阶生物数学、传染病动力学夯实理论流行病学的学科基础。本书具有较强的实用性，适用于从事流行病学与卫生统计学、生物数学、理论流行病学、传染病数学建模等方面研究的学者和科研人员，也可作为相关领域本科生、研究生学习的参考书和工具书。

本书系统介绍了传染病的理论、方法、模型及应用方面的研究成果。全书分为 9 章，前 3 章为基础理论篇，全面系统地介绍了传染病、传播和模型的基础知识，利用差分方程和微分方程建立模型的基本原理和模拟方法。第 4 ~ 7 章为深化理论篇，主要介绍传染病模型具备的动力学特征，年龄结构、疫苗接种对传染病动力学特征的影响，并介绍了随机模型与确定性模型的差异以及不同的接触模式对随机模型的影响，深入细致地阐述了传染病动力学中基本再生数、接触模式、下一代矩阵等理论知识。第 8 ~ 9 章为专题应用篇，主要介绍了动力学模型在典型传染病上的应用，主要包括各类性传染疾病的经典模型、风险行为异质性和混合接触模式等对性传染疾病动力学特征的影响、影响疫情平衡点的各类因素等，并用专门章节介绍了如何模拟疫苗接种、血清类型、潜伏期时长、可治愈程度等对传染病动力学特征的影响，并以撒哈拉以南非洲地区作为案例，详细介绍了性传播艾滋病的控制模式及其研究是如何随着流行态势而发生演进和变化的。

近年来，地理与公共卫生（流行病学）交叉领域的研究不断涌现，如复旦大学公共卫生学院张志杰、姜庆五等合著的《空间流行病学》，加拿大女王大学地理系 Dongmei Chen 教授等合著的 *Analyzing and Modeling Spatial and Temporal Dynamics of Infectious Diseases* 相继出版，为从事地理信息与传染病时空动力建模领域研究的同仁提供了更多元也更具挑战的研究思路。对此，我非常荣幸担任本书的主译，也非常感谢北京大学医学出版社对我的信任。本书的翻译对于我以及翻译团队各位老师都是一个很好的学习过程，是我们为开展传染病时空动力学模型研究打下传染病建模基础的充分准备工作。本书的初译主要由我、吕欣、李月华和樊成完成，参译人员参加了部分翻译工作，张乐、张波、王招珍、周美兰老师参与了部分校对工作，我和樊成对全书进行了通读与进一步审校。

本书的出版得到了安徽师范大学博士科研启动项目（752013）、国家杰出青年科学基金"大数据技术的公益应用：应对贫穷、疾病、灾害的数据模型（72025405）"、国家社科基金重大项目"加强国家应急管理体系和能力建设研究（22ZDA102）"、国家自然科学基金青年科学基金项目"基于基站定位的轨迹数据不确定性时空分布及自适应优化方法研究（42101419）"、安徽省重点研究与开发计划项目"基于空间云计算的智慧旅游服务关键技术与应用（202104a07020002）"、湖北省自然科学基金"综合医疗机构引入 Gene-Xpert MTB/RIF 技术早期发现传染性肺结核和耐药肺结核的研究（2022CFB176）"、湖南省科技厅科研计划"应急管理智能决策技术湖南省重点实验室（2020TP1013）"、武汉市卫健委科研项目"空间可视化技术面 Cartogram 在结核病空间分布格局中的应用研究（WG20C06）"、武汉市卫健委科研项目"气象条件在空气污染对肺结核发病影响中的修饰效应的研究（WG20Q03）"等的大力支持。北京大学医学出版社阳耀林老师和编辑老师们为书稿的审核、复核、校对、排版、定稿做了大量深入细致的工作，在此深表感谢！

金无足赤，由于译者（也是持续的学习者）水平有限，翻译中难免有疏漏或不足，敬请读者拨冗斧正。

朱爱萍

zhuaiping329@126.com

2023 年 8 月

原著前言

数学模型越来越多地被用于探究传染病防控相关的问题。其应用包括预测疫苗接种策略对常见传染病的影响，以及确定针对 HIV 和流感大流行的最佳防控策略。然而，公共卫生和传染病领域接受过数学建模方面正规培训的研究人员相对较少。

迄今为止，已经有几本关于传染病数学建模的书籍出版问世，其中最著名的是由 Anderson 和 May 于 1992 年合著的 *Infectious diseases of humans：Dynamics and control*，以及最近由 M. J. Keeling 和 P. Rohani 合著的 *Modeling infectious diseases in humans and animals*。然而，为了能够充分理解和利用这些书籍，读者通常需要接受过较高层级的数学训练。

本书旨在让从事传染病或公共卫生相关工作的人员也能顺畅地了解和进入数学建模领域。通过阅读本书并完成所附的习题，我们希望读者能够了解建立数学模型的基本方法、如何应用以及在何处应用模型。我们希望读者也能更好地了解影响传染病相关模式和趋势的因素。

本书的结构布局

如果不包含一些数学方程和推导，就不可能写一本关于数学建模的书籍。考虑到我们的目标读者，我们使本书的数学水平尽可能简单，希望没有达到大学数学水平的人也能够理解本书。在正文中我们只纳入了十分重要的证明，其他有趣的且有些读者可能想在初次阅读本书时跳过的证明或推导，则安排在专栏或附录中。有些证明过于详细冗长而无法完整收录于本书，我们针对这部分证明给出了参考文献。我们还在书末加入了一个简短的部分，题为"基础数学知识"，旨在让读者重新回顾他们在之前的研究中可能涉及的与本书相关的概念。此外，本书还提供了关键术语、符号和关键方程式的总结表格。

每章都包括了专栏，旨在更深入地讨论传染病领域的某些方面或特定方法。本书包括了习题。习题的解决方案、需要使用的 Excel 或电脑软件 Berkeley Madonna 的模型源代码文件以及转至 Berkeley Madonna 的链接由以下网址在线提供：www.anintroductiontoinfectiousdiseasemodelling.com。这些习题旨在强化读者对本书的理解。虽然我们鼓励读者尝试解答这些习题，但不一定要全部完成。

本书根据逻辑顺序共编排为九章。

本书第 1 章为全书简介，介绍了传染病流行病学、传播模型的相关知识，由伦敦卫生与热带医学院传染病流行病学教授 Paul E. M. Fine 撰写。本章向读者介绍了传染病的主要特征和流行的发生。此外，还讨论了传染病流行病学中的关键概念和影响防控的相关因素，即基本再生数、净再生数以及群体免疫阈值。本章还讨论了我们所说的数学模型的涵义。

接下来的两章重点介绍了如何建立模型以及可能需要的数据。读者将逐步了解模型构建的各个关键阶段，包括确定研究问题、数据收集、构建模型结构和方程、关键假设、模型预测和模型验证等各环节。模型的主要类型得到了充分讨论，这两章向读者介绍了用于构建大多数（确定性）模型的两种特定类型的方程组，即差分方程组和微分方程组，并讨论了这两种方法的相对优劣特征。已经熟悉这些方法的读者可能更愿意快速阅读这部分内容。

第 4 章讨论了在促进理解急性传染病动力学特征和防控策略影响方面，数学模型所发挥的作用。本章首先考虑短时动力学特征，讨论了传染病流行发生的原因，如何分析传染病流行早期的数据以推断基本再生数和未来的病例数，以及控制传染病所需的防控水平。之后，本章着重讨论了在缺乏防控策略情况下传染病的长时动力学特征，讨论了为什么可免疫（可使患者具免疫性）传染病的发病趋势会发生周期性变化，并将此与不可免疫（不可使患者具免疫性或免疫持续时间极短）传染病的模式和特征进行了对比。本章讨论的疾病示例包括流感、麻疹、风疹、梅毒和百日咳。

第 5 章讨论了与人类传染病相关的年龄结构。本章首先说明了如何通过分析人群中感染者所占比例的年龄分层数据和其他数据以获得对个体感染率的估计。之后，说明了如何使用这些估计来获得模型关键输入参数和对传染病流行病学特征的其他理解。此外，本章还阐释了基本再生数如何决定人群中易感者所占比例和感染发生率的年龄模式。之后本章继续描述了防控措施如何影响传染病动力学特征和易感者人群的年龄分布特征，这些措施既可能会产生有益的结果也可能会带来意想不到的结果。

第 6 章讨论了随机性如何影响传染病动力学特征以及构建随机模型（该模型考虑随机性的影响）的方法。本章讨论了对此类模型输出结果的解释，以及此类模型如何解释和分析疫情暴发的相关数据。此外，我们讨论了微观模拟模型的使用，例如在 21 世纪初开发的用于探讨防控措施对大流行流感的影响的模型。

人群中的接触模式极大地影响了传染病的传播，此外，许多干预措施，例如流感大流行期间的疫苗接种或学校停课，都是针对儿童人群的。为了准确预测此类干预措施的影响，模型需要对具有年龄依赖特征的接触模式做出准确假设。第 7 章首先回顾了实证具有年龄依赖特征的接触模式存在的相关证据，说明了接触模式如何影响防控措施的作用，以及如何使用简单的再生数等统计量来预测该影响的水平。

　　第 8 章继续讨论了接触模式这一主题，主要讨论了接触模式如何影响性传播传染病（sexually transmitted infections，STI）的传播和防控。具体来说，本章描述了模型如何预测，在不存在风险异质性的情况下，病程较短的 STI 不太可能在人群中持续存在。这对 STI 防控措施的制定具有重要意义，表明通过制定针对核心人群的防控措施可以实现最优防控效果。本章继续阐释了简单的 HIV 模型以及网络模型在 STI 流行病学中的应用。

　　最后一章介绍了传染病数学建模的几个特别专题，包括：水痘及疫苗接种对带状疱疹的影响，肺炎球菌疫苗接种后的血清型置换，结核病的动力学特征，HIV 的影响，STI 合并感染的作用。最后阐述了模型如何随 HIV 流行的演变而演变。

本书未涵盖的内容

　　当我们刚开始写这本书的时候，我们的目标是涵盖传染病建模中所有令人感兴趣的内容，并让那些对建模感兴趣但没有时间钻研成为建模工作者的人能更便利地了解和接近建模领域。然而，令人感兴趣的内容总是比我们能有时间涵盖的内容要多。具体来说，虽然本书偶尔提及宿主 - 媒介传播的疟疾等传染病，但全书重点是直接传播的传染病。同时，本书完全聚焦于人类传染病；对动物传染病模型感兴趣的读者可能更契合于阅读 Keeling 和 Rohani 合著的相关书籍。在将模型拟合到数据的研究领域中，最近出现了一些令人振奋的发展成果。为了保持目标读者的兴趣，我们只是简单地提及了这些发展或提供了一些简短的描述，旨在提供对这些相关原则的概念性理解。

致　谢

本书的主要内容来源于一门理学硕士课程的教学讲义及其配套的计算机实践资料，该课程名为"传染病建模和动力学"；以及一门暑期强化短期课程"传染病建模及其应用简介"的相关讲义资料，该课程是我们在伦敦卫生和热带医学院（Richard G. White 和 Emilia Vynnycky）和英国健康保护局（Emilia Vynnycky）工作时设立的。因此，我们要感谢上述两个机构提供开发这些课程的机会。

多年来，我们有幸与众多才华横溢的同事和学生合作，他们影响了我们的想法、思维方式和写作方式。

我们要特别感谢 Paul Fine 教授，多年前，他是 Emilia Vynnycky 的博士生导师。除了日常繁忙中慷慨拨冗分享关于传染病流行病学和建模的丰富知识外，他还教会了我们如何批判性地思考以及如何在教学上对非数学专业受众的需求保持敏感。我们也非常感谢他撰写了本书的第 1 章，介绍了传染病和模型的基础知识。

还要特别感谢多年来帮助塑造我们想法的同事，特别是 Paddy Farrington、Nigel Gay、Ben Cooper、Eduardo Massad、Marie-Claude Boily、Richard Hayes 和 Hans Heesterbeek。

我们还要感谢 Laura Rodrigues 教授，当我们第一次讨论开发一门建模课程并写一本书时，她提供了急需的鼓励。

每一年我们都教授这些课程，我们很幸运有非常积极和热情的学生，他们经常在课堂内外提出有趣而又敏锐的问题。在本书接下来的内容中，以前的学生无疑会认出他们在课堂上提出的问题的一些答案，以及我们当时无法回答的问题的一些答案！

我们非常感谢愿意花时间来阅读初稿，对初稿提出修改意见或评论的同事、以前的学生，特别是 Paul Fine、Ben Cooper、John Edmunds、Paddy Farrington、Punam Mangtani、Charlotte Jackson、Kimberley Nucifura、Sara Thomas、Nigel Gay、Laura Rodrigues、Richard Hayes、Leigh-Anne Shafer、Marie-Claude Boily、Ken Eames、Katie O'Brien、Geoff Garnett、Michael White、Roel Bakker 和 Wim Delva。我们还要感谢 Hans Heesterbeek 和 Hiroshi Nishiura 提供了与 R_0 相关的历史资料，并感谢 Erol Yusuf（健康保护局）提供对登记（报告）数据的访问权限。我们也感谢 Fiona Marquet 提供行政方面的协助和 LSHTM 提供财务方面的协助。我们也感谢 Janifer White 和 Sally Oldfield 对文稿的精心校对。

我们还要感谢牛津大学出版社及其编辑（Georgia Pinteau、Nic Wilson、Angela Butterworth 和 Jen Wright）在本书制作出版各个阶段所付出的耐心。

最后，衷心感谢我们的家人和朋友多年来对我们的无尽支持和耐心。特别感谢 Emilia 的兄弟，在本书写作期间，他热心阅读和评论本书初稿，他带过来的小猫也为我们短暂的暑假增添了一份惬意，同时还要感谢 Emilia 的母亲对整个书籍写作过程的巨大帮助。

关键术语及其定义

以下总结了本书中使用的一些关键术语的定义，这些术语汇编于各相关文献[1-4]。

相聚合的（混合接触模式） 请参见相类似的（混合接触模式）。请参见 7.4.2.1 节和 8.5.1 节。

无症状（个体） 无任何确诊感染症状的感染者。

基本再生数（R_0） 一名患病者（具有传染性）进入完全易感者人群后产生的下一代患病者（具有传染性）的平均数量。它有时使用其他不同的定义，例如基本繁殖数、基本繁殖率、基本繁殖比等。它是一个数字，而不是一个率，定义中没有时间单位。请参见 1.3 节。

贝塔（β） 两个特定个体在单位时间内的有效接触率（数）。从技术层面看，它是单位时间内两个特定个体有效接触的人均率（数）。有时也使用其他不同的定义，例如传播系数、传输率、接触参数等。请参见 2.7.1 节。

携带者 能排出传染病病原体但没有任何临床症状的个体。

病例 具有感染相关临床症状（例如咳嗽、发烧等）的个体。请注意，并非所有病例都具有传染性。请参见 1.2 节。

催化模型 一种模型，通常用于描述年龄为 a 时的既往感染的流行率数据 $[z(a)]$。简单催化模型的方程为 $z(a) = 1 - e^{-\lambda a}$，其中 λ 是感染力。请参见 5.2.2 节。

封闭群体模型 一类模型，其中假设没有人口迁入或迁出，并且没有出生或死亡。

仓室模型 一种模型，其中人群中的个体被细分为各亚组（仓室），并且该模型从群体的角度跟踪个体相关进展情况。请参见 2.6 节。

并行性多性伴行为 多个性伴侣关系的时间上的重叠，或一个人同时有两个以上的性伴。请参见 8.9 节。

核心群体 接触率（数）特别高的人群。

CRS 先天性风疹综合征。

消退　通常是指可免疫传染病发病率峰值的逐渐减弱，通常使用不纳入具有季节性接触模式的确定性模型进行预测。请参见 4.3.1 节。

密度依赖假定　假定感染力随着人口规模的增加而增加。如果限制人口的边界随着人口规模的增加而保持不变，则可能会发生这种情况，因为拥挤程度不断增加。该定义有时被称为"伪质量作用"假定。请参见专栏 2.5。

确定性模型　一种模型，它描述了人群中总体或平均水平上发生的现象，不考虑随机性的影响。请参见 2.6 节。

不相聚合的（混合接触模式）请参见不相类似的（混合接触模式）。请参见 7.4.2.1 节和 8.5.1 节。

倍增时间　感染者人数翻倍所需的时间。请参见专栏 4.1 和第 8 章。

动力学模型　描述给定量随时间变化的模型。该术语经常指代一类模型，该类模型探究群体之间的接触情况，因而随着接触情况的变化，感染者流行率的变化将被反馈用于确定感染力的变化。请参见专栏 2.1。

有效接触　如果发生在一个患病者（具有传染性）和一个易感者之间，就足以导致传播的接触。请参见专栏 2.4。

有效再生数　请参见净再生数。

疫苗的效力　疫苗接种针对传染病感染或其他感兴趣的结果提供的直接保护。它不包括任何间接（群体免疫）效力。

疫苗的有效性　由于疫苗接种的直接和间接（群体免疫）联合效力而导致人群中感染发生率（或其他结果）的降低。

特征值　特征值是矩阵的固有属性。当一个矩阵乘以某个向量时，结果是某个因子（特征值）乘以该向量。有关矩阵和向量的讨论，请参见基础数学知识部分（B.7 节）。

消除　将传染病的发病率降低到非常低（接近于零）的水平。针对特定的疾病有相应的精确标准（例如，世界卫生组织宣布麻风病的消除标准是登记病例的患病率低于万分之一）。

地方病（地方性传染病）　人群中长期存在且维持相似水平的传染病。

流行　在人群中（重新）引入传染病后发病率的增加及其之后的降低情况。也指在某一地点以大大超出预期的频率发生相关病例的情况。

流行阈值　传染病发病率增加所要求的人群中易感者人群的最小占比，计算为 $1/R_0$。请参见 1.3 节和 4.3.1 节。

流行病学　该术语用于指对人群中疾病（包括非传染性疾病）或传染病相关内容的研究。

平衡点（态）　在此情形下，所有作用因子的影响都互相抵消，从而形成稳定、平衡或不变的状态。例如，简单 SEIR 模型（参见 4.3.1 节）长时预测的传染病患病率平衡点是感染、出生、死亡和治愈（康复）率之间平衡的结果。

根除　将某一传染病的发病率降低到零。

感染力　易感者人群在单位时间内被感染的（比）率。它也被称为发病率或风险率。请参见 2.7.1 节和 5.2.2 节。

频率依赖假定　假定感染力随着人口规模的增加而保持不变。如果限制人口的边界随着人口规模的增加而扩大，因此拥挤程度保持不变，或者如果人群的行为没有随着人口规模的增加而改变，则可能会发生这种情况。该定义有时被称为"真质量作用"假定。请参见专栏 2.5。

繁殖期　请参见 1.2 节序列间隔的定义。

流行的增长率　传染病流行率（患病率）增加的（速）率，通常在传染病流行的早期阶段进行计算。请参见 4.2.3.1 节。

群体免疫　该定义通常用于指未接种疫苗的群体由于群体中存在免疫群体而获得的间接性保护。请参见 1.3 节。在传染病流行病学中，该定义有时也指人群中具有免疫力人口所占的比例。

群体免疫阈值（H）　为使传染病发病率保持稳定水平而要求的人群中免疫人群所占比例，计算方程式为 $1-1/R_0$。请参见 1.3 节和 4.2.2.1 节。也被称为临界免疫阈值。为了根除某类传染病，全体人群中接受免疫接种的人群占比必须超过这一阈值。

异质性（非均匀）混合接触模式　非随机混合接触模式，个体间有效接触率取决于他们的年龄、性别或其他一些特征。请参见 2.7.1 节。

HIV 人类免疫缺陷病毒。

同质性（均匀）混合接触模式　见随机混合接触模式。请参见 2.7.1 节。

HSV-2 单纯疱疹病毒 2 型。

免疫（个体） 对感染有完全保护效力的个体，这种效力是由疫苗接种或既往感染引起的。如果个体没有得到充分保护，就被称为"部分免疫"。请参见 1.2 节。

免疫 成功接种，即接种疫苗的人对感染完全免疫。

可免疫（可使患者具免疫性）传染病 患者感染后能诱导近乎完美免疫力的传染病。这类传染病包括麻疹、腮腺炎、风疹（德国麻疹）。

发病率 新发（病例）事件的数量，如单位个体单位时间下高危人群（通常是易感人群）中新发的感染数或病例数。需要注意的是，在流行病学、医学文献以及相关监测报告中，一般人群中单位个体单位时间下的新发事件数量也经常被称为"发生率"。对于罕发事件，此统计量与使用严格流行病学标准定义的"发生率"相同。有关详细信息，请参见参考文献 [1]。

潜伏期 从发生感染到出现临床症状的时间段。需要注意的是，对于包括麻疹在内的许多传染病，个体在表现出任何临床症状之前就可能具有传染性。请参见 1.2 节。

传染（患病）期 个体具有传染性的时期。请参见 1.2 节。

整数 即 1、2、3、4 等。

反应期 见传染（患病）前期。请参见 1.2 节。

格点网络模型 通过将个体放置在空间中的规则网格上并连接相邻个体而创建的模型。请参见专栏 8.12。

微观模拟模型 分别跟踪群体中每个个体进展情况的模型。请参见专栏 2.1 和 6.2 节。也称为基于个人或媒介的模型。

混合接触矩阵 见 WAIFW。

MMR 麻疹、腮腺炎、风疹。

网络模型 明确跟踪个人之间联系网络的模型。感染只能发生在受感染的群体和总人口中与其接触的子群体之间。有关网络模型的类型，请参见 8.10 节。

净再生数（R_n 或 R） 一名患病者进入某给定人群后产生的下一代患病者的平均数量，在该给定人群中一些人可能由于既往感染或疫苗接种已经具备免疫力。在相关文献中，该统计量通常也被称为有效再生数。它通常由字母 R 或 R_n 表示。请参见 1.3 节。

下一代矩阵　在模型中每个亚组中一名患病者产生的下一代患病者人数的矩阵。请参见 7.5.1 节。

成对近似模型　此类模型是通过使用仓室建模方法来创建的，并且增加了包含互相接触 / 关联双人或三人组的仓室。请参见专栏 8.11。

大流行　在全世界范围内发生的流行病。

传染（患病）前期　从个体发生感染到具有传染性的时间段。有时也称为"反应期"。请参见 1.2 节。

患病率（流行率）在一个给定时间人群中具有所讨论结果群体所占的比例。如果传染病是地方性的，则患病率（流行率）≈ 发病率 × 持续时长。

预防性用药　通常在某人暴露于传染源（患病者）之前或之后向其提供的药物，目的在于防止疾病感染和（或）进展。预防性用药有时也称为暴露后或暴露前预防性用药。

按比例混合接触模式　混合接触模式，其中各亚组（以年龄、性别或其他标准等分组）人群与其他人群的接触率取决于总接触数中各亚组产生的接触数占比。请参见 8.5.1 节。

Q　人群中个体之间混合接触程度的综合性统计量。请参见 8.5.2 节。

随机混合接触模式　混合接触模式，群体中的个体有同等概率接触所有个体，不依赖于年龄或其他特征。请参见 2.7.1 节和 8.5.1 节。

随机网络模型　通过连接群体中的个体而建立的网络模型，连接方式不依赖于他们的空间位置或社会地位。见图 8.25。

优先饱和　是一个限制性传播疾病流行率升高的过程，其中患病者（具备传染性的个体）与已感染者接触。

无标度网络　能够以与个体间当前接触数量成正比的概率（或强度）将个体联结起来，从而建立网络。见图 8.25。

序列间隔　特定传播链条中原发病例与续发病例发病（出现临床症状）时间的间隔。也称为繁殖期。请参见 1.2 节。

SEIRS　易感者 - 传染（患病）前期 - 传染（患病）期 - 治愈（恢复）者 - 易感者模型结构。见 2.4.1 节。

SI　易感者 - 传染（患病）期模型结构。见 2.4.1 节。

SIR　易感者 - 传染（患病）期 - 治愈（恢复）者模型结构。见 2.4.1 节。

SIS　易感者 - 传染（患病）期 - 易感者模型结构。见 2.4.1 节。

小世界网络模型　通过向格点模型添加少量长距离伴侣关系而创建的网络模型。请参见专栏 8.12。

方程式的解　方程式中的未知量。例如，方程式 $x^3 - 8 = 0$ 的解是 $x = 2$。

解方程式　求解方程式中的未知量。例如，可以求解方程式 $x^3 - 8 = 0$ 以解得 $x = 2$。

空间网络模型　通过将个体置于地理空间中并以与个体间距离相关联的概率（强度）将个体联结起来而创建的网络模型。见专栏 8.12。

稳定人口模型　假设人口规模不随时间发生改变的模型。

静态模型　该类模型不描述给定的量随时间变化的情况。通常也用于指不明确描述个体之间接触（以及传播）的模型，在模型中感染风险（力）取固定值。这类模型不能充分评估旨在降低患病率的干预措施对发病率的作用效果。这类模型有时用于非传染性疾病的建模，在此类疾病中较少考虑疾病患病率对发病率的影响。见 5.3.4 节。

STI　性传播传染病（感染）。见第 8 章。

随机（模型）　一种模型，其考虑随机性的影响，例如，在确定单位时间内个体感染人数、单位时间内进展为患病者（具有传染性）的人数、单位时间内治愈（恢复）人数等时。请参见专栏 2.1 和第 6 章。

易感者　尚未感染并存在感染风险的个体。

TB　结核病。

传播动力学特征　某种传染病传播情况随时间发生的变化特征。

典型患病者（具有传染性的）　人群中所有患病者（具有传染性的）的理论平均情况，例如，各个不同接触模式亚组中患病者（具有传染性的）的典型平均个体。请参见专栏 7.9。

WAIFW 矩阵　描述"哪个个体传染哪个个体"特征的矩阵。见 7.4.1 节。

相类似的（混合接触模式）　也称为"相聚合的混合接触模式"。在该种接触模式下，相比不具有某一类似特征的个体而言，具有给定特征的个体更有可能与具有类似特征的个体接触。例如，青少年更可能与其他青少年接触，而不是与成人接触的情形。请参见 7.4.2.1 节和 8.5.1 节。

不相类似的（混合接触模式）也称为"不相聚合的混合接触模式"。在该种接触模式下，相比具有某一类似特征的个体而言，具有给定特征的个体更有可能与不具有类似特征的个体接触。例如，青少年更可能与成人接触，而不是与其他青少年接触的情形。请参见 7.4.2.1 节和 8.5.1 节。

参考文献

1．Hennekens CH，Buring JE.*Epidemiology in medicine*.Boston，MA：and Toronto：Little，Brown and Company：1987.

2．Heymann DL.*Control of communicable diseases manual*，18th edn.Washington，DC：American Public Health Association：2004.

3．Giesecke J.*Modern infectious disease epidemiology*，2nd edn.London：Arnold：2002.

4．Halloran ME.Concepts on infectious disease epidemiology.In Rothman KI，Greeenland s，eds，Philadelphia，PA：Lippincott Williams & Williams：1998.

符号及其定义

表 1 常用数学符号汇总

数学符号	定义
≈	约等于
e	数学常数 2.71828（见基础数学知识部分 B.3）
ln (x)	x 的自然对数，即 $\log_e(x)$（见基础数学知识部分 B.4）
π	Pi，数学常数 3.14159……
≥	大于或等于
≤	小于或等于
!	阶乘。n! 等于 n× (n−1) × (n−2) × (n−2) × ⋯ ×2×1
≠	不等于
Σ	求和
√	平方根
∞	无穷

表 2 常用符号汇总。使用差分方程组建立模型时使用下标 t；使用微分方程组建立模型时，t 括在括号中

符号	定义
A	（1）发生感染的平均年龄（除第 8 章、第 9 章以外的所有章节） （2）艾滋病患者数量（第八章）
b	人均人口出生率
β	单位时间内两个特定个体有效接触率（相当于两个特定个体接触率的人均水平）。假设个体随机混合接触的情形下，使用此表示法
β_{yo}	如果 y 和 o 分别表示年轻人和老年人，该符号表示特定（易感者）年轻人与特定（患病者，具有传染性）老年人的有效接触率。需要注意的是，下标的第一部分表示易感者类别（传染的受方），下标的第二部分表示患病者（具有传染性的）人群类别 用于表示特定（易感者）老年人和特定（患病者，具有传染性）年轻人的有效接触率的符号是类似的，即 β_{oy}
β_p 或 β_a	一个患病者（具有传染性的）和一个易感者性伴之间，一段性伴关系期间（β_p）或一次性行为期间（β_a）发生性传播疾病感染（传播）的概率。请参见专栏 8.1

符号	定义
β_{WM} 或 β_{MW}	单段性伴关系期间男方传染给女方（β_{WM}）或女方传染给男方（β_{MW}）而发生性传播疾病感染（传播）的概率（见 8.6 节）
B_t、$B(t)$	在时间 t 时的人口出生数量
c_e	单位时间内单位个体有效接触到的人数；通过表达式 $\beta = c_e/N$ 与 β 和人口规模 N 相关联
c	平均性伴变化（更换）率（见 8.3 节）
D'	患病（传染）前期，也称为反应时间（定义为发生感染和具有传染性之间的时间间隔）
D	传染性的持续时间
E_t、$E(t)$	在时间 t 时已发生感染但尚不具有传染性（传染前期）的个体数量
f	传染性的发生率
g_H、g_L	按照比例混合接触模式所确定的性伴来自性活跃组（g_H）或性不活跃组（g_L）的概率（参见 8.4.1 节和专栏 8.4）
g_{jk}	k 组中的个体与 j 组中的个体形成性伴关系的概率（参见 8.5.1 节）
I_t、$I(t)$	在时间 t 时患病者（具有传染性的）人数
λ_t 或 $\lambda(t)$	在时间 t 时的感染力（单位时间内易感人群发生感染的比率）
$\lambda_{yo}(t)$	在时间 t 时年轻人群归因于与老年人群接触的感染力。用于代表在时间 t 时老年人群归因于与年轻人群接触的感染力的符号是类似的，即 $\lambda_{oy}(t)$
$\overline{\lambda_y(t)}$	在时间 t 时年轻人群的总体感染力。在第 7 章，该表达式由年轻人群感染力的总和给出，主要包括年轻人群中归因于与年轻人群接触的感染力、年轻人群归因于与老年人群接触的感染力两部分，即 $\overline{\lambda_y(t)} = \lambda_{yy}(t) + \lambda_{yo}(t)$。用于代表在时间 t 时老年人群的总体感染力的符号是类似的，即 $\overline{\lambda_o(t)} = \lambda_{oy}(t) + \lambda_{oo}(t)$
λ_j^{cSTI-} 或 λ_j^{cSTI+}	性活动组 j 中 STI 未感染群体（λ_j^{cSTI-}）或 STI 感染群体（λ_j^{cSTI+}）的 HIV 感染力（见专栏 9.4）
Λ	患病者（具有传染性）流行率的增长率
γ	艾滋病年均进展率（参见 8.8.1.2 节和专栏 8.9、专栏 9.4）
L	平均预期寿命
m	人均死亡率
N_t、$N(t)$	在时间 t 时的总人口规模
n	单段性伴关系的性行为次数（见专栏 8.1）
Q	混合接触程度的综合性统计量（见 8.5.2 节）
τ	性伴关系平均持续时间

符号	定义
r	患病者（有传染性的）的治愈（康复）率
R_t、$R(t)$	在时间 t 时治愈（康复）者的数量
R_0	基本再生数，一名患病者（具有传染性）进入完全易感者人群后产生的下一代患病者的平均数量
R_n	净再生数，一名患病者（具有传染性）进入某给定人群后产生的下一代患病者的平均数量，在该给定人群中一些人可能已经具备免疫力
R_{yo}	一名老年患病者（具有传染性）进入完全易感者人群后产生的年轻下一代患病者的数量。和 β_{yo} 类似，下标的第一部分代表易感者类别（传染的受方），下标的第二部分代表患病者（具有传染性）人群类别
R_H 或 R_L	一名性活跃或性不活跃感染者进入完全易感者人群后产生的下一代感染者的数量（见 8.4.2）
R_{WM}	一名男性感染者进入完全易感者人群后产生的女性下一代感染者的数量。R_{MW} 有类似的定义（参见 8.6.1 节）
R_{LH}	一名性活跃感染者导致的感者人群中性不活跃人群下一代感染者的数量。R_{HL}、R_{HH}、R_{LL} 有相类似的定义（参见专栏 8.5 和专栏 8.8）
S_t、$S(t)$	在时间 t 时的易感者数量
S_j^{cSTI-} 或 S_j^{cSTI+}	性活动组 j 中未感染 HIV 且未感染 STI 个体（S_j^{cSTI-}）或未感染 HIV 但感染 STI 个体（S_j^{cSTI+}）的数量（第 9 章、专栏 9.4）
$[SI]$	成对近似模型中使用的术语。人群中一个个体是感染者而一个个体是易感者的个体成对数量。见专栏 8.12
s、s_0、s_f	人群中易感者人数的占比。下标 0 或 f 用于表示在给定时间段的开始或结束时易感者人数的占比
T_d	倍增时间——通常用作患病者（具有传染性）数量倍增所需的时间（例如，参见 8.8.1.2 节和专栏 8.10）
T_s	序列间隔（serial interval）或繁殖间隔（generation interval），特定传播链条中原发病例与续发病例发病（出现临床症状）时间的间隔
U	性活跃个体的数量
y_j	j 组的筛查率（见 8.5.8 节）
z	人群中有既往感染史者人数的占比。有既往感染史可能会也可能不会产生免疫力
Φ_j	性活动组 j 中的 STI 合并感染力。见专栏 9.4
μ	①新生儿丧失母体免疫力的比率（第 5 章） ②因艾滋病死亡率（第 8 章和第 9 章）

目　录

专栏目录

第一章

简介 基础知识：传染病、传播和模型

1.1 概述和目标

本章介绍了传染病和传染病流行病学的关键概念。在本章结束时，您应该：

◆ 了解不同种类的传染病原体；

◆ 能够定义传染病的患病（传染）前期、患病（具有传染性）期和潜伏期以及序列间隔；

◆ 能够确定特定传染病的基本再生数和净再生数以及群体免疫阈值；

◆ 知道什么是模型。

1.2 传染病（感染）

传染病（感染）可定义为一个较小的（具有传染性的）生物体入侵另一个生物体。这是自然界中普遍存在的现象。事实上，所有种类的植物、动物甚至微生物都携带着多种传染性病原体。其中许多病原体是无害的，有些甚至是有益的（例如，我们的肠道都携带着促进消化的细菌）。但有些致病性传染源或病原体会伤害宿主并引起疾病。虽然本书主要讨论的是这些致病性传染病，但认识到这种现象的普遍性是有用的。

如表 1.1 所示，各种传染性病原体的形状和大小纷繁复杂。微型寄生物很小，肉眼看不见，在宿主体内的数量非常大（实际上无法计数）；而大型寄生物要大得多，肉眼可见，通常在宿主体内或宿主表面以可计数的数量存在着。

本书主要关注人类的微型寄生物感染相关的传染病。

虽然影响人类的传染性病原体有一部分生活在自然环境中，可通过环境传播给人类宿主（例如导致破伤风的细菌），但大多数仅生活在人类宿主环境中，或同时生活在其他脊椎动物和人类宿主环境中。传染性病原体在人类或动物宿主之间的传播可以以多种方式发生，最重要的是通过直接接触（疥疮、麻风病）、呼吸道（流感、百日咳、结核病）、粪口途径（伤寒、痢疾、许多蠕虫）以及通过性接触（艾滋病毒、淋病）或昆虫媒介（疟疾、登革热）等传播。个体之间能够导致感染传播的关系通常称为接触。

表 1.1 不同类型传染性病原体的汇总

病原体类型	特点	示例
微型寄生物		
病毒	较大细胞中的小而结构简单的专性寄生体	麻疹、腮腺炎、风疹、天花、严重急性呼吸道综合征（severe acute respiratory syndrome，SARS）、流感
细菌	比病毒更大、结构更复杂——许多能够独立存活生长，但有些需要细胞宿主	百日咳鲍特菌（百日咳）、结核分枝杆菌（结核病）、伤寒沙门菌（伤寒）
寄生原虫	更大的单细胞生物体，比细菌结构更复杂——许多能够独立存活生长，但有些需要细胞宿主	恶性疟原虫（疟疾）、溶组织内阿米巴（痢疾）
大型寄生物		
蠕虫	大型（1 mm ~ 10 m）多细胞生物体	曼氏血吸虫（血吸虫病）
节肢动物	昆虫、虱子、蜱虫及其近亲生物体	硬蜱属（蜱）

在进入（人类）宿主体内之后，传染性病原体通常必须先复制一段时间，然后才能传播给其他个体或者引起疾病。这些内容细节对于了解疾病极为重要，但在此不再赘述[1]。可以这么说，不同类型的传染性病原体通常都会转移（例如，通过呼吸道或血液）到宿主体内有利其存活生长的部位，并在那里繁殖。

为了了解传染病动力学特征，区分传播过程中所涉及的三个重要时间段很重要：患病（传染）前期（有时称为反应时间），定义为从发生感染到宿主能够将病原体传播给另一个宿主时的时间段；潜伏期，定义为从发生感染到临床发病的时间段；患病（具有传染性）期，定义为从患病（传染）前期阶段结束到宿主不再能够将病原体传播给其他人时的时间段。

这些时间段的定义如图 1.1 所示，该图显示了传播链条中两个连续（发生感染的）宿主中的事件。需要重点说明的是，从原发性病例出现临床症状到继发性病例出现临床症状的时间被称为序列间隔。很明显，其主要取决于患病（传染）前期和患病（具有传染性）期（决定传染源或原发病例何时可以排出传染性病原体）以及潜伏期（决定受者或继发病例何时出现临床症状）的持续时间。一般疾病出现临床症状之后才会被发现和报告，因此出现临床症状也是传染病统计的基础。有时，在暴发初期或小规模流行中，连续（原发和继发）病例或连续病例组之间的关系可能是很明显的（图 1.2a），但更常见的是，人际传播链的细节随着时间推移湮灭在大量病例及其临床症状中。

传染病的转归结果具有很重要的特点。有些传染病可能是轻微的，在它们的

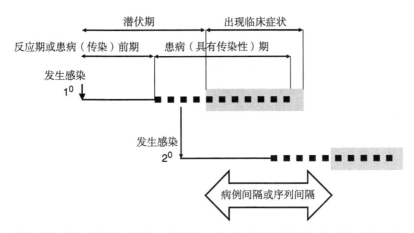

图 1.1 传染病中患病（传染）前期、潜伏期和患病（具有传染性）期等定义的汇总。需要注意的是，这些时间段之间的关系和相对持续时间在不同传染病之间有所不同。虚线表示患病（传染）期，阴影块表示具有临床症状（Adapted from Fine，2003.）[2]

宿主中引起的疾病症状很轻微或根本没有——因此可能未曾被记录下来。人群中这种隐性感染的比例可能很高（例如，在脊髓灰质炎中超过 99%）或很低（在麻疹中低于 5%）。在其他极端情况下，一些传染病有可能是致命的，且不同人群中的致死率不同（例如，麻疹现在在富裕国家很少致命，但在贫困国家人口中高达 10% 的幼儿病例可能会致命）。传染性或疾病的持续时间通常由被感染宿主产生免疫反应的能力所决定。人体对各种不同传染病产生免疫力的机制本身是一个复杂问题，远远超出了本书的范围，但为了我们研究的目的，我们需要认识到三种较普遍的免疫转归结果类型。

首先，感染者可能会获得牢固的免疫力，因而他们永远不会被再次感染（这种免疫力存在于麻疹、风疹和腮腺炎等病毒感染中）。其次，个体能够暂时避免感染，但仍然在或大或小程度上对二次感染保持易感性（百日咳和疟疾都会有这种现象）。再次，个体很少产生免疫力或不产生免疫力，因此终身保持感染状态和传染性（例如 HIV）。关于这些问题有其他值得探讨的情况——例如，在结核病中，一个人可能持续多年保持感染状态，但只会在生命的晚期才具有传染性，或者可能会因另一次风险暴露而被重叠感染，从而最终同时感染两种或多种结核杆菌。在研究任何传染病感染时，了解这些免疫反应的细节和事件过程非常重要。

图 1.2（a）～（d）展示了人群中的四种传染病发展模式。图 1.2（a）展示了一所学校的麻疹流行发展情况，揭示了比较清晰的原发和继发病例间的"代际"或"世代"关系。图 1.2（b）展示了英国的麻疹流行情况，揭示出在 1968 年引入疫苗接种之前每两年发生一次重大流行。图 1.2（c）展示了英国的结核病

趋势。图 1.2（d）展示了 1957 年流感大流行期间流感报告病历数的起伏情况，在流行初期能看到将一个感染病例引入完全易感人群时的明显"代际"现象。

图 1.3（a）~（d）展示了按年龄划分的四种传染病发展模式，即麻疹、流感、弓形虫病和 HIV，显示了年龄和时间如何影响传染病患病率的发展趋势。我们发现模型能够帮助我们更好地理解这些传染病发展模式。

在考虑建模方法之前，关于传染病的异质性，进一步讨论是必不可少的。本书的各位读者都能从亲身经历中意识到，人与人之间在生理构造、行为和疾病既往史方面存在巨大差异。不可否认，这些差异对于确定人群中的疾病模式非常重要，但我们也将看到，先不考虑异质性的存在并假定人群由大量相似的个体随机混合而组成，可以了解到很多关于传染病发展模式的信息。我们将在本书的后续章节考虑和讨论现实环境下的异质性群体，其中每个个体归属于以不同方式相互作用的不同群体。

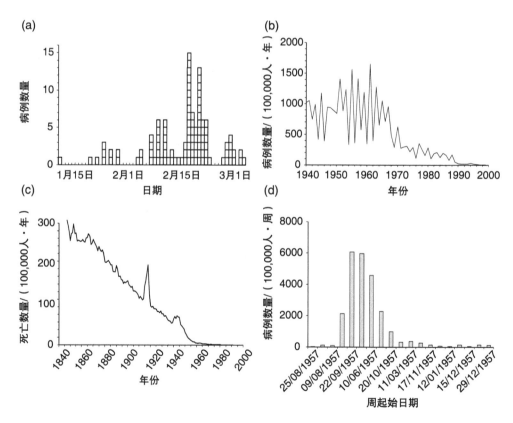

图 1.2　（a）1934 年美国东北部一所寄宿学校的麻疹流行情况 [3]；（b）英格兰和威尔士的麻疹报告率 [4]；（c）自 1850 年以来英格兰和威尔士的结核病病死率 [5]；（d）1957 年（"亚洲"）流感大流行期间威尔士普通诊所的流感报告率 [6]

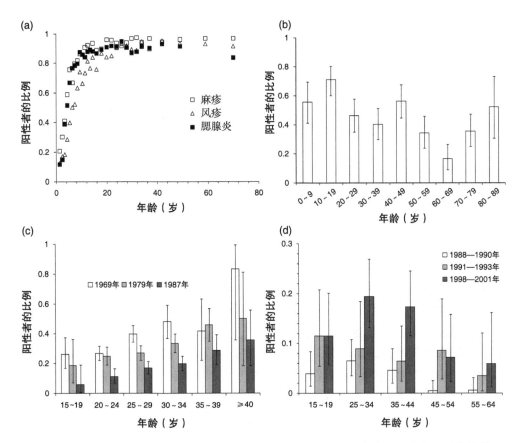

图 1.3 （a）1988 年英格兰和威尔士：不同年龄组人群中所发现麻疹、腮腺炎和风疹抗体血清反应阳性者的比例[7]；（b）1957 年英国谢菲尔德：人群中发现具有 1957 年（亚洲）流感病毒抗体者的比例[8]；（c）1969 年、1979 年和 1987 年挪威：人群中感染弓形虫者的比例[9]；（d）1988—1990 年、1991—1993 年和 1998—2001 年，马拉维卡龙加地区社区女性人群中 HIV 阳性者的比例[10]

1.3 传播

　　与一般疾病一样，人群中的传染性疾病的感染频率通常以发病率和流行率（患病率）来描述：流行率（患病率）被定义为人群中特定时间点被感染个体的数量或比例，发病率被定义为单位时间内每 100 个（或 1000 个）易感（有风险）个体中新发病例数的风险或比率。这两个统计量通常可按年龄、性别和其他群体特征（例如按地区或职业）细分，是许多传染病的常规报告统计量。这些统计量是极其重要的——但它们并没有告诉我们传染病的传播能力有多大。为此，我们需要采用其他不同类型的统计量或指标。

　　目前已知最佳的传播能力指标是二代（下一代）发病率（续发率），其定义为：在一个家庭或其他类型人群中第 1 个病例发生后（在该传染病最短潜伏期到最长潜伏期之间），易感接触者中因受其感染而发病的续发病例（又称二代病例）占所有易感接触者总数的比例[11]。这类统计量可用于许多传染病。二代发病率在不同种类传染病之间存在差异，从某些疾病的低传播风险（例如，猴痘低于5%）到某些疾病的高传播风险（麻疹在某些情况下达到80%或更高值）。

传播能力的另一指标是再生数，其定义为每名患病者（具有传染性）传播导致下一代患病者（具有传染性）的（平均）数量。当患病者（具有传染性）被引入完全易感者人群时，这个数值应该是最大的，在这种情况下，被定义为基本再生数或R_0[12-13]。显然，如果某一传染病在人群中持续存在，R_0值必须超过1。R_0值对于不同的传染病而言具有很大差异，在不同的环境等情况下也存在差异。对某些在人群中难以持续存在的传染病，该指标水平非常低，而在中非部分地区，疟疾的R_0值高达100。

基本再生数是基于完全易感者人群这一背景，因为引入一名患病（感染）者后就可能会发生。它可被正式定义为一名典型的患病者（具有传染性）进入完全易感者人群后产生的下一代患病者（具有传染性）的平均数量。

如果新引入的感染能够诱导受感染者产生免疫力，则人群中具有免疫力者的比例会随着时间的推移而上升，从而会使单个患病者（具有传染性）导致的传播数减少——因为他们的一些潜在传播对象包括了具有免疫力者。在这种情况下，实际传播感染的数量将小于R_0值，并且被定义为净再生数或有效再生数，经常（在本文中）被记为R_n。有一个简略方程式，

$$R_n = R_0 \times s \qquad\qquad \text{方程式 1.1}$$

这里，s被定义为人群中易感者所占的比例。图1.4展示了这种关系及其具体涵义，展示出R_0为4的传染病原体三代传播的情况。

该方程式显示了几个指标之间的基本关系，即当人群中易感者比例s等于$1/R_0$时，单个患病者（具有传染性）只能导致单个传播（感染），亦即$R_n = 1$。如果人群中易感者比例低于此比例，发病率（新发病例数量）会降低；如果人群中易感者比例大于此比例，则发病率（新发病例数量）会增加。这种易感者比例的临界阈值通常在其相对的一个概念中得到表示，亦即免疫者比例（免疫者比例 = $1 - s$）。这种免疫者比例的临界阈值定义为群体免疫阈值（herd immunity threshold，HIT），由以下方程式给出：

$$HIT = 1 - 1/R_0 = (R_0 - 1)/R_0 \qquad\qquad \text{方程式 1.2}$$

理论上，这一群体免疫阈值给出了进行免疫接种的目标——理论上人群中免疫者比例超过此阈值，传染病的发生率就会减少。

表1.2提供了几种常见传染病的序列间隔、R_0值和群体免疫阈值的示例。向大家介绍这些内容，主要是让大家对这些参数有一些粗略的印象和思路，但大家

不应将此奉为完全不变的准则。一些传染病，特别是疟疾、百日咳、脊髓灰质炎和结核病不会诱发个体产生终身免疫力，因而在定义这类传染病现实情况下的群体免疫阈值的时候还需考虑不少复杂的问题。

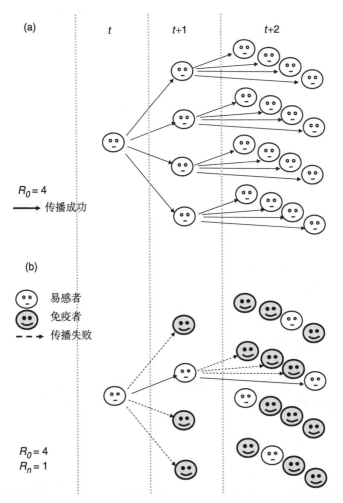

图 1.4 该卡通图展现了基本再生数 $R_0 = 4$ 情形下的具体应用或含义。在每个连续的序列间隔，每个个体的接触足以将传染病原体传播给其他四个个体。如果总人群完全易感（a），则发病率呈指数增长，传播代际间感染者数量呈四倍增长（直到免疫力的积累减缓增长趋势）。如果人群中免疫者比例达到 75%（b），那么只有 25% 的接触数能够实现传播感染，净再生数为 $R_n = R_0 \times s = R_0 \times 0.25 = 1$（Adapted from Fine, 1993.）[14]

易感者人群的规模变化解释了为什么我们会看到类似于图 1.2（a）、（b）和（d）中所示的传染病流行趋势。例如，当将 $R_0 > 1$ 的传染病引入完全易感者群体时，因为每个患病者（具有传染性）都足以将传染病原体传播给其他多个个体，从而导致多个患病者（具有传染性），发病率呈升高趋势。一旦易感者群体耗尽，人群中易感者比例小于 $1/R_0$ 且净再生数小于 1，发病率呈降低趋势。

表 1.2 常见疫苗可预防疾病的序列间隔，基本再生数和推测的粗群体免疫阈值（计算为 1-1/R_0）的近似值。近似估计值摘录自文献 [12,16-20]。Adapted from Fine，1993. [14]

传染病	序列间隔（区间）	R_0	群体免疫阈值（%）
白喉	2 ~ 30 天	6 ~ 7	85
流感	2 ~ 4 天	2 ~ 4	50 ~ 75
疟疾	20 天	5 ~ 100	80 ~ 99
麻疹	7 ~ 16 天	12 ~ 18	83 ~ 94
腮腺炎	8 ~ 32 天	4 ~ 7	75 ~ 86
百日咳	5 ~ 35 天	12 ~ 17	92 ~ 94
脊髓灰质炎	2 ~ 45 天	2 ~ 4[*]，8 ~ 14[†]	[‡]
风疹	7 ~ 28 天	6 ~ 7	83 ~ 85
天花	9 ~ 45 天	5 ~ 7	80 ~ 85
结核病[§]	数月至数年	—	—

[*] 卫生条件良好的人群；[†] 卫生条件较差的人群 [20]。

[‡] 脊髓灰质炎的群体免疫阈值是具有争议的，因为针对该感染的免疫力并不是固化的（会有起伏）。

[§] 结核病的 R_0 和群体免疫阈值并不明确，原因在于随时间推移发生的接触变化、较长的序列间隔以及关于免疫力和再次感染程度具有争议等问题。

虽然现实情况通常比这些阈值指标（假设为随机混合接触的人群）所展现的更复杂，但是上述指标及其之间关系仍然非常重要 [15]。我们将在后续内容中反复提及。

1.4 模型

模型只是复杂现象的简化表示。我们都知道不同情况下使用不同的模型，有建筑学领域的模型、经济学领域的模型，以及生物医学许多分支领域的模型，例如，在进行药物或有毒物质的研究时使用实验室动物作为模型。所要开展的研究越复杂，或者越困难、需要的花费越多，涉及的伦理学问题越多，我们就会有越大的动机去探索模型的作用。在这种逻辑下，人类传染病毫无疑问应该是模型应用的对象——因为人类传染病是复杂的，针对人群的研究是困难和花费巨大的，而且此类研究涉及较多的伦理学问题。因此，毫无疑问，与人类传染病相关的建模有悠久的历史也就不足为奇了。

截至目前，所使用的模型主要有三种。动物模型——将传染病原体引入小鼠种群的模型——在 20 世纪上半叶很受欢迎，但非常昂贵，现在很少使用这种方法 [21]。机械模型——由约翰·霍普金斯大学首先开发建立，主要探讨人群中传染病传播机会的影响 [22]。原始机械模型是由排列在托盘中的彩色珠子组成，操作非常繁琐——但这种方法随着计算机和计算机模拟的应用得到了发展，现在是传染病分析的重要方法。最后，数学模型——在该类模型中，人群相关参数由数学符号表示，并由代数方程式进行联系，发展到目前一般使用计算机进行模型分析。这些模型是最为抽象的，但它们允许以其他方法不允许的方式进行分析和逻辑证明。这种模型有很悠久的发展历史。本书着重讲述数学模型。

模型从对研究对象的（简单）描述开始，接着描述能够确定真实世界行为特征的基本要素。这些简化和逻辑分析步骤至关重要，能够确定模型结果的效用。为研究者提供分析复杂问题的机会本身就是建模方法的重要优势之一——模型实际上成为了一种模仿现实世界的逻辑结构。如果整个建模过程是严谨的，并且也考虑到了研究对象最重要的特征，那么该模型可以提供现实世界的真实反映。如果模型结构并不能反映真实世界，那么我们可以推断模型假设在一些重要的方面可能存在错误或不足——研究人员认识到错误或不足后，应该对模型进行修改和对问题进行重新分析。

我们先考虑一个非常简单的传染病情形：某传染病被引入一组（易感）人群（例如，村里的村民或学校的学生）。被感染的儿童在发生感染后的短时间内具有传染性，随后康复（恢复）到免疫状态。我们将探讨在此事件的连续序列间隔中出现的相关情况，使用符号 S_t 和 I_t 来反映时刻 t 的易感者人数和患病者（具有传染性）人数。

假设我们知道在时刻 t 的相关情况——有没有方法可以预测在时刻 $t+1$ 的情况？这需要一些假设，也就是模型假设。最简单的假设是，在任一时间段内易感者人群的感染风险（即易感者人群中发生感染人数的比例）都是关于在该时间段内现存患病者（具有传染性）人数的一个简单函数。假设个体只在一个时间段内具有传染性，那么我们能够得到以下方程式：

$$I_{t+1} = kS_tI_t \hspace{4cm} \text{方程式 1.3}$$

在该方程式中，k 是一种比例系数，有时称为"接触率"。实际上，该系数为患病者（具有传染性）人群和易感者人群之间所有可能接触数（总数由乘积 $S_t \times I_t$ 给出）中导致易感者发生感染成为患病者（具有传染性）的接触数所占的比例。

根据此逻辑，我们可以预测下一时间段依然保持易感的人数如下：

$$S_{t+1} = S_t - I_{t+1} \hspace{4cm} \text{方程式 1.4}$$

这是一个较为简单的对传染病传播的描述，其中发病率（数）是患病者（具有传染性）人数和易感者人数乘积的函数，已广泛应用于传染病建模实践中，尽管 k 系数通常被替换为其他系数（见第 2 章）。

方程式 1.3 将会频繁出现在本书后续章节中。它被称为质量作用原理，多见于流行病学研究，这个名字取自于一个物理化学原理，即反应率是反应物浓度乘积的函数。实际上，在流行病学中使用这种简单的化学原理，将人群比作理想气体分子，很好地说明了数学建模的哲学逻辑要义。

1.5 小结

传染病感染可定义为一个较小的（具有传染性的）生物体入侵另一个生物体。有许多类型的传染病原体和许多传播方式。为了了解传染病的动力学特征，有必要区分三个重要的时间段：患病（具有传染）前期（有时称为反应期），定义为从发生感染到宿主能够将病原体传播给另一宿主的时间；潜伏期，定义为从发生感染到出现临床症状的时间；患病（具有传染性）期，定义为从患病（传染）前期阶段结束到宿主不再能够将传染病原体传播给其他人的时间。

感染所诱导的免疫结果可分为以下三大类：

①牢固免疫力（个体不会再被感染）；

②个体能够暂时避免感染，但仍然在或大或小程度上对二次感染保持易感性；

③个体很少产生或不产生免疫力，因此终身保持感染状态和传染性。

最广为人知的衡量传播能力的指标或统计量是二代（下一代）发病率，定义为与原发（第 1 个）病例接触后易感人群中被感染的比例。其他两种经常使用来衡量传播能力的指标是：基本再生数（R_0）和净再生数或有效再生数（R_n）。R_0 表示传染病在一种理想条件下的传播潜力，被正式定义为"一名典型的患病者（具有传染性）进入完全易感者人群后产生的下一代患病者（具有传染性）的平均数量"。净再生数定义为一名患病者（具有传染性）进入某给定人群后产生的下一代患病者（具有传染性）的平均数量，在该给定人群中一些人可能由于既往感染或疫苗接种已经获得免疫力。

R_0 用于定义群体免疫阈值（$HIT = 1 - 1/R_0$），它为开展免疫计划提供了理论上的目标阈值——如果人群中的免疫比例超过该阈值，那么传染病的发病率将呈现下降趋势。

参考文献

1　Mims CA, Nash A, Stephen J. *Mims' pathogenesis of infectious disease, 5th edn*. London: Academic Press; 2001.

2　Fine PE. The interval between successive cases of an infectious disease. *Am J Epidemiol*

2003; 158(11):1039–1047.

3　Aycock WL. Immunity to poliomyelitis. Heterologous strains and discrepant neutralization tests. *Am J Med Sci* 1942; 204(3):455–467.

4　Office for Population Censuses and Surveys. *Communicable disease statistics. A review of communicable disease statistics for 1980.* Series MB2 no. 7. 1980. London, Her Majesty's Stationery Office.

5　Registrar General. *Annual report of the Registrar General of births, deaths and marriages in England and Wales.* 1939. London, England, Her Majesty's Stationery Office.

6　Ministry of Health. *The influenza pandemic in England and Wales 1957–58.* 100. 1960. London, Her Majesty's Stationery Office. Reports on Public Health and Medical Subjects.

7　Farrington CP. Modelling forces of infection for measles, mumps and rubella. *Stat Med* 1990; 9(8):953–967.

8　Clarke SK, Heath RB, Sutton RN, Stuart-Harris CH. Serological studies with Asian strain of influenza A. *Lancet* 1958; 1(7025):814–818.

9　Forsgren M, Gille E, Ljungstrom I, Nokes DJ. *Toxoplasma gondii* antibodies in pregnant women in Stockholm in 1969, 1979, and 1987. *Lancet* 1991; 337(8754):1413–1414.

10　White RG, Vynnycky E, Glynn JR et al. HIV epidemic trend and antiretroviral treatment need in Karonga District, Malawi. *Epidemiol Infect* 2007; 135(6):922–932.

11　Frost W. The familial aggregation of infectious disease. *Am J Public Health* 1938; 28:7–13.

12　Anderson RM, May RM. *Infectious diseases of humans. Dynamics and control.* Oxford: Oxford University Press; 1992.

13　Diekmann O, Heesterbeek JA, Metz JA. On the definition and the computation of the basic reproduction ratio R_0 in models for infectious diseases in heterogeneous populations. *J Math Biol* 1990; 28(4):365–382.

14　Fine PE. Herd immunity: history, theory, practice. *Epidemiol Rev* 1993; 15(2):265–302.

15　Fine P, Mulholland K. Community immunity. In Plotkin SA, Orenstein WA, Offit PA, eds, *Vaccines.* Philadelphia, PA: Saunders Elsevier; 2008, pp. 1573–1592.

16　Heymann DL. *Control of Communicable Diseases Manual, 18th edn.* Washington DC, USA: American Public Health Association; 2004.

17　Ferguson NM, Cummings DA, Cauchemez S *et al.* Strategies for containing an emerging influenza pandemic in Southeast Asia. *Nature* 2005; 437(7056):209–214.

18　Mills CE, Robins JM, Lipsitch M. Transmissibility of 1918 pandemic influenza. *Nature* 2004; 432(7019):904–906.

19　Grassly NC, Fraser C, Wenger J *et al.* New strategies for the elimination of polio from India. *Science* 2006; 314(5802):1150–1153.

20　Fine PE, Carneiro IA. Transmissibility and persistence of oral polio vaccine viruses: implications for the global poliomyelitis eradication initiative. *Am J Epidemiol* 1999; 150(10):1001–1021.

21　Greenwood M, Hill AB, Topley WWC, Wilson J. *Experimental epidemiology.* 209. 1936. London, HMSO. MRC Special Report Series.

22　Fine PE. A commentary on the mechanical analogue to the Reed–Frost epidemic model. *Am J Epidemiol* 1977; 106(2):87–100.

第二章

如何建立模型：

一、差分方程组的介绍

2.1 概述和目标

本章旨在介绍建立模型的关键步骤、模型的主要类型和关键输入参数。我们将使用一个描述大流行性流感传播的模型作为示例。

在本章结束时，您应该：

◆ 了解建立模型的关键步骤；

◆ 了解不同类型的模型；

◆ 能够写出关于传染病传播简单模型的差分方程组；

◆ 能够定义此类模型的主要输入参数。

2.2 如何建立模型？

图 2.1 展示了开发模型可能涉及的步骤。该步骤图的编制是基于鹿特丹一个建模小组 [3] 建立盘尾丝虫病和血吸虫病传播和防控相关模型的经验，该小组所建立的模型主要供决策者和项目管理人员使用。在模型完成之前，此图中的各个步骤可能都需要进行多次检查修改，并且（就像鹿特丹建模小组一样）大型模型的开发可能需要数年。

为了说明这个过程，我们考虑如何建立一个模型来回答以下研究问题：

一个关于流感的问题

（a）如果一个感染了一种新型流感病毒株的患病者（具有传染性）进入一个有 100,000 名易感人群的城镇，那么在接下来的几周内，则该病毒的易感者、患病者（具有传染性）和免疫者的平均人数将如何变化？

（b）人群中最终可能（曾）被感染者的比例能达到多少？

2.3 确定所要研究传染病的相关事实

在开发模型时，重要的是首先要确定所要研究传染病的关键流行病学特征，例如：

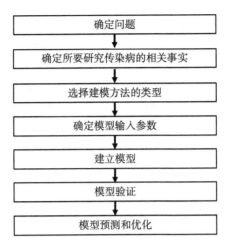

图 2.1 开发和使用模型的步骤（after Habbema et al. 1996）[3]

◆ 什么是患病（传染）前期（从发生感染到出现传染性之间的时间段，通常称为"反应期"）（参见 1.2 节）？
◆ 个体的传染性通常能维持多长时间？
◆ 基本再生数是多少？
◆ 各年龄（或其他社会属性）分组人群受传染病的影响程度是否一样？

示例：流感

关于流感的问题，因为我们考虑将一种新型毒株引入人群，关于该新型毒株的流行病学特征没有可用的数据。在较好的情况下，我们的模型可以基于既往大流行性流感或大流行间（"季节性"）流感的数据，如下所示：

◆ 患病（传染）前期的时长为 1 ~ 2 天，一些对照研究中安慰剂组的实验研究和试验研究发现从发生感染到出现排毒的时间间隔是这样的 [4]。
◆ 流感传染性的持续时间并不固定；根据针对相关试验研究的 meta 分析，排毒的持续时间约为 5 天，排毒量通常在发生感染后的第 2 天达到峰值 [4]。儿童的排毒时间也可能比成人的排毒时间要长 [5]。
◆ 以往历次流感大流行的基本再生数范围为 1.5 ~ 3 [6-10]。
◆ 在以往的各次流感大流行期间，受流感影响最大的年龄组存在较大差异。在 1918 年（西班牙）流感大流行期间，年轻人的死亡率最高；在 1957 年（亚洲）流感大流行期间，儿童的临床发病率最高；而在 1968 年（香港）流感大流行期间，各年龄群体似乎受到同样的影响 [11]。

模型可以为我们提供一个研究框架，在此框架下我们可以将上述所有信息进行整合，以预测易感者、患病者（具有传染性）和免疫者人数以及病例数量的变化。为了建立模型，我们需要构建方程，以将后续时间（例如第二天）的易感者、患病者（具有传染性）和免疫者人数与第一天的相对应人数相关联起来，并在每个时间点（例如第一天、第二天、第三天……）对这些方程进行评估检查。为此，我们首先需要确定模型的结构。

2.4 选择模型结构

在考虑模型结构时，应主要注意以下三个方面的问题：

①传染病的自然（进展）史情况。

②模型预测的准确性和可模拟预测的时间长度。

③研究问题。

2.4.1 注意事项①：传染病的自然（进展）史

模型结构应反映传染病的自然（进展）史情况，因此需能够描述重要的疾病类型和传播特征以及人群类型本身的一些重要特征。图 2.2 展示了一些最常见和最简单的模型结构。为简单起见，这些模型结构不考虑人口的出生和死亡情况；后续章节我们会对此（出生和死亡等情况）进行回顾考量。

易感者 - 患病者（具有传染性）（SI）模型结构是描述 HIV 自然（进展）史

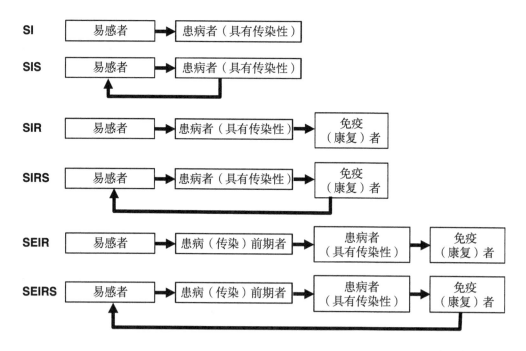

图 2.2 一些描述传染病传播动力学特征的常见模型结构

情况的最简单方法，因为一旦感染，HIV 阳性个体将终生保持感染状态和传染性。易感者 - 患病者（具有传染性）- 易感者（SIS）模型结构通常用于可治愈的性传播疾病，例如淋病，受感染的个体在接受治疗或康复之前一直具有传染性[12]。

对于所谓的"可免疫（可使患者具免疫性）传染病"（即个体在被感染后能被诱导出免疫力的传染病），选用易感者 - 患病（传染）前期 - 患病者（具有传染性）- 免疫（康复）者（SEIR）或者易感者 - 患病者（具有传染性）- 免疫（康复）者（SIR）模型结构将是适合的，其中患病（传染）前期者类别代表已被感染但尚未具有传染性的个体。在以前的建模相关文献中，这一类型常被称为"感染者"或"暴露者"类别；然而，这个术语并不理想，因为根据定义，具有传染性的个体也是被感染状态，而每个（各类型的）个体都可以被认为是暴露者。但是，为了与传统符号保持一定的一致性，我们在缩写中提到这类群体时仍然使用字母"E"（即"暴露者"）。

易感者 - 患病（传染）前期 - 患病者（具有传染性）- 免疫（康复）者 - 易感者（SEIRS）或易感者 - 患病者（具有传染性）- 免疫（康复）者 - 易感者（SIRS）模型结构当前主要用于百日咳和季节性流感建模，以探索个体对传染病免疫力的变化。由于人群中流行的菌株发生变化或免疫力下降，可能会发生这种变化[13-16]。

SIR 或 SEIR 模型中的免疫（康复）者类别有时也称为"移除者"类别，因为这些具有免疫力的人不再参与传染病过程。

根据研究问题，可能还需要考虑关于对年龄或其他社会特征的依赖性。例如，为了探索与年龄因素相关的干预措施（例如为学龄期儿童或老年人接种疫苗）的影响，模型中的每个类别都应按年龄进行分层。另外，对于性传播疾病，重要的是要区分所谓"核心组"中的个体，这些个体与许多个体发生（性）接触并因此处于感染高风险中，以及那些性不活跃的个体。第 5 章、第 7 章和第 8 章讨论了将这些分层方法纳入模型构建中的相关内容。

2.4.2 注意事项②：模型预测的准确性和可模拟预测的时间长度

模型结构还取决于模型预测所需要的准确性。例如，使用 SIR 模型对每日流感病例数进行预测的准确性可能不如 SEIR 模型，因为 SIR 模型没有考虑从发生感染到出现传染性之间的时间差。因此，在保持其他变量一致的情况下，如果使用 SIR 模型结构而不是 SEIR 模型结构，我们将会得到流感会更快地传播的预测结果。另外，由于（理论上）每个受感染的个体最终都会成为免疫者，对于流行病结束时可能出现的病例总数，SEIR 和 SIR 模型应该产生相同的预测结果。

此外，为了描述传染病的长期传播特征，模型可能需要纳入被建模人口的关键人口学特征（出生、死亡和迁移等）以及接触模式的可能的季节性变化特点（例如，由于学校存在学期和假期而导致的入学变化情况）。例如，由于出生和死亡，人口中易感个体的数量在一年中会发生显著变化，但在一个月短期内的变化不明显。因此，我们可能会发现，若要预测流感在短时间内（例如几个月）的传播情况，我们可以比较安全地忽略出生和死亡等因素，但是若要预测跨越几年或更长时间的传播情况，预测结果将会对出生和死亡的假设非常敏感。

对流感的进一步考虑是毒株会通过抗原漂移而发生变化，因此人群对流行毒株的免疫力也会随着时间而发生变化。因此，SEIR 或 SIR 模型可能适用于描述将一种新的流感病毒株引入人群后在 2 ~ 3 年内的传播情况；而对 10 年或更长时间段的传播情况进行预测需要使用 SEIRS 模型。

2.4.3 注意事项③：研究问题

如图 2.3 所示，研究问题在很大程度上决定了模型的结构。该图展示的是关于结核分枝杆菌的传播动力学模型，是基于 Dye 等建立的模型建立的 [17]，但删除了一个关键特征（见下文）。这是图 2.2 中 SEIRS 模型结构的一个复杂变形，我们将在第 9 章讨论。

在图 2.3 所示的模型中，个体在初次感染结核分枝杆菌后不久或数年后成为发病病例（具有传染性）。该模型能够探究治疗发病病例对传播进展的影响，例如，为"治疗失败人群"设置一个仓室，并允许治疗成功的病例返回"反应期感染者"仓室。发病病例（具有传染性）也可以不经治疗自然治愈。

然而，实际上，并非所有结核病发病病例都具有传染性 [18]，因此该模型图中缺少的特征（该特征存在于原始模型中）是代表不具有传染性的发病病例的仓室。因此，图 2.3 中描述的模型可用于探究治疗具有传染性发病病例对（减轻）疾病负担的作用；然而，为了同时研究治疗具有传染性和不具有传染性的发病病例对（减轻）疾病负担的作用，我们需要在模型中添加一个不具有传染性发病病例的仓室 [17]。

这就引出了"模型应该有多复杂"的问题。引用爱因斯坦的名言，在尝试建立模型时应牢记"模型应该尽可能简单，但又不能过于简单"。模型是对现实情况的简化，它使我们能够探索数据中的模式，并有望发现解释这些模式的基本规

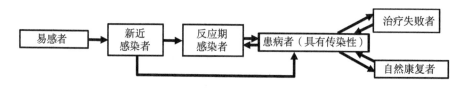

图 2.3 Dye 等所建立结核分枝杆菌传播动力学模型的简化版本 [17]。需要注意的是，对于结核病，"反应期"一词的使用方式与用于急性可免疫传染病的方式不同，因为结核病"反应期"感染的个体可能会继续发展为具有传染性的疾病或不具有传染性的疾病（Adapted from Dye et al., 1998.）[17]

律。模型越复杂，实现这一目标就越困难 [19]。

计算机运算能力的进步已使一些非常复杂的模型得以开发。例如，在 20 世纪 80 年代为探索盘尾丝虫病的最佳防控措施而开发的 ONCHOSIM 模型，该模型可以跟踪特定村庄患病个体中存在的每一种（个）蠕虫（盘尾丝虫病）的生命（进展）史 [20]。一些在 21 世纪初期开发的流感传播模型试图捕捉数百万人口中的个体流动于学校、电影院等场所的详细情况 [7,21-23]。

建立此类模型可能既困难又耗时，需要许多输入参数和数据（其中大部分可能不容易获得）。另外，这些模型的吸引力在于它们相对容易理解，贴近现实，并且一旦建立，就可以探索许多不同的场景。

示例：流感

现在，我们将保持本次流感建模练习的目标尽可能简单——在人群中进行短时（几周）内的预测，而不按年龄对预测情况进行分层。我们将假设随机混合接触模式，参数不具有季节性变化和年龄依赖性。

因为我们是进行短时内预测，所以我们将忽略一些人口学特征（出生 / 死亡 / 迁移等），并且为了避免使用 SIR 模型可能导致的不准确性，我们将使用 SEIR 模型结构。

2.5 选择建模方法的类型

模型可能是确定性的或随机的。

确定性模型描述了人群中"平均"发生的情况。在这些模型中，输入参数（例如疾病发病率或康复率等）是固定的，因此模型的预测（例如随着时间的推移将出现的病例数）是"预先确定的"。

随机模型允许在仓室之间移动的个体数量随机发生变化，例如，被感染个体或患病者（具有传染性）从疾病中恢复的速度可能随机变化。因此，该模型可以提供所研究结果的范围，例如随时间而发生变化的病例数或某一给定结果（例如流行病）发生的概率（见图 2.4）。

随机模型的这一特点通常有助于更好地进行决策。例如，图 2.4 中随机模型的输出结果表明，到第 10 天，流感每日新发患病者应该在 1 ~ 10 人，这可能比确定性模型的预测数更有利于制订决策和规划，后者显示到第 10 天，每天有大约 3 个新发患病者（具有传染性）。

我们将在第 6 章讨论建立随机模型的方法。在本章的其余部分，我们将关注确定性模型。

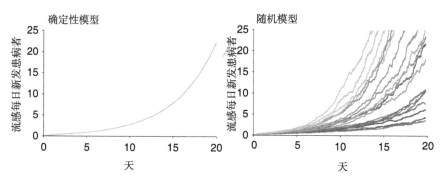

图 2.4 对照比较使用确定性模型和随机模型（模型"运行"20 次，允许个体感染发生率随每次运行而变化）获得的流感每日新发患病者（具有传染性）人数预测情况

示例：流感

为简单起见，为探究所要研究的流感问题，我们将建立一个确定性模型。

2.6 建立确定性模型

大多数确定性模型是所谓的"仓室"模型。"仓室"一词源于模型人群被分为较宽泛的亚组（仓室），例如易感者人群、患病（传染）前期人群、患病者（具有传染性）人群或免疫者人群。确定性模型使用这些仓室中的人数来描述传染病感染的传播情况。专栏 2.1 讨论了一些主要的模型类型。

可以使用"差分"方程（组）或"微分"方程（组）建立确定性仓室模型。我们将首先介绍基于差分方程组的方法，我们将在下一章讨论微分方程组。

差分方程（组）使用离散（例如，每日）时间步长研究个体在不同疾病状态类别（仓室）之间的转变情况，具体方法是使用较早时间点 t（例如今天）的人数来表示给定时间 $t+1$（例如明天）的个体数量。

我们将使用流感模型作为示例，来展示如何构建这些方程（组）。

示例：流感

对于流感模型示例，我们决定使用以下 **SEIR** 模型结构：

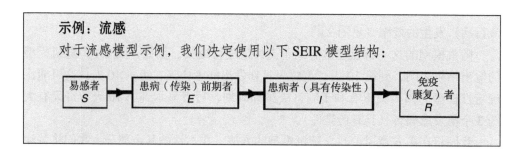

专栏 2.1 模型的分类

将模型分类为随机和确定性模型过于简单，因为一些确定性模型还包含随机元素，而大多数随机模型包含一些确定性元素[20,27]。随机模型往往用于对较小规模人群中的传播情况进行建模，或者很有必要对可能发生的结果（例如病例数）的范围进行估计时使用随机模型（见第 6 章）。

以下是其他类型的模型：

◆ 仓室模型：人群中的不同个体被归类到较为宽泛的亚组（"仓室"），模型整体跟踪各个仓室内个体（将所有个体看作一个整体）的感染过程。这些模型可以是确定性的，也可以是随机的（另见第 6 章）。

◆ 基于个体的或微观模拟模型：跟踪群体中每个个体感染进展情况的模型。许多基于个体的模型也是随机性模型（另见第 6 章）。

◆ "传播动力学"或"动力学传播"模型：该类模型考虑了个体之间的接触（传播情况）。因此，感染风险（力）取决于人口中的患病者（具有传染性）数量（参见 2.7.1 节和专栏 2.5），因此如果患病者（具有传染性）的数量发生变化，则感染风险（力）也会随着时间的推移而发生变化。

◆ 静态模型：该类模型未明确描述个体之间的接触（传播情况）。因此，感染风险（力）通常取给定值。使用这类模型时感染风险（力）通常已知，就像 20 世纪某些西方国家（地区）中结核病的情况[28]。然而，静态模型对于探究涉及降低患病者（具有传染性）患病率的干预措施的效果并不可靠，例如，疫苗接种、治疗这类措施，因为这些措施可导致感染风险的减弱（见第 5 章）。

◆ 网络模型：建模过程中明确个体之间接触网络的模型，例如，个体 A 与个体 B 形成性伴关系，个体 B 与个体 C 形成性伴关系等。网络模型中个体感染的风险取决于他们所接触的个体情况。网络模型已被广泛用于研究性传播疾病的传播特点（参见第 8 章）。

2.6.1 关于在时间 $t+1$ 时易感者数量的方程

考虑到易感者数量，以下方程式指出以下事实关系：

（在时间 $t+1$ 时易感者数量）=（在时间 t 时易感者数量）–（在时间 t 和 $t+1$ 之间新发感染者数量）

在时间 t 和 $t+1$ 之间新发感染者数量是一个易感者在时间 t 和 $t+1$ 之间的感染风险（通常用符号 λ_t）和在时间 t 时易感者数量（使用符号 S_t 表示）的乘

积，即 $\lambda_t S_t$。

例如，如果易感者人群在今天和明天之间有 5%（$=\lambda_t$）的比例（风险）新发感染，并且今天存在的易感者数量为 200（S_t），那么在今天和明天之间的新发感染者数量等于 $0.05 \times 200 = 10$。

需要注意的是，"λ" 将 "t" 作为下标，反映了它随时间变化的事实，例如，由于患病者（具有传染性）数量的变化所导致的结果。没有该类型下标的参数假设是恒定的，不随时间发生变化。

我们现在可以将在时间 $t+1$ 时易感者数量的方程写出来：

$$S_{t+1} = S_t - \lambda_t S_t \qquad\qquad \text{方程式 2.1}$$

2.6.2 关于在时间 $t+1$ 时患病（传染）前期者数量的方程

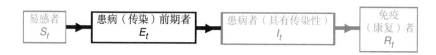

如模型图所示，考虑到患病（传染）前期者数量，以下方程式指出以下事实关系：

［在时间 $t+1$ 时患病（传染）前期者数量］=［在时间 t 时患病（传染）前期者数量］+［在时间 t 和 $t+1$ 之间新发感染者数量］-［在时间 t 和 $t+1$ 之间成为患病者（具有传染性）的数量］

该方程式（右侧）中的第二个部分等于在时间 t 和 $t+1$ 之间离开易感者仓室的个体数量（即 $\lambda_t S_t$）；由于该类个体正在进入患病（传染）前期者仓室，因此这个部分前面的运算符号是 "+" 号而不是 "-" 号。

相应的，在时间 t 和 $t+1$ 之间成为患病者（具有传染性）的数量是一个患病（传染）前期者在时间 t 和 $t+1$ 之间进展为患病者（具有传染性）的风险比例（通常用符号 f 表示这一比例）和在时间 t 时患病（传染）前期者数量（用 E_t 表示）的乘积，即 $f E_t$。例如，如果患病（传染）前期个体在今天和明天之间有 20%（f）的比例会进展为患病者，并且今天存在患病（传染）前期个体数量为 800（E_t），那么在今天和明天之间患病（传染）前期者进展为患病者的数量等于 $0.2 \times 800 = 160$。

在这里，我们假设在每个时间步长内一个患病（传染）前期者进展为患病者（具有传染性）的比例随着时间的推移保持不变，我们将稍后回顾讨论这个假设。

我们现在可以将在时间 $t+1$ 时患病（传染）前期者数量的方程写出来：

$$E_{t+1} = E_t + \lambda_t S_t - f E_t \qquad\qquad \text{方程式 2.2}$$

2.6.3 关于在时间 $t+1$ 时患病者（具有传染性）数量的方程

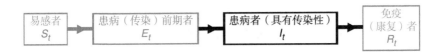

如模型图所示，考虑到患病者（具有传染性）数量，以下方程式指出以下事实关系：

［在时间 $t+1$ 时患病者（具有传染性）数量］=［在时间 t 时患病者（具有传染性）数量］+［在时间 t 和 $t+1$ 之间进展为患病者（具有传染性）数量］－［在时间 t 和 $t+1$ 之间没有传染性者的数量］。

如上所述，在时间 t 和 $t+1$ 之间进展为患病者（具有传染性）数量由表达式 fE_t 给出。

根据上述使用的类似逻辑，在时间 t 和 $t+1$ 之间不再具有传染性的个体的数量就是在时间 t 和 $t+1$ 之间感染个体停止传染的比例（暂用符号 r 表示这一比例）和在时间 t 时患病者（具有传染性）数量（用 I_t 表示）的乘积，即 rI_t。我们将在本章后续内容回顾讨论 r 的定义和推导过程。

现在我们可以将在时间 $t+1$ 时患病者（具有传染性）数量的方程写出来：

$$I_{t+1} = I_t + fE_t - rI_t \qquad \text{方程式 2.3}$$

2.6.4 关于在时间 $t+1$ 时治愈（康复）者数量的方程

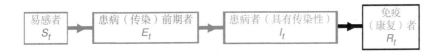

最后，在时间 $t+1$ 时免疫（康复）者数量 R_{t+1} 由以下方程给出：

［在时间 $t+1$ 时免疫（康复）者数量 R_{t+1}］=［在时间 t 时免疫（康复）者数量 R_t］+（在时间 t 和 $t+1$ 之间成为免疫（康复）者的数量 rI_t）。

使用数学符号，方程式可被写为：

$$R_{t+1} = R_t + rI_t \qquad \text{方程式 2.4}$$

现在可以概括模型的差分方程组为：

$$S_{t+1} = S_t - \lambda_t S_t$$
$$E_{t+1} = E_t + \lambda_t S_t - fE_t$$
$$I_{t+1} = I_t + fE_t - rI_t$$
$$R_{t+1} = R_t + rI_t$$

专栏 2.2 讨论了与这些方程组有关的一些技术考虑因素。专栏 2.3 讨论了方程中使用的符号。

这些方程组提供了一种预测易感者、患病（传染）前期者、患病者（具有传染性）和免疫（康复）者人数随时间变化情况的方法。例如，如果我们知道在开始时（例如，在第 0 天）易感者、患病（传染）前期、患病者（具有传染性）和免疫（康复）者的人数，如果我们还知道 λ_t、f 和 r 的值，那么我们可以计算这些人群类别在第 1 天时的人数数量。然后，我们可以将我们计算第 1 天所得的值替代到上述方程组中，获得在第 2 天时易感者、患病（传染）前期、患病者（具有传染性）和免疫（康复）者的人数。这些可以通过使用计算机相对容易地完成。

在我们正式开始对流感问题建模之前，我们应该首先讨论如何估计输入参数 λ_t、f 和 r 的值。

2.7 确定模型的输入参数

缺乏可靠的数据使会模型的建立变得更为复杂。有时需要使用统计方法收集和分析新的数据，或者模型本身需要与可用数据拟合以估计输入参数。在输入参数存在较大不确定性的情况下，可以先通过重复拟合，产生与获得数据拟合较好的输入参数组合，然后将得到的参数组合输入到模型中生成预测。我们将在后面的章节中进一步讨论了这些问题。

专栏 2.2　与模型有关的技术问题

1．模型图中箭头的方向

在模型图中，连接不同仓室间的箭头方向可以确定相关个体相对该仓室中个体总数是增加或减少的方向。

例如，在 SEIR 模型图中，存在从易感者仓室离开并进入患病（传染）前期仓室的箭头，反映出易感者正在发生感染的事实。

因此，方程中新发感染者数量（$\lambda_t S_t$）的部分，在时间 $t+1$ 时易感者数量的方程（方程式 2.1）中是负的；在时间 $t+1$ 时患病（传染）前期者数量的方程（方程式 2.2）中是正的。

2．对人口规模的检验

如果我们将流感模型的四个方程相加，可以得到以下结果：

$$S_{t+1} + E_{t+1} + I_{t+1} + R_{t+1} = S_t + E_t + I_t + R_t$$

即总人口规模随着时间的推移保持不变，这与我们的假设一致，即人口是封闭的，或者说总人口没有出生、死亡和迁入或迁出等情况。汇总在时间 $t+1$ 时的各仓室个体数量，并将其与在时间 t 时的各仓室个体数量总和进行比较，有助于检验假设是否已按预期被纳入模型。

（续）

3．风险比例（risks）和率（rates）

从技术上讲，差分方程组中使用的输入参数是风险比例，例如，我们使用的是，在每个时间步长内患病（传染）前期者中进展为患病者（具有传染性）的风险比例，在每个时间步长内患病者中康复者的风险比例等。

在实践中，建模者倾向于在建立差分方程组时使用"率"，因为"率"比风险比例更容易计算，并且它们多数情况约等于风险（比例）的值。例如，风险比例和率通过以下方程式相互关联（推导过程参见专栏3.4）：

$$风险比例 = 1 - e^{-率}$$

其中 e 是数学常数 2.71828……（参见基本数学部分 B.3 中的定义）。如果率很小，那么风险比例约等于率（图 2.5）。

4．差分方程组的可靠性

差分方程组的可靠性取决于使用的时间步长（见第三章）。例如，在时间 t 和 $t+1$ 之间易感者中新发感染者数量（由 $\lambda_t S_t$ 给出）表示为在时间 t 时易感者数量或患病者数量的表达式，所以如果使用的时间步长很大（例如三天），则这个表达式可能会低估或高估新发感染者数量的真实值。然后可以使用更小的时间步长获得更可靠的估计，因此我们允许模型预测值更频繁地发生迭代，例如，每天迭代两次，亦即 $t + \frac{1}{2}$、$t + 1$、$t + 1\frac{1}{2}$ 等。

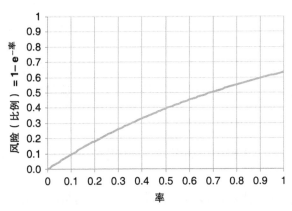

图 2.5　图示风险（比例）和率之间的关系

将时间步长调整至无限小（即使用无限小的时间步长 δ_t），亦即用微分方程组方法，将能描述"连续时间"状态下传染病传播动力学特征。这将在下一章中介绍。

专栏 2.3　符号——希腊字母还是拉丁字母，小写还是大写？

建模者经常使用希腊字母来与模型方程式，遵循在数学和物理学中使用希腊字母的传统。例如，σ 和 γ 有时分别用于表示传染性发生率和恢复率［例如，参见 Anderson and May（1992）[29]］。

然而，各个建模者用于表示各种参数的符号并不一致。例如，一些建模者使用我们将在接下来的几页中讨论的 β 来表示每个人在单位时间内有效接触的人数，而不是两个特定个体在单位时间内有效接触率。

为了减少潜在的混淆，我们尽量减少使用希腊字母，仅将它们用于通常已被广泛接受的术语。例如，我们将使用 λ 表示感染力；使用 β 表示传播参数，并将其定义为单位时间内两个特定个体有效接触率（参见 2.7.1 节）。

按照前述文中的示例 [29]，当我们表示给定仓室中的个体数量时，我们将使用大写字母；表示总人群中给定仓室中的个体数量的占比时，我们将使用小写字母。

回到我们的流感模型问题，为了使用我们的差分方程组来预测流感易感者、患病（传染）前期者、患病者（具有传染性）和免疫（康复）者个体数量随时间变化的情况，我们需要以下输入参数：

◆ λ_t——易感者在时间 t 和 $t+1$ 之间被感染的风险（"感染力"）；
◆ f——感染者在时间 t 和 $t+1$ 之间进展为患病者（具有传染性）的比例；或者如专栏 2.2 中所讨论的，患病（传染）前期者进展为患病者（具有传染性）的比例；
◆ r——患病者（具有传染性）在时间 t 和 $t+1$ 之间成为康复者（即具有免疫力）的比例，或患病者（具有传染性）个体康复的率（见专栏 2.2）。

2.7.1 计算感染风险（感染力），λ_t

感染的风险取决于人群中患病者（具有传染性）的人数以及他们与其他人接触的频率。

我们可以针对接触提出的最简单假设是，个体间是随机混合接触的，即不同的两个个体相遇或接触的概率是相同的，无论他们的年龄或其他特征如何。这个假设类似于物理科学中使用的"质量作用原理"，即与气体分子之间相互碰撞的随机方式相类似，个体之间也以这种随机方式相互接触。这种假设也被称为"随机混合接触"或"同质性均匀混合接触"。当混合接触模式取决于年龄、社会群体特征或其他特征时，它被称为"非随机"或"异质性混合接触"。

虽然很简单，但随机混合接触的假设对于粗略估计易感者、患病者（具有传染性）和免疫（康复）者个体数量随时间变化的情况是有用的，我们将在后面看到。建立这个假设的一个简单方法是，假定感染风险与在时间 t 时的患病者（具有传染性）数量 I_t 成正比，如下式所示：

$$\lambda_t = \beta I_t \qquad\qquad\qquad\qquad \text{方程式 2.5}$$

β 的精确定义是单位时间内两个特定个体有效接触率的平均值（见下文推导）；但是，为简单起见，我们将其简称为"单位时间内两个特定个体进行有效接触率"。

β 也被称为（有时不正确）传播概率、传播系数、传播参数、传播率等。根据学者 Abbey [24]，有效接触被定义为发生在易感个体和患病（具有传染性）个体之间足以引起感染的接触（见专栏 2.4）。

专栏 2.4　有效接触的定义及影响 β 的因素

有效接触被定义为发生在易感个体和患病（具有传染性）个体之间足以引起感染的接触 [24]。因此，有效接触的定义取决于传播方式（例如性传播、呼吸道传播、媒介传播、粪口传播等）和所研究传染病的特征。例如，对于结核病，偶然接触不太可能导致传播（图 2.6（a）），而麻疹的高度传染性意味着个体之间的接触即使可能不如结核病那么密切，但也能造成传播。

参数 β 还取决于其他因素，例如年龄和环境。例如，相比成人，儿童可能会接触更多的人（也可能是儿童）；生活在城市地区的人可能比生活在农村地区的人接触更多的人。这类现象反映在巴拿马城市居民的血清阳性水平（反映风疹终身暴露）高于农村地区居民（图 2.6（b））。

参数 β 也可能随着时间而改变：由于生活住所拥挤程度的降低，1900 年生活在许多西方国家的人接触的人可能比 20 世纪后期生活在这些国家的人更多。在 19 世纪下半叶，约 8% 的英国人口居住在每间房两人以上的住房中，相比之下，到 1901 年这个比率为 5.5%，到 1951 年约为 1%。到 1991 年，只有 0.25% 的人口居住在每间房超过 1.5 人的住房中 [30]。

行为或干预措施的改变也可能影响参数 β。例如，在过去的流感大流行期间，个人之间的接触数量可能会随着时间的推移而发生变化，因为采取了剧院和音乐厅关闭以及办公室的关闭时间错开以避免人群之间聚集的措施 [31-32]。

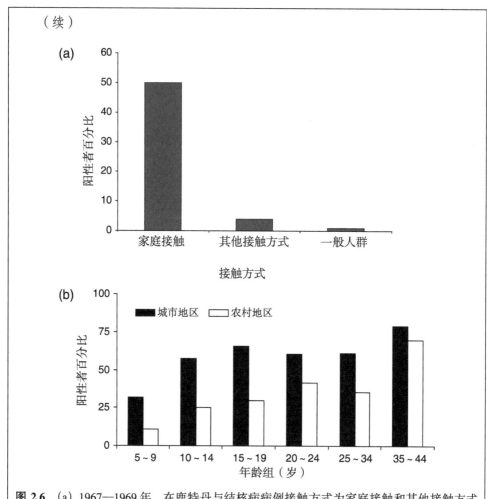

图 2.6 （a）1967—1969 年，在鹿特丹与结核病病例接触方式为家庭接触和其他接触方式的 0 ~ 14 岁人群中，发现结核菌素阳性者（结核菌素硬结 ≥ 5 mm，即可能发生了感染）的百分比 [1]。（b）巴拿马城市和农村地区女性人群中风疹抗体血清反应阳性者的百分比比较 [2]

　　如 2.6.1 节所述，在时间 t 和 $t+1$ 之间的新发感染者人数由表达式 $\lambda_t S_t$ 给出。将 $\lambda_t = \beta I_t$ 代入该表达式可得出以下表达式，用于表示在时间 t 和 $t+1$ 之间人群中的新发感染者（总）人数：

　　在时间 t 和 $t+1$ 之间人群中的新发感染者（总）人数 $= \beta I_t S_t$ 　　　　方程式 2.6

　　尽管参数 β 是传播模型中最重要的参数，但很难直接估计，因为除了可能涉及媒介或性传播的感染外，通常很难确定哪些是有效接触。

　　但是，对于人员一旦发生感染即肯定会进展为具有传染性的可免疫传染病，如果我们假设个体间随机混合接触，则可以使用方程式 2.7 估计参数 β：

$$\beta = R_0 / (ND) \qquad\qquad 方程式\ 2.7$$

其中，R_0 是基本再生数，N 是总人口规模，D 是传染性持续时间。R_0 定义为一名典型的患病者（具有传染性）进入完全易感者人群后产生的下一代患病者（具有传染性）的平均数量（见第 1 章）。方程式 2.7 可以通过使用方程式 2.6 和 R_0 的定义启发式地导出，如下所示。

例如，如果一个患病者（具有传染性）在时间 $t = 0$ 时进入一个完全易感人群，亦即此时易感者人群等于总人口规模，或使用数学式 $S_0 = N$ 表示，则将 $S_0 = N$ 和 $I_0 = 1$ 代入方程式 2.6 中，则可得到在时间 $t = 0$ 和 $t = 1$ 之间有 βN 个个体发生新发感染。假设在传染性持续时间内的每一天都有相同数量的个体（即 βN）被感染，那么在传染性持续时间 D 的传染期结束时，引入的患病者（具有传染性）应该已经感染了 βND 个个体。例如，如果每个患病者（具有传染性）每天传染两个人，那么如果他们的传染性持续时间为 5 天，他们在传染性持续期间应该感染了 $2 \times 5 = 10$ 个人。关系表达式如下：

$$将一名患病者（具有传染性）引入完全易感者人群后 \\ 产生的感染者总人数 = \beta ND \qquad 方程式\ 2.8$$

对于人员一旦发生感染即肯定会进展为具有传染性的可免疫传染病，方程式 2.8 中 βND 的文字上的定义等同于 R_0 的定义。βND 等同于 R_0 可以得到以下结果：

$$R_0 = \beta ND \qquad\qquad 方程式\ 2.9$$

将该方程式两边同时除以 ND 得到方程式 2.7。方程式 2.9 是使用第 4 章中的其他方法正式推导出的。

需要注意的是，基本再生数除以传染性持续时间 D 等于每个人在单位时间内进行的有效接触次数，我们将使用符号 c_e 表示：

$$c_e = R_0 / D \qquad\qquad 方程式\ 2.10$$

例如，如果 $R_0 = 4$（即每个人在其传染期内进行了 4 次有效接触），并且传染性平均持续时间为 2 天，则平均每人每天进行 4/2 = 2 次有效接触。

通过将 c_e 除以人口规模 N，我们得到给定个体单位时间内的人均有效接触次数，由以下方程式给出：

$$c_e/N = R_0 / ND = \beta \qquad\qquad 方程式\ 2.11$$

此表达式与 β 的表达式（方程式 2.7）相同，这意味着参数 β 的精确定义是"给定个体单位时间内的人均有效接触次数"，或者等价的，两个特定个体单位时间内的人均有效接触率。

对于参数 β 无法直接测量或使用方程式 2.11 估计的传染病，可以通过将使用模型获得的患病者（具有传染性）数或病例数的预测值与观察到的随时间变化的患病者（具有传染性）人数或病例数的观测值（不同时期观测到的）进行拟合，来获得参数 β 以及其他参数的值（见第4章）。

当我们研究人口规模不随时间变化的传染病传播时，使用方程式 2.5 中的感染风险方程式。当我们假设人口规模随时间增加时，应该使用感染风险的其他表达式，这将在专栏 2.5 中讨论。除非另有说明，否则我们所研究的传染病传播模型都是基于人口规模在模型模拟时间段内保持稳定的假设，我们一般使用方程式 2.5。如果要处理小规模群体的建模问题，其中个体接触多个患病者（具有传染性）的可能性是不可忽略的，或者接触模式存在年龄依赖特征，则需要对上述方程式进行其他改进，将在本书后续章节进行讨论。

示例：流感模型

回到我们的流感模型问题，我们现在可以使用方程式 2.7 计算参数 β。假设基本再生数为 2，传染性持续时间为 2 天，人口规模为 100,000 人，就可以计算 $\beta = 2/(2 \times 100{,}000) = 10^{-5}/$ 天。

专栏 2.5　感染风险（力）的表达式：缩放（标化）参数、密度和频率制约（依赖性）

符号、人口规模和缩放 β 参数

如方程式 2.11 所示，β 参数与人口规模成反比。因此，如果传染病的 R_0 在 10 万人或 1000 万人的两个人群中相同，那么 β 参数将在 1000 万人的人群中最小。为了避免在不同人口规模群体中使用相同模型时重新计算 β 参数，建模研究通常将感染风险方程（方程式 2.5）中的 β 参数替换为术语 c_e/N，如以下方程式所示：

$$\lambda_t = c_e I_t/N \qquad\qquad 方程式 2.12$$

c_e 反映了单位时间内给定个体的有效接触人数，尽管有时（令人困惑地）使用字母 β 而不是 c_e。

因此，在建模研究中必须谨慎地检查所使用的感染风险表达式，以获得对 β 参数的正确解释。在包含感染风险的方程中，还应检查 I_t 的定义，因为在以前的建模相关文献中，它有时是指人群中患病者（具有传染性）个体的比例，而不是数量。

在性传播传染病建模相关文献中，符号的含义往往有所不同（参见第 8 章），其中 β 参数通常被写为两部分内容的乘积，即单位时间内发生的性接触的一次数和一个患病者（具有传染性）与一个易感者一次性接触感染传播的概率。

（续）

频率制约（依赖性）和密度制约（依赖性）（"真实质量作用"和"伪质量作用"）

在建立感染风险（力）的表达式时，我们还需要考虑是否允许模型人群的人口规模随时间变化，以及这将如何影响感染风险。例如，如果我们正在研究的传染病传播情况是基于一个人口规模增加的城市，我们可能需要针对感染风险准备不同的表达式，而这取决于我们是否认为，随着人口的增长会出现以下情况：

1. 城市边界扩大，人均有效接触人数不变，因而感染风险不变。在该假设下，该类传播模式被称为"频率制约（依赖性）"。

2. 城市边界不变，随着人口的增长，拥挤程度加剧，因而感染风险增加。在这种情况下，传播模式被称为"密度制约（依赖性）"。

密度制约（依赖性）对于动物和植物疾病是合理的。然而，感染风险随人口规模增加而增加的程度和机制尚不清楚，并且这种机制可能因传染病不同而不同。一项于 20 世纪 70 年代后期在小鼠中进行的鼠假单胞菌感染研究[33]表明，在给（限）定区域中小鼠数量的增加会导致每只小鼠进行的有效接触次数的同等程度增加（即存在线性关系）。如果这一发现适用于人类传染病，那么随着一个地区的人数增加一倍，每个人在单位时间内的有效接触人数（c_e）也会增加一倍。由于 $\beta = c_e/N$（方程式 2.11），这个假设意味着 β 将保持不变，我们可以使用表达式 $\lambda_t = \beta I_t$ 表示感染风险（方程式 2.5），而不论人口规模多大。Hamer 于 1906 年[34]首次使用这种感染风险方程式研究了伦敦的麻疹传播情况。从那时起，就引入了"伪质量作用"一词来表示这一假设[35-36]，但由于其使用有时令人困惑，因此不鼓励使用[37]。

有一些研究对感染风险的密度制约假设提出了挑战，认为使用幂律关系比使用线性关系能更好地描述每个人接触的人数，例如，构建方程 $c_e = \beta N^v$，其中 v 是介于 0 和 1 之间的某个数字；或者一旦人口规模超过某个值，c_e 就会停止增加（参见 Anderson 和 May 文献的第 12 章[12]和参考文献[35,37]）。

最广泛用于人类传染病的假设是，随着人口的增长，每个人有效接触的人数保持不变。这种感染风险的模式被称为"频率制约"或"真质量作用"假设[35-36]。对于这个方程式，β 随着人口规模的变化而变化，并由表达式 $\beta = c_e/N_t$ 给出，其中 N_t 是在时间 t 时的人口规模。感染风险由以下方程给出：

$$\lambda_t = c_e I_t / N_t$$

方程式 2.13

示例：使用密度制约（依赖性）或频率制约（依赖性）方程式计算感染风险之间的差异

假设我们考虑一个有 10,000（$= N$）人的城镇，其中 100（1%）人感染了麻疹（具有传染性），$R_0 = 13$ 和 $D = 7$ 天。

将这些值代入方程式 2.7 和方程式 2.10，可得到：

$$\beta = R_0/ND = 13/(10,000 \times 7) = 1.86 \times 10^{-4}/ \text{天}, \quad c_e = R_0/D = 13/7 = 1.86/ \text{天}$$

将 $I_t = 100$ 应用到方程式 2.5，能够得到某一天的感染风险等于：

$$\lambda_t = \beta I_t = 1.86 \times 10^{-4} \times 100 = 0.0186/ \text{天}$$

假设我们几年后重访这个小镇，当时它有 100,000 人，其中 1%（1000 人）仍然感染麻疹（具有传染性）。

如果我们假设频率制约（依赖性）[每个患病者（具有传染性）] 有效接触的人数不发生变化），感染风险将保持不变，为 0.0186/ 天。例如，c_e 仍然等于 1.86/ 天，因此，将 $I_t = 1000$ 和 $N_t = 100,000$ 代入方程式 2.13，可以得到感染风险等于：

$$\lambda_t = (1.86 \times 1000)/100,000 = 0.0186/ \text{天} \qquad \text{方程式 2.14}$$

但是，如果我们假设密度制约（即 β 不变），则感染风险将增加到 0.186/ 天。例如，$\beta = 1.86 \times 10^{-4}/ $ 天，因此，将 $I_t = 1000$ 代入方程式 2.5，可以得到感染风险等于：

$$\lambda_t = 1.86 \times 10^{-4} \times 1000 = 0.186/ \text{天} \qquad \text{方程式 2.15}$$

（续）

如果假设人口规模随时间保持不变，则使用频率制约和密度制约方程式计算而得的感染风险是相等的。

许多研究西方国家人群中呼吸道传染病传播的模型（例如，参见 Anderson 和 May 文献的第 1 ~ 12 章 [29]）使用密度制约的方程式，因为在研究中所考虑时间段内的人口增长不会对 β 产生重大影响。为了将相同的模型应用于人口规模大小不同的人群，若假设 R_0 保持不变，则需要为所要研究的新人群重新计算 β。在这种情况下，使用密度制约方程式的一个优点是：它简化了方程中使用的符号，特别是当我们描述人群中不同年龄组或风险组之间的混合接触模式情形时（参见第七章）。

许多研究发展中国家呼吸道传染病传播的模型（例如，参见 [38-40]）通常会假设频率制约，因为研究中所考虑时间段内的人口会大幅增加。类似的，描述动物之间感染传播的模型经常（尽管不是全部）使用频率制约方程式 [35,37,41]。

2.7.2 估计传染性的发生率、治愈（康复）率等

一个经常被纳入传染病模型的假设是，一旦被感染，个体就会以恒定的率进展为具有传染性的患病者，或者一旦成为患病者（具有传染性），个体就会以恒定的率康复并具有免疫力。

这个假设很有用（并且将在本书中多次用到），因为通常情况下患病（传染）前期和患病（具有传染性）期的平均时长已知（至少对于可免疫传染病而言是这样的），并且如果某事件以恒定的率发生，则可以计算出该率的值为 1/（发生该事件所需的平均时间），即

$$\text{发生某事件的率} = 1/\text{发生该事件所需的平均时间} \qquad \text{方程式 2.16}$$

第三章讨论了方程式 2.16 的推导。

例如，如果我们假设流感的患病（传染）前期平均时长是 2 天，那么个体具有传染性的发生率（在我们的模型方程中用 f 表示）是 1/2 = 0.5/ 天。

类似的，治愈（康复）率（在我们的模型方程中用 r 表示）可以从平均患病（具有传染性）期时长获得，死亡率可以从平均预期寿命计算得到，如下：

$$\text{治愈（康复）率}（r）= 1/\text{平均患病（传染性持续）期时长}$$
$$\text{死亡率} = 1/\text{平均预期寿命}$$

方程式 2.16 的逆式是，发生该事件所需的平均时间由 1/ 该事件发生的平均率给出。因此，期望寿命可以通过平均死亡率计算得到：

$$\text{平均预期寿命} = 1/\text{平均死亡率} \qquad \text{方程式 2.17}$$

例如，如果平均每年有 1% 的人死亡，则平均预期寿命为 1/0.01 = 100 年。

个体以恒定的率进展为具有传染性成为患病者或康复者的假设并不能反映现实中发生的情况，因为有证据显示，患病（传染）前期或患病（具有传染性）期的时长服从指数分布（参见图 2.7 和 3.5.1 节）。然而，这一假设通常适用于许多建模研究，尤其是那些关注急性可免疫传染病的长时动力学特征的研究。本书后续章节举例说明了这种假设可能不合适的情况。

如果我们希望改进这一假设，例如，假设个体进展为患病者（具有传染性）的率取决于感染后的时间，那么患病（传染）前期仓室将需要细分为几个不同的仓室，个体以一定的率或在某一固定时间后在这些仓室之间转换状态（例如，参见 Wearing et al.，2005）[25]。

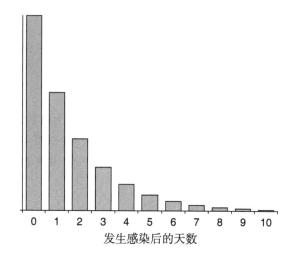

发生感染后的天数

图 2.7 假设感染后每天有 50% 的人进展为具有传染性，从首次感染到具有传染性的时间分布

2.7.3 时间步长

我们在模型中使用的时间步长决定了我们输入参数的值。方程式 2.1 ~ 2.4 假设模型中的时间步长为 1 个单位（无论该单位是什么，例如 1 天、2 天、1 个月、3 个月等），输入参数如易感者感染发生率（λ_t）、个体进展为患病者（具有传染性）的率（f）和个体康复率（r）也使用相同的时间单位。例如，如果方程使用的时间步长为 1 天，那么个体进展为患病者（具有传染性）的率应该是每天的率。如果使用时间步长为半天，那么这个率应该是每半天的率。

如果我们知道每单位时间（例如每天）的率，我们可以通过相应的放大或缩小而将其转换为另一个时间单位的率。

例如，如果患病（传染）前期感染者以每天 1% 的率（f）进展为患病者（具有传染性），则每两天将有 2% 的患病（传染）前期感染者进展为患病者（具有传染性），每半天将有 0.5% 进展为患病者（具有传染性）等。需要注意的是，如果时间步长之间的差异过大，这种缩放比例会变得不合适。例如，我们不能说每 200 天的进展率是 200 × 0.01 × 100% = 200%。

类似的，如果总人群的平均预期寿命为 60 岁，则平均死亡率为 1/（平均预期寿命），即等于每年 1/60 或每天 1/（60×365）或每半天 0.5/（60×365）。

专栏 2.6 讨论了如何使用时间步长 t 来建立差分方程。

> **示例：流感模型**
> 对于我们的流感模型问题，我们的 β 参数是 10^{-5}/ 天，相当于 $0.5×10^{-5}$/ 半天。我们将在下一章回到时间步长的问题。现在，我们使用的时间步长为 1 天。

> **专栏 2.6　差分方程的其他表示方法**
>
> 在有关方程式 2.1 ~ 2.4 的文献中也可以看到以下表示方法：
>
> $$S_{t+\delta t} = S_t - \lambda_t S_t \delta t \qquad\qquad \text{方程式 2.18}$$
> $$E_{t+\delta t} = E_t + \lambda_t S_t \delta t - f E_t \delta t \qquad\qquad \text{方程式 2.19}$$
> $$I_{t+\delta t} = I_t + f E_t \delta t - r I_t \delta t \qquad\qquad \text{方程式 2.20}$$
> $$R_{t+\delta t} = R_t + r I_t \delta t \qquad\qquad \text{方程式 2.21}$$
>
> 这里的符号"δt"表示较小时间步长的大小。小写希腊字母 δ（"delta"）传统上在数学中用于某个量的符号前面，以反映该的量的微小变化。例如，如果我们使用字母"a"来表示"年龄"，我们将使用符号"δa"来表示年龄的微小变化。
>
> 在方程式 2.18 中，$S_{t+\delta t}$ 表示某个时间点 $t+\delta t$ 时的易感者数量，即从时间点 t 开始经过一个较短时间 δt 之时的数量。类似的，在方程式 2.19 中，$E_{t+\delta t}$ 表示某个时间点 $t+\delta t$ 时的患病（传染）前期者数量，即从时间点 t 开始经过一个较短时间 δt 之时的数量。
>
> 按照 2.7.3 节中描述的逻辑，涉及 λ_t、f 和 r 的方程部分包括一个缩放比例因子 δt，因此方程各个部分表示在时间 t 和 $t+\delta t$ 之间从一个仓室移动到下一个仓室的个体数量。例如，术语 $\lambda_t S_t \delta t$ 反映了在时间 t 和 $t+\delta t$ 之间新发感染的个体数量。根据这一表示方式，λ_t 代表易感者新发感染的所谓"瞬时率"（即恰好在时间 t 时的比率）。

2.8　建立模型

一旦所有输入参数皆已确定，就可以使用电子表格或计算机程序建立模型方程，并用于预测随时间变化易感者、患病（传染）前期者、患病者（具有传染性）和康复（免疫）者的数量（模型 2.1，在线资源）。

图 2.8 展示了该模型易感者、患病者（具有传染性）和康复（免疫）者数量随时间变化的预测。这凸显出这样一个事实，即一旦一种新的流感病毒株进入人群，到疫情最后阶段人群中感染过流感的比例（即免疫比例）难以达到 100%。我们将在第 4 章讨论影响这一比例的因素。

2.9　模型建立的最后阶段：模型验证、优化和预测

在将模型用于任何严肃的分析之前，需要对其进行验证，需要根据独立数据集对模型输出结果进行验证。例如，考虑到我们的流感模型，我们预设了基本再生数以及患病（传染）前期和患病（传染）期时长的值。因此，有必要检查在疫

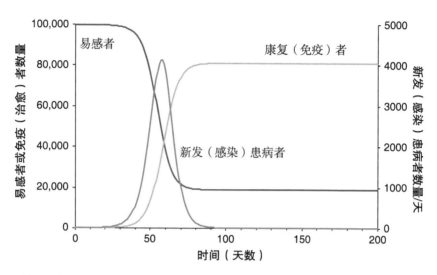

图 2.8 使用本章所述流感模型的差分方程，预测将一名患病者（具有传染性）引入包括 100,000 人的完全易感人群后，随时间变化的易感者和康复（免疫）者数量以及每日新发（感染）患病者数量（模型 2.1，在线资源）

情结束时人群中康复（免疫）者比例的预测值是否与既往流感大流行结束时收集到的血清学数据一致。对于年龄分层模型，有必要检查在疫情结束时不同年龄组人群中康复（免疫）者比例的预测值，是否与既往流感大流行结束时不同年龄组人群中血清学阳性者的比例或特定年龄组临床发病（作）率一致。

此外，如上所述，如果相关输入参数具体数值未知，则可以通过模型方法将模型预测情况拟合到可用数据来估计这些参数。对于我们的流感模型，如果基本再生数、患病（传染）前期和患病（具有传染性）期时长未知（大流行的早期阶段可能就是这种情况），则可以通过将模型预测的每周或每日病例数量拟合到大流行期间每天或每周观察到的病例数量，来估计这些参数值（见 4.2.5 节和专栏 4.2）。对于这个过程，我们使用一些拟合优度统计量来衡量模型预测和观察数据之间的差距，在每次拟合过程中我们要改变各未知参数，直到我们获得最小的差距以及"最佳拟合"。

一旦模型得到验证，它就可以用于一些实际情况的分析，例如预测防控策略的影响和作用。预测结果通常依赖于纳入模型的假设和输入参数。例如，为儿童接种流感疫苗或其他传染病疫苗的作用将依赖于人群中个体之间的接触模式情况。同样，在性传播疾病传播模型中，治疗"核心群体"的作用将依赖于人群中核心群体与其他个体之间的接触模式。因此，使用模型来识别模型预测对不同假设的敏感性非常重要。

这些问题将在后续章节进行讨论。

2.10 小结

本章说明了建立模型的关键步骤。一旦确定了要解决的问题和相关信息，就需要确定模型的结构。这在很大程度上取决于传染病的自然史或进展史（无论传染病模型是否可以归类为 SI、SIS、SIRS 等类型）、模型预测所要求的准确性和模拟时长以及研究问题。模型分为两大类，一类是确定性模型，描述总体人群中平均发生的情况；另一类是随机模型，允许随机性影响模型中的传播、进展或其他关键事件。确定性模型是使用差分方程组或微分方程组建立的。差分方程组使用前一时间点（例如今天）的人群数量来探究未来某个时间点（例如明天）给定类别中的人群数量。微分方程将在下一章讨论，主要用来研究假设事件连续发生的传染病传播的情况。

对于描述人群中个体之间传播的模型，感染风险是在每个时间步长使用两个特定个体在单位时间内有效接触的率（β）和患病者（具有传染性）数量来计算得到的，所基于的最简单的假设是个体接触为随机接触模式。模型还需要其他输入参数，例如传染性持续时间和个体康复（治愈）率，这些参数可以根据患病（传）前期时长和传染性持续时间的数据进行估计。改进这些假设的方法，例如不同年龄组之间的接触模式存在差异的假设，将在后面的章节中进行讨论。

2.11 习题

习题 2.1　下图展示了用于研究人类和蚊子之间疟疾传播的罗斯 - 麦克唐纳（Ross-Macdonald）[26] 模型。每个仓室代表人类或蚊子群体中易感个体或被感染个体的比例。虚线箭头简单地反映了这样一个事实，即人类（或蚊子）群体中的感染（患病）率会影响蚊子（或人类）群体的新发感染率。在时间 t 时人类和蚊子的感染风险分别用 λ_t^h 和 λ_t^m 表示；r 是人类从感染状态恢复的康复率，μ 和 b 分别是蚊子的个体平均死亡率和出生率。

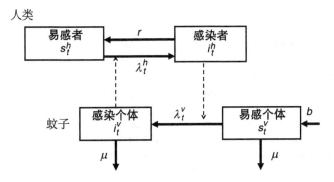

a）建立该模型的差分方程（组）。

b）建立人类和蚊子的感染风险的表达式时需要考虑哪些因素？

习题 2.2

（a）重新建立方程式 2.1 ～ 2.4 以纳入以下假设：

    i）易感者、患病（传染）前期者、患病（具有传染性）者和康复（免疫）者有相同的死亡率。

    ii）人群中个体出生时为完全易感状态。

（b）如果我们试图研究麻疹或风疹的传播动力学特征，这些假设是否合理？如果它们不合理，您将如何修改您的假设？

（c）假设固定比例（v）的新生儿接种了疫苗，改写（a）部分的方程。

习题 2.3　画出与下列方程组对应的模型：

$$S_{t+1} = S_t - \lambda_t S_t + r_1 I_t$$
$$I_{t+1} = I_t + \lambda_t S_t - r_2 I_t - r_1 I_t$$
$$R_{t+1} = R_t + r_2 I_t$$

你会如何对这个模型进行分类？

参考文献

1　van Geuns HA, Meijer J, Styblo K. Results of contact examination in Rotterdam, 1967–1969. *Bull Int Union Tuberc* 1975; 50(1):107–121.

2　Dowdle WR, Ferrera W, De Salles Gomes LF *et al.* WHO collaborative study on the sero-epidemiology of rubella in Caribbean and Middle and South American populations in 1968. *Bull World Health Organ* 1970; 42(3):419–422.

3　Habbema JD, De Vlas SJ, Plaisier AP, van Oortmarssen GJ. The microsimulation approach to epidemiologic modeling of helminthic infections, with special reference to schistosomiasis. *Am J Trop Med Hyg* 1996; 55(5 Suppl):165–169.

4　Carrat F, Vergu E, Ferguson NM *et al.* Time lines of infection and disease in human influenza: a review of volunteer challenge studies. *Am J Epidemiol* 2008; 167(7):775–785.

5　Whitley RJ, Hayden FG, Reisinger KS *et al.* Oral oseltamivir treatment of influenza in children. *Pediatr Infect Dis J* 2001; 20(2):127–133.

6　Mills CE, Robins JM, Lipsitch M. Transmissibility of 1918 pandemic influenza. *Nature* 2004; 432(7019):904–906.

7　Ferguson NM, Cummings DA, Cauchemez S *et al.* Strategies for containing an emerging influenza pandemic in Southeast Asia. *Nature* 2005; 437(7056):209–214.

8　Vynnycky E, Trindall A, Mangtani P. Estimates of the reproduction numbers of Spanish influenza using morbidity data. *Int J Epidemiol* 2007; 36(4):881–889.

9　Longini IM, Jr., Halloran ME, Nizam A, Yang Y. Containing pandemic influenza with antiviral agents. *Am J Epidemiol* 2004; 159(7):623–633.

10　Chowell G, Nishiura H, Bettencourt LM. Comparative estimation of the reproduction number for pandemic influenza from daily case notification data. *J R Soc Interface* 2007; 4(12):155–166.

11 Glezen WP. Emerging infections: pandemic influenza. *Epidemiol Rev* 1996; 18(1):64–76.

12 Holmes KK, Sparling PF, Mardh P, Lemon S, Piot P, Wasserheit JN. *Sexually transmitted diseases, 3rd edn.* New York: McGraw-Hill; 1999.

13 van Boven M, de Melker HE, Schellekens JF, Kretzschmar M. Waning immunity and subclinical infection in an epidemic model: implications for pertussis in The Netherlands. *Math Biosci* 2000; 164(2):161–182.

14 van Boven M, de Melker HE, Schellekens JF, Kretzschmar M. A model-based evaluation of the 1996–7 pertussis epidemic in The Netherlands. *Epidemiol Infect* 2001; 127(1):73–85.

15 Vynnycky E, Pitman R, Siddiqui R, Gay N, Edmunds WJ. Estimating the impact of childhood influenza vaccination programmes in England and Wales. *Vaccine* 2008; 26(41):5321–5330.

16 Finkenstadt BF, Morton A, Rand DA. Modelling antigenic drift in weekly flu incidence. *Stat Med* 2005; 24(22):3447–3461.

17 Dye C, Garnett GP, Sleeman K, Williams BG. Prospects for worldwide tuberculosis control under the WHO DOTS strategy. Directly observed short-course therapy. *Lancet* 1998; 352(9144):1886–1891.

18 Murray CJL, Styblo K, Rouillon A. Tuberculosis. In Jamison DT, Mosley WH, Measham AR, Bobadilla JL, eds, *Disease control priorities in developing countries, 1st edn.* Oxford: Oxford Universty Press; 1993, pp. 233–259.

19 May RM. Uses and abuses of mathematics in biology. *Science* 2004; 303(5659):790–793.

20 Plaisier AP, van Oortmarssen GJ, Habbema JD, Remme J, Alley ES. ONCHOSIM: a model and computer simulation program for the transmission and control of onchocerciasis. *Comput Methods Programs Biomed* 1990; 31(1):43–56.

21 Longini IM, Jr., Nizam A, Xu S *et al.* Containing pandemic influenza at the source. *Science* 2005; 309(5737):1083–1087.

22 Germann TC, Kadau K, Longini IM, Jr., Macken CA. Mitigation strategies for pandemic influenza in the United States. *Proc Natl Acad Sci USA* 2006; 103(15):5935–5940.

23 Ferguson NM, Cummings DA, Fraser C, Cajka JC, Cooley PC, Burke DS. Strategies for mitigating an influenza pandemic. *Nature* 2006; 442(7101):448–452.

24 Abbey H. An examination of the Reed–Frost theory of epidemics. *Hum Biol* 1952; 24:201–233.

25 Wearing HJ, Rohani P, Keeling MJ. Appropriate models for the management of infectious diseases. *PLoS Med* 2005; 2(7):e174.

26 Macdonald G. The analysis of equilibrium in malaria. *Trop Dis Bull* 1952; 49:813–829.

27 Korenromp EL, van Vliet C, Bakker RH, De Vlas SJ, Habbema JDF. HIV spread and partnership reduction for different patterns of sexual behaviour—a study with the microsimulation model STDSIM. *Math Popul Studies* 2000; 8:135–173.

28 Sutherland I, Svandova E, Radhakrishna S. The development of clinical tuberculosis following infection with tubercle bacilli. 1. A theoretical model for the development of clinical tuberculosis following infection, linking from data on the risk of tuberculous infection and the incidence of clinical tuberculosis in the Netherlands. *Tubercle* 1982; 63(4):255–268.

29 Anderson RM, May RM. *Infectious diseases of humans. Dynamics and control.* Oxford: Oxford University Press; 1992.

30 Hunt S. Housing-related disorders. In Charlton J, Murphy M, eds, *The health of adult Britain, 1841–1994.* London: The Stationery Office; 1997, pp. 157–170.

31 Hatchett RJ, Mecher CE, Lipsitch M. Public health interventions and epidemic intensity during the 1918 influenza pandemic. *Proc Natl Acad Sci USA* 2007; 104(18):7582–7587.

32 Bootsma MC, Ferguson NM. The effect of public health measures on the 1918 influenza pandemic in U.S. cities. *Proc Natl Acad Sci USA* 2007; 104(18):7588–7593.

33 Anderson RM, May RM. Population biology of infectious diseases: Part I. *Nature* 1979; 280(5721):361–367.

34 Hamer WH. Epidemic disease in England—the evidence of variability and of persistency of type. *Lancet* 1906;(i):733–739.

35 de Jong M, Diekmann O, Heesterbeek H. How does transmission of infection depend on population size. In Mollison D, ed., *Epidemic models: their structure and relation to data.* Cambridge: Press Syndicate of the University of Cambridge; 1995, pp. 84–94.

36 Keeling MJ, Rohani P. *Modeling infectious diseases in humans and animals.* Princeton, NJ and Oxford: Princeton University Press; 2008.

37 McCallum H, Barlow N, Hone J. How should pathogen transmission be modelled? *Trends Ecol Evol* 2001; 16(6):295–300.

38 McLean AR, Anderson RM. Measles in developing countries. Part II. The predicted impact of mass vaccination. *Epidemiol Infect* 1988; 100(3):419–442.

39 McLean AR, Anderson RM. Measles in developing countries. Part I. Epidemiological parameters and patterns. *Epidemiol Infect* 1988; 100(1):111–133.

40 Vynnycky E, Gay NJ, Cutts FT. The predicted impact of private sector MMR vaccination on the burden of congenital rubella syndrome. *Vaccine* 2003; 20;21(21–22):2708–2719.

41 Heesterbeek JAP, Roberts MG. Mathematical models for microparasites of wildlife. In Grenfell BT, Dobson AP, eds, *Ecology of infectious diseases in natural populations.* Cambridge: Cambridge University Press; 1995, pp. 90–122.

第三章

如何建立模型：

二、微分方程组的介绍

3.1 概述和目标

上一章讨论了使用差分方程组建立描述传染病传播的模型的方法，这些方程组使用离散的时间步长，例如 1 天、2 天、3 天等。本章讨论了差分方程组的一些局限性，并介绍了使用微分方程组建立模型的方法，以描述在连续时间内发生的事件。

在本章结束时，您应该：

◆ 了解差分方程组和微分方程组的关系；

◆ 能够用微分方程组建立描述传染病传播动力学特征的模型；

◆ 知道什么时候可以使用微分方程组；

◆ 了解怎样使用微分方程组进行预测；

◆ 理解最简单模型的微分方程组，这些方程描述了给定量（例如人口规模）的大小，假设该量随时间以恒定的速率变化。

3.2 差分方程组的可靠程度如何？

在上一章中，我们使用以下差分方程组建立了以下模型（图 3.1），描述了封闭人群中可免疫传染病的传播动力学特征：

$$S_{t+1} = S_t - \lambda_t S_t \qquad\qquad \text{方程式 3.1}$$

$$E_{t+1} = E_t + \lambda_t S_t - fE_t \qquad\qquad \text{方程式 3.2}$$

$$I_{t+1} = I_t + fE_t - rI_t \qquad\qquad \text{方程式 3.3}$$

$$R_{t+1} = R_t + rI_t \qquad\qquad \text{方程式 3.4}$$

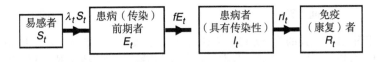

图 3.1 描述了可免疫传染病传播动力学特征的模型一般结构

这里，λ_t 是时间 t 和 $t+1$ 之间易感者新发感染的率（也称为"感染力"），f 是时间 t 和 $t+1$ 之间患病（传染）前期者进展为患病者（具有传染性）的率，r 是在时间 t 和 $t+1$ 之间患病者康复（获得免疫）的率。

使用差分方程组建立模型时经常出现的一个问题是"时间步长的大小是否重要？"

为了回答这个问题，我们考虑图 3.2，它展示了将一名患病者（具有传染性）引入完全易感人群后，使用上述差分方程模型所预测的麻疹或流感的流行曲线如何随时间步长大小的变化而变化。

具体来说，随着时间步长的增加，预测的流行曲线变得愈来愈不平滑，并且一旦它变得过大，模型预测的结果将无较大意义。例如，对于麻疹，如果时间步长为 5 天，模型预测的第 75 天后患病者（具有传染性）人数下降至低于零；对于流感，如果时间步长为 2 天，模型预测的患病者（具有传染性）人数在零和一些其他值之间波动。

为什么时间步长会影响模型的预测情况？

如 2.7.3 节所讨论的，当我们更改模型中的步长时，我们需要相应地缩放方程中的所有参数。例如，如果在每单位时间内两个个体间有效接触率（β）为 10^{-5}/天，则进行缩放后相应的值为 2×10^{-5}/2 天。一旦时间步长达到一定大小后，β 就会变得很大，以至于模型预测的在某一时间步长新发感染的人数将会超过在该时间步长开始时的易感者人数。这反过来最终会导致预测的人群中的患病者（具有传染性）人数降低至低于零（见 3.2.1 示例）。

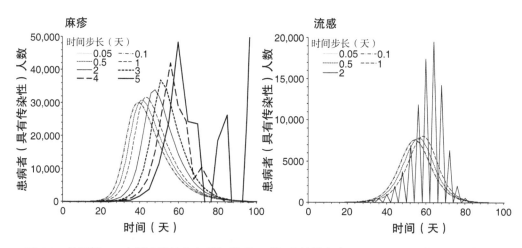

图 3.2 使用图 3.1 中描述的差分方程组模型，时间步长设定在 0.05～5 天，获得的麻疹和流感患病者（具有传染性）人数预测，以及二者之间的比较。对于麻疹，$R_0 = 13$，患病（传染）前期和患病（具有传染性）期平均时长分别假定为 8 天和 7 天。对于流感，$R_0 = 2$，患病（传染）前期和患病（具有传染性）期平均时长均假定为 2 天。总人群规模为 100,000 人，模型开始引入 1 名患病者（具有传染性）（参见模型 3.1，在线资源）

3.2.1 示例：时间步长的大小对模型预测的影响

下表展示了使用上一章讨论的差分方程组模型对易感者、患病者（具有传染性）和新发感染者人数的预测情况；输入参数是麻疹的相关参数（参见模型 3.1，在线资源）。这些描述了在将一个患病者（具有传染性）引入完全易感人群后第 50 ~ 55 天的预测情况，使用的时间步长为 1 天。

表 3.1 使用第 2 章描述的差分方程组模型，使用麻疹相关输入参数值，对易感者、患病者（具有传染性）和新发感染者人数进行的预测（详见图 3.2）。这些预测是使用 1 天的时间步长获得的，$\beta = 1.86 \times 10^{-5}/$时间步长

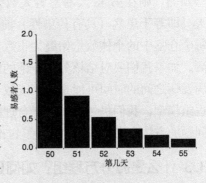

第几天	各类人群人数		
	易感者	患病者（具有传染性）	当前时间步长结束时的新发感染者（$\beta \times S_t \times I_t$）
50	1.64	24,038	0.73
51	0.91	22,374	0.38
52	0.53	20,727	0.20
53	0.33	19,122	0.12
54	0.21	17,576	0.07
55	0.14	16,103	0.04

在这种情况下，第 50 天至第 55 天期间新发感染者的总人数为 1.50（即 0.73 + 0.38 + 0.20 + 0.12 + 0.07）。

当时间步长为 5 天时，该模型预测的第 50 天和第 55 天的结果"无意义"，如表 3.2 所示。

在这种情况下，该模型预测在第 50 ~ 55 天之间有 53,944 人新发感染。这个数字超过了第 50 天人群中的易感者人数（50,354），这就导致了第 55 天易感者人数预测值为负数，这显然不符合现实情况。

表 3.2 使用第 2 章描述的差分方程组模型，使用麻疹相关输入参数值，对易感者、患病者（具有传染性）和新发感染者人数进行的预测（详见图 3.2）。这些预测是使用 5 天的时间步长获得的，$\beta = 9.29 \times 10^{-5}/$时间步长

第几天	各类人群人数		
	易感者	患病者（具有传染性）	当前时间步长结束时的新发感染者（$\beta \times S_t \times I_t$）
50	50,354	11,537	53,944
55	−3590	24,283	−8094

另一种极端情况是，随着时间步长的减小，预测的流行曲线变得越来越平滑，一旦步长足够小，则步长的进一步减小不会明显影响模型的预测。事实上，随着时间步长的减小，模型越接近能够描述连续发生的事件，或者现实本身，因为在现实中事件确实是连续发生的，而不是以离散的时间间隔发生的。

一般来说，差分方程组模型中时间步长的大小应该小于个体在各仓室中停留的平均持续时间的最小值。但是，实际大小很难规定或确定。

例如，当输入参数设置为麻疹相关参数时 [$R_0 = 13$，患病（传）前期和患病（具有传染性）期平均时长分别为 8 天和 7 天]，如果时间步长为 2 天 [小于患病（具有传染性）期持续时间的 50%]，使用第 39 页描述的差分方程组模型预测，则在第 46 天易感者人数为负数。另外，对于流感，如果时间步长为 1 天 [即等于患病（具有传染性）前期和患病（传染）期平均时长的 50%]，那么每个仓室中的个体数量始终为正数，并且使用模型仍然会给出合理或有意义的预测。如果我们要对结核分枝杆菌的传播情况进行建模，那么由于发生感染和结核病发病之间的时间可能是数年或数十年，即使我们使用时间步长为 1 年的差分方程组模型，我们仍然可以获得合理的或有意义的预测结果。规避与时间步长有关问题的方法在专栏 3.1 中进行了讨论。

3.3 什么是微分方程组？如何建立？

在建模文献中，经常使用微分方程组建立模型。例如，以下是为描述封闭人群中可免疫传染病传播动力学特征的模型而建立的微分方程组，如 3.1 节所讨论：

$$\frac{dS(t)}{dt} = -\lambda(t)S(t)$$

$$\frac{dE(t)}{dt} = \lambda(t)S(t) - fE(t)$$

$$\frac{dI(t)}{dt} = fE(t) - rI(t)$$

$$\frac{dR(t)}{dt} = rI(t)$$

专栏 3.1　在使用差分方程组建立模型时，规避与时间步长有关问题的方法

为规避与过大时间步长有关的问题，应在模型计算的每个阶段进行验证检查，以确保任何仓室中的个体数量不会变为负数值。例如，在前一章中讨论的差分方程组模型中，如果我们计划在电子表格中建立模型，那么我们可能会在模型的每个时间步长中设置"if"语句，每当 $\beta S_t I_t$ 大于 S_t 时，系统就会通知用户。

（续）

应用数学家和数值分析师倾向于使用不同的方法来确定适当的步长，即他们会通过持续减小时间步长，直到进一步减小不会导致模型的关键预测情况的任何进一步变化，这一方法也称为模型预测"汇聚"方法。根据图 3.2，一旦步长达到 0.1 天，麻疹和流感的传播模型似乎达到了"汇聚"，因为步长小于 0.1 天时的模型预测与步长为 0.1 天时的模型预测情况几乎无差别。

微分方程组提供了一种方法，通过描述在连续时间内而非在离散时间间隔发生的事件，从而规避与时间步长大小有关的问题。在讨论如何建立微分方程组之前，我们首先讨论什么是微分方程组。

微分方程组与差分方程组密切相关，尽管它们表示略有不同的事物。例如，使用差分方程组，我们可以利用前一时间点 t 时的相关数量给出在时间 $t+1$ 时给定类别（例如易感者人群）的个体数量的关系式。

当描述连续时间内发生的事件时，通常难以基于模型中的其他参数或仓室的情况，建立特定时间点、特定仓室中的个体数量的明确表达式。例如，我们通常难以基于在时间 t 时的患病者（有传染性）人数建立关于在时间 t 时的易感者人数的表达式。

相反，当我们试图描述连续时间内发生的事件时，会使用一个相关的量，即易感者（或其他群体）个体数量随时间的变化率，这是使用微分方程组写出来的。易感者个体数量随时间变化率的表达式为 $\dfrac{\mathrm{d}S(t)}{\mathrm{d}t}$；患病（传染）前期者、患病者（具有传染性）和康复（免疫）者个体数量变化率的符号分别为 $\dfrac{\mathrm{d}E(t)}{\mathrm{d}t}$、$\dfrac{\mathrm{d}I(t)}{\mathrm{d}t}$ 和 $\dfrac{\mathrm{d}R(t)}{\mathrm{d}t}$。我们将在本节后面解释这种符号的起源。

我们应该如何理解微分方程组？

图 3.3 显示了在将患病者（具有传染性）引入完全易感人群之后，患病者（具有传染性）人数如何随时间变化的情况。由于我们考虑的是连续时间内发生的事件，而不是离散的时间间隔发生的事件，我们将遵循惯例（参见专栏 3.2）并使用符号 $I(t)$ 而不是 I_t 来代表在时间点 t 时的患病者人数。图 3.3 还包括一条与患病者人数曲线在 C 点相切（刚好接触）的线。根据定义，在 C 点患病者人数的变化率就是这条线斜率。

一条直线（或陡坡等）的斜率是直线垂直方向变化的量与直线水平方向变化的量之间的比率。如果我们在患病者人数直线上距离 C 较近距离添加另一点 A（见图 3.4），其中 A 的坐标为 $[t+\delta t, I(t+\delta t)]$，并画一条线将该图上的点 A 和 C 连接起来，那么这条线的斜率将由线段 AB 和 BC 的长度之比给出，即

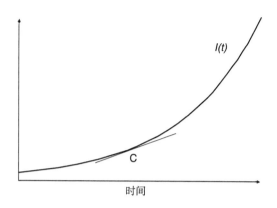

图 3.3 患病者（具有传染性）个体数量 $I(t)$ 变化率的定义说明

$\dfrac{I(t + \delta t) - I(t)}{\delta t}$。这条线的斜率，正如它目前绘制在图 3.4 中的情形，会高估点 C 处的切线斜率。但是，如果我们将点 A 靠近点 C，使 δt 的大小尽可能小，那么直线 AC 的斜率最终将等于 C 点的切线斜率。

由此推导得到患病者（具有传染性）个体数量 $I(t)$ 的变化率的严格数学定义为当 δt 的大小趋近于零时（即变为非常小）表达式 $\dfrac{I(t + \delta t) - I(t)}{\delta t}$ 的值，其数学表达式为，

$$\lim_{\delta t \to 0} \frac{I(t + \delta t) - I(t)}{\delta t} \qquad \text{方程式 3.5}$$

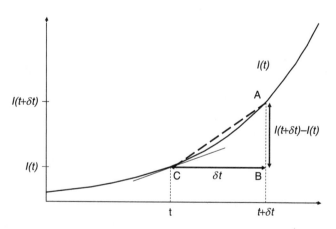

图 3.4 患病者（具有传染性）个体数量 $I(t)$ 的变化率（随时间变化）的定义说明

由于这个表达式写起来很麻烦，所以患病者（具有传染性）个体数量的变化率通常写为 $\dfrac{\mathrm{d}I(t)}{\mathrm{d}t}$，其中"$\mathrm{d}I(t)$"部分传达了这样一个事实，即我们在计算 $I(t + \delta t)$ 和 $I(t)$ 之间的差分；"$\mathrm{d}t$"部分传达了这样一个事实，即我们正在使 δt 尽可能小并尽可能趋近于零。很多时候为了方便起见，括号及括号中的"t"会被完全省略，因此 $\dfrac{\mathrm{d}I(t)}{\mathrm{d}t}$ 将被写成 $\dfrac{\mathrm{d}I}{\mathrm{d}t}$。其他可用于患病者（具有传染性）人数变化率的表达式包括是 $\dot{I}(t)$ 或 $I'(t)$。

如果患病者（具有传染性）人数取决于时间以外的其他因素，例如年龄（a），我们将使用符号 $I(a)$ 来表示年龄为 a 的患病者（具有传染性）人数，并且我们将会考虑计算 $I(a)$ 如何随年龄变化。在这种情况下，这个变化率的数学表达式是 $\dfrac{\mathrm{d}I(a)}{\mathrm{d}a}$。

某事物的变化率也被称为"导数"。例如，如果我们在计算患病者（具有传染性）人数随时间的变化率，我们也可以说我们在计算"患病者（有传染性的）人数 [$I(t)$] 对时间 t 的导数"。

差分方程组和微分方程组使用不同的数学符号建立——它们之间的主要区别请参见图 3.5 和专栏 3.2。

此外，微分方程组中使用的 λ、f、r 等参数的定义与差分方程组中的定义略有不同。在差分方程中，我们应该使用的是风险比例，因为我们考虑的是在每个时间步长中在各个仓室之间移动的个体数量所占比例；在微分方程组中，我们应该使用比率，因为我们考虑的是个体在各个仓室之间的移动是连续发生的。然而，正如第 2 章所讨论的，如果风险比例和比率都很小（例如 < 10%——见图 2.5），它们在数值上是相似的，因此比率也常用于差分方程。

描述个体数量随时间的变化率的微分方程，例如专栏 3.2 中所示的那些，可以通过使用直观的论据获得（见 3.4 节）。

差分方程组模型

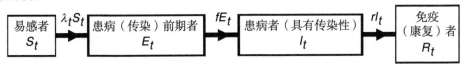

微分方程组模型

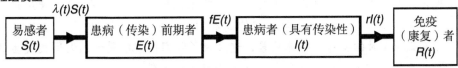

图 3.5 差分方程和微分方程符号之间的比较

专栏 3.2　差分方程组与微分方程组的比较

差分方程组：描述在时间 t 时易感者、患病（传染）前期、患病者（具有传染性）、免疫（康复）者个体数量	微分方程组：描述时间 t 时易感者、患病（传染）前期、患病者（具有传染性）、免疫（康复）者个体数量变化率
$S_{t+1} = S_t - \lambda_t S_t$	$\dfrac{dS(t)}{dt} = -\lambda(t)S(t)$
$E_{t+1} = E_t + \lambda_t S_t - fE_t$	$\dfrac{dE(t)}{dt} = \lambda(t)S(t) - fE(t)$
$I_{t+1} = I_t + fE_t - rI_t$	$\dfrac{dI(t)}{dt} = fE(t) - rI(t)$
$R_{t+1} = R_t + rI_t$	$\dfrac{dR(t)}{dt} = rI(t)$

关键定义

差分方程（组）		微分方程（组）	
S_t	在时间 t 时的易感者人数	$\dfrac{dS(t)}{dt}$	在时间 t 时的易感者人数变化率
E_t	在时间 t 时的患病（传染）前期者人数	$\dfrac{dE(t)}{dt}$	在时间 t 时的患病（传染）前期者人数变化率
I_t	在时间 t 时的患病者（具有传染性）人数	$\dfrac{dI(t)}{dt}$	在时间 t 时的患病者（具有传染性）人数变化率
R_t	在时间 t 时的康复（免疫）者人数	$\dfrac{dR(t)}{dt}$	在时间 t 时的康复（免疫）者人数变化率
λ_t	一个易感者在时间 t 和 $t+1$ 之间被感染的风险比例	$\lambda(t)$	易感者人群在时间 t 时单位时间内被感染的比率
f	一个患病（传染）前期者在时间 t 和 $t+1$ 之间进展为患病者（具有传染性）的风险比例	f	患病（传染）前期者人群单位时间内进展为患病者（具有传染性）的比率
r	一个患病者（具有传染性）在时间 t 和 $t+1$ 之间康复（免疫）的风险比例	r	患病者（具有传染性）人群单位时间内康复（免疫）的比率

　　需要注意的是，在写出在给定时间 t 时的个体数量表达式时，如果我们使用差分方程组，则 t 使用下标书写；如果使用微分方程组，则 t 使用括号模式书写。例如，与差分方程组中的 S_t 相比，在微分方程中使用符号 $S(t)$ 来表示在时间 t 时的易感者个体数量，这反映了我们描述的是连续时间内发生的事件，而不是在离散的时间间隔或步长上发生的事件。

3.4 我们如何建立微分方程组？

微分方程组描述了给定量相对于其他事物或量的变化率。

某一给定仓室中的个体数量随时间的变化率仅由单位时间内进入该仓室的个体数量与离开该仓室的个体数量之差给出，或

+ 单位时间内进入该仓室的个体数量
- 单位时间内离开该仓室的个体数量

3.4.1 关于易感者人数变化率的微分方程组

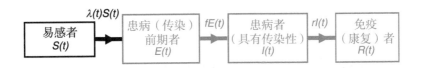

回到我们描述可免疫传染病传播的模型，并考虑易感人群，我们看到，由于没有人进入易感者仓室且新发感染者移出这一仓室，易感者数量的变化率由以下 表达式给出：

$$\frac{dS(t)}{dt} = - \text{每单位时间内易感者人群中新发感染的数量}$$

如 2.6.1 节所述，单位时间内易感者人群中新发感染的数量为感染力 [$\lambda(t)$] 与在时间 t 时的易感者数量的乘积 [即 $\lambda(t)S(t)$]。使用数学符号，上述关系式可写为：

$$\frac{dS(t)}{dt} = -\lambda(t)S(t) \qquad\qquad \text{方程式 3.6}$$

如果我们假设个体间接触模式为随机接触模式，那么，类比方程式 2.5，$\lambda(t)$ 可以替换为表达式

$$\lambda(t) = \beta I(t) \qquad\qquad \text{方程式 3.7}$$

其中 β 是单位时间内两个特定个体间的有效接触率，$I(t)$ 是在时间 t 时的患病者（具有传染性）个体数量。

3.4.2 关于患病（传染）前期者数量变化率的微分方程组

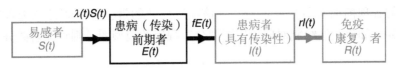

考虑同一模型中患病（传染）前期仓室的人群，我们看到，新发感染者进入该仓室，而患病者（具有传染性）移出该仓室。

因此，患病（传染）前期者数量的变化率由以下表达式给出：

$$\frac{\mathrm{d}E(t)}{\mathrm{d}t} = + 每单位时间内易感者人群中新发感染的数量 - 每单位时间内$$

患病（传染）前期者人群中进展为患病者（具有传染性）的数量

该方程式中的第二项由表达式 $fE(t)$ 给出，其中 f 是个体进展为患病者（具有传染性）的率。使用数学符号，患病（传染）前期者数量的变化率写为：

$$\frac{\mathrm{d}E(t)}{\mathrm{d}t} = \lambda(t)S(t) - fE(t) \qquad 方程式 3.8$$

3.4.3 关于患病者和治愈（康复）者数量变化率的微分方程组

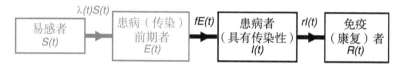

按照 3.4.1 节和 3.4.2 节的逻辑，我们可以写出患病者和免疫（康复）者数量的变化率如下：

$$\frac{\mathrm{d}I(t)}{\mathrm{d}t} = fE(t) - rI(t) \qquad 方程式 3.9$$

$$\frac{\mathrm{d}R(t)}{\mathrm{d}t} = rI(t) \qquad 方程式 3.10$$

这里 r 是患病者康复并具有免疫力的比率。也可以通过基于"变化率"的正式数学定义来获得给定仓室中个体数量变化率的表达式（参见附录 A.1.1 节）。

有几种方法可以用来检查给定模型的微分方程组是否正确建立，如下节所述。其中一些方法类似于用于检查差分方程组的方法（专栏 2.2）。

3.4.4 检查所建立微分方程组是否正确的方法

3.4.4.1 绘制模型图

我们可以通过绘制与这些方程组相对应的模型图来检查我们的微分方程组是否正确。为此，我们注意到，模型中方程的数量应该等于仓室的数量，并且如果方程中的各项前面有负号或正号，则该项所反映的量会分别离开或进入这个仓室。例如，如果无法绘制对应于以下微分方程组的模型图，则意味着微分方程组书写错了。

$$\frac{dS(t)}{dt} = -\lambda(t)S(t) + rR(t)$$

$$\frac{dE(t)}{dt} = \lambda(t)S(t) - fE(t)$$

$$\frac{dI(t)}{dt} = fE(t) - rI(t)$$

$$\frac{dR(t)}{dt} = rI(t)$$

方程式 3.11

上述检查与 3.4.4.3 节中描述的检查密切相关。

3.4.4.2 检查人口规模

将模型中的微分方程全部加起来将有助于检查人口规模相关假设是否已正确纳入模型。例如，如果我们将描述某一封闭人群中可免疫传染病传播的模型微分方程组（方程式 3.6 和方程式 3.8 ~ 3.10）的项全部加起来，我们会得到以下结果：

$$\frac{dS(t)}{dt} + \frac{dE(t)}{dt} + \frac{dI(t)}{dt} + \frac{dR(t)}{dt} = -\lambda(t)S(t) + \lambda(t)S(t) - fE(t) +$$

$$fE(t) - rI(t) + rI(t) = 0$$

由于 $\frac{dS(t)}{dt} + \frac{dE(t)}{dt} + \frac{dI(t)}{dt} + \frac{dR(t)}{dt}$ 代表总人口规模的变化率，我们发现它等于零，这意味着模型中的人口随着时间的推移保持不变，这与我们的人口封闭假设一致。

3.4.4.3 检查箭头的数量和方向

如果给定仓室的微分方程已正确书写，则构成该仓室的微分方程的项数应等于模型图中进出该仓室的箭头数量。此外，箭头的方向决定了与该箭头对应的项前面是否有正号或负号：如果箭头离开该仓室，则该箭头对应的项前面有一个负号；否则，该项前面有一个正号。

3.4.4.4 示例：描述人类呼吸道合胞病毒传播动力学特征的模型

人类呼吸道合胞病毒（respiratory syncytial virus，RSV）是呼吸道感染幼儿住院的主要原因[1]。RSV 毒株分为 A 型和 B 型两大类。RSV 被认为主要是通过手接触鼻子或眼睛发生传播[1]。一旦被感染，个体可能会再次感染，因此年龄较大的儿童和成人也会有与 RSV 相关的发病或死亡情况，尽管这些年龄组的感染情况不如幼儿群体中的感染更为公众所熟知。

（续）

图 3.6 显示了 White 等 [2] 所使用的描述 RSV 传播动力学特征的模型结构。将人群分为易感人群［$S(t)$］、初次感染且具有传染性的人群［$I_s(t)$］、已从感染状态中康复的人群［$R(t)$］和再次感染且具有传染性的人群［$I_r(t)$］。康复者再次感染的率与易感者首次感染的率相差 k 倍。假定患病者（具有传染性）个体康复到对再感染产生部分免疫力的率（w_r）与他们是否经历过初次感染或再次感染无关。康复者和患病者（具有传染性）个体可以以相同（对所有个体来说）的率（w_s）再次变得完全易感者。

该模型的微分方程组如下：

$$\frac{\mathrm{d}S(t)}{\mathrm{d}t} = -\lambda(t)S(t) + w_s I_s(t) + w_s I_r(t) + w_s R(t)$$

$$\frac{\mathrm{d}I_s(t)}{\mathrm{d}t} = \lambda(t)S(t) - w_r I_s(t) - w_s I_s(t)$$

$$\frac{\mathrm{d}I_r(t)}{\mathrm{d}t} = k\lambda(t)R(t) - w_r I_r(t) - w_s I_r(t)$$

$$\frac{\mathrm{d}R(t)}{\mathrm{d}t} = -k\lambda(t)R(t) + w_r I_s(t) + w_r I_r(t) - w_s R(t)$$

易感人群仓室有三个进入它的箭头［从康复人群、患病人群（具有传染性，初次感染）和患病人群（具有传染性，再次感染）仓室］和一个离开它的箭头（反映易感个体成为新发感染者）。因此，易感人群数量变化率的微分方程由四项组成，其中三项前面有一个正号，一项前面有一个负号。

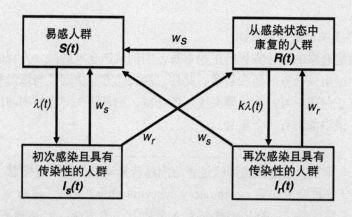

图 3.6 White 等 [2] 所使用的描述 RSV 传播动力学特征的模型结构。箭头旁边的字母代表个体从一个仓室转移到下一个仓室的率

（续）

类似的，患病人群（具有传染性，初次感染）仓室有两个箭头离开它，代表患病者正在康复并变得完全易感，或康复并获得部分免疫力（对于再次感染）。该仓室也有一个进入它的箭头，代表易感个体成为新发感染者。因此，$I_s(t)$ 的变化率方程有三项，其中两项前面有一个负号，第三项前面有一个正号。

3.5 我们如何使用微分方程组进行预测？

出于许多实际目的，我们可以通过使用差分方程组模型获得传染病传播动力学特征的合理描述，其中时间步长是足够小的（参见 3.2 节）。这些模型可以在电子表格中建立。然而，产生模型结果的电子表格可能会变得很大，并且为了产生详细的长时预测，例如，对在 100 年期间每天发生的感染数量的预测（参见模型 3.2，在线资源），电子表格会变得很烦琐。

在这个时候，使用编程语言（例如 C、C++、Visual Basic、Fortran 等）建立差分方程组或者在专业建模软件包中建立模型都是合理可行的。后者通常既能处理差分方程组也可以处理微分方程组。

当前有一些专业建模软件包，如 Berkeley Madonna、ModelMaker、Matlab、Mathematica、Maple 和 Stella，可以用来处理微分方程组。每个软件包使用各种不同的技术（例如 Euler、Runge-Kutta、Burirsch-Stoer 等方法），可以通过对每次时间步长中可能引入的误差进行了特殊调整，将微分方程组转换为差分方程组。Euler 方法等同于直接建立差分方程组。我们将在整本书中使用其中一个软件包——Berkeley Madonna 建模软件包——允许用户使用方程式建立模型或简单地通过绘制模型图来建立模型，关于该软件的概述介绍请参见在线资源。

需要注意的是，对于一些简单的模型，如下例所示，我们可以在给定输入参数的情况下，直接获得在给定仓室中的个体数量的显性表达式，而无需使用专业软件包来处理微分方程组等操作。

3.5.1 一个简单的微分方程组模型：指数型下降或增长

示例：计算人群规模的大小，假设死亡率恒定

假设我们有一个 1000 人口的人群，死亡率为 0.1%/年。在 1 年、2 年、3 年和 4 年后，1000 人的原始人群中还有多少人仍然存活？

为了回答这个问题，我们将建立一个具有以下结构的模型：

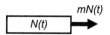

这里，$N(t)$ 是在时间 t 时的个体数量，m（= 0.001/年）是死亡率，因此 $mN(t)$ 是单位时间内死亡的个体数量。该模型的微分方程如下：

$$\frac{\mathrm{d}N(t)}{\mathrm{d}t} = -mN(t)$$ 方程式 3.12

该模型属于特殊类型模型，在传染病流行病学、生物学和物理学中经常使用，我们也将在本书中反复使用该模型，其假设某个量 Q 的大小以恒定的率 k 变化。量 Q 的大小变化率可以写成如下形式：

$$\frac{\mathrm{d}Q(t)}{\mathrm{d}t} = -kQ(t)$$ 方程式 3.13

例如，传染病模型通常做出一些较为简单的假设，比如新发感染的个体以恒定的率进展为具有传染性，或者具有传染性的个体以恒定的率终止具有感染性（参见 2.7.2 节）。

可以证明（见附录 A.1.2 节），量 Q 在给定时间 t 时的大小与数学常数 e（= 2.71828）和 k 相关，如下所示：

$$Q(t) = Q(0)e^{-kt}$$ 方程式 3.14

其中 $Q(0)$ 是量 Q 在开始时的大小。如果 k 为正，则称 Q 的大小会随时间呈指数型下降。

示例（续）

回到上面的例子并应用方程式 3.14，我们得到以下时间 t 时的人口规模的表达式：

$$N(t) = N(0)e^{-mt}$$ 方程式 3.15

其中 $N(0)$ 是开始时的人口规模。使用差分方程组获得的相应表达式在专栏 3.3 中有相关讨论。

将 $N(0) = 1000$ 和 $m = 0.001/$年代入方程式 3.15，我们得到以下第 1、2、3 和 4 年时人群中的个体数量（四舍五入到最接近的整数）：

年份	$N(t)$
0	1000
1	$1000 \times e^{-0.001} = 999$
2	$1000 \times e^{-0.001 \times 2} = 998$
3	$1000 \times e^{-0.001 \times 3} = 997$
4	$1000 \times e^{-0.001 \times 4} = 996$

专栏 3.3 离散时间下 $N(t) = N(0)\,e^{-mt}$ 的相应表达式的推导过程

使用差分方程表示法，在时间 t 时的人群规模大小 (N_t) 将写成如下：

$$N_{t+1} = N_t - m_r N_t \qquad \text{方程式 3.16}$$

其中，m_r 是时间 t 和 $t+1$ 之间的死亡风险比例。使用风险比例和率之间的关系（第 2.7.2 节），$m_r = 1 - e^{-m}$。

将 $t = 0$ 代入方程式 3.16，我们得到 N_1 和 N_0 之间的以下关系：

$$N_1 = N_0 - m_r N_0 = (1 - m_r)\,N_0 \qquad \text{方程式 3.17}$$

类似的，将 $t = 1$ 代入方程式 3.16，我们得到 N_2 和 N_1 之间的以下关系：

$$N_2 = N_1 - m_r N_1 = (1 - m_r)\,N_1 \qquad \text{方程式 3.18}$$

将 $N_1 = (1 - m_r)\,N_0$（方程式 3.17）代入方程式 3.18 后，我们得到 N_2 和 N_0 之间的以下关系：

$$N_2 = (1 - m_r)\,N_1 = (1 - m_r)\,(1 - m_r)\,N_0 = (1 - m_r)^2 N_0 \qquad \text{方程式 3.19}$$

扩展这个逻辑，我们得到 N_{t+1} 和 N_0 之间的以下关系：

$$N_{t+1} = (1 - m_r)^{t+1} N_0 \qquad \text{方程式 3.20}$$

专栏 3.4 风险比例（risks）和率（rates）之间的关系

正如专栏 3.3 中所讨论的，使用差分方程表示法，3.5.1 节中讨论的在时间 t 时的总人群规模（N_t）将写成如下形式：

$$N_{t+1} = N_t - m_r N_t \qquad \text{方程式 3.21}$$

其中 m_r 是在时间 t 和 $t+1$ 之间死亡的风险比例。在时间 $t = 1$ 时，人群中的个体数量由以下表达式给出：

$$N_1 = N_0 - m_r N_0 = (1 - m_r)\,N_0 \qquad \text{方程式 3.22}$$

然而，根据方程式 3.15，它也由以下方程给出：

$$N(1) = N(0)\,e^{-m} \qquad \text{方程式 3.23}$$

将方程式 3.22 等同于方程式 3.23，并利用 N_0 必须等于 $N(0)$（或在我们的示例中为 1000）这一事实，我们得到结果：

$$1 - m_r = e^{-m} \qquad \text{方程式 3.24}$$

或者，等价的：

$$m_r = 1 - e^{-m} \qquad \text{方程式 3.25}$$

或者，风险比例 $= 1 - e^{-\text{率}}$。

如专栏 3.4 所述，我们可以使用方程式 3.15 来导出风险比例和率之间的关系，即风险比例 $= 1 - e^{-\text{率}}$（专栏 2.2）。我们还可以使用方程式 3.15 来证明我们在本书经常使用的一个结果，即发生该事件所需的平均时间由 $= 1/$（该事件发生

的平均率）（参见附录部分 A.1.3）。

例如，最简单的模型假设群体中的个体以恒定的率发生死亡。根据这种假设，平均预期寿命和死亡率（2.7.2 节）之间的关系如下：

$$平均预期寿命 = 1/ 死亡率$$ 方程式 3.26

图 3.7a 展示了在前面讨论的模型迭代开始 100 年后人群中存活者数量的预测情况，其中死亡率的范围为（0.001 ~ 0.05）/ 年，根据方程式 3.26，这相当于平均预期寿命的值的范围为 20（= 1/0.05）岁到 1000（= 1/0.001）岁。

值得注意的是，如果在该给定人群中出生数量以及所有个体的死亡率不随时间发生变化，那么该人群的年龄分布将与图 3.7a 中所示的年龄分布类似。这类年龄分布被称为指数型年龄分布，它类似于某些发展中国家的年龄分布模式（图 3.7b）。我们将讨论使用该类年龄分布的模型，本书后续章节将会讨论使用其他类型分布的模型。

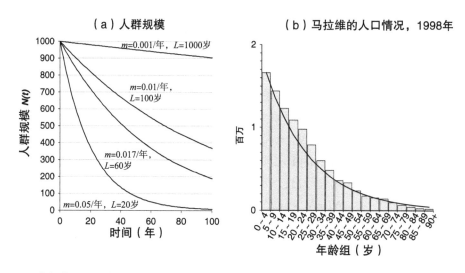

图 3.7 （a）使用不同年死亡率 m 的假设对人群规模 $N(t)$ 的预测情况。使用关系式（平均预期寿命 = 1/ 死亡率）（参见 2.7.2 节）来计算与年死亡率（m）相对应的每个人均期望寿命（L）。（b）马拉维的人口情况（数据来源：马拉维国家统计局和 http://www.ons.gov.uk）

3.6 结语

本章中讨论的方程被正式定义为"常微分方程"，因为它们描述了如易感者数量只随一个变量（即时间）而变化的情况。在许多关于人类传染病在人群中传播的模型中，我们对易感者、患病者等人群的数量随年龄的增长而变化的情况也颇感兴趣。

专栏 3.5 简要介绍了这样做的方法以及偏微分方程；我们将在第 5 章更详细地讨论将年龄结构纳入模型的方法。

专栏 3.5　年龄结构模型和偏微分方程

如果我们需要跟踪模型迭代过程中的个体年龄情况，我们可能会使用所谓的"偏微分方程"来描述这类传播动力学特征。我们关于可免疫传染病传播模型的方程应改写为如下形式：

$$\frac{\partial S(a,t)}{\partial a} + \frac{\partial S(a,t)}{\partial t} = -\lambda(t)S(a,t)$$

$$\frac{\partial E(a,t)}{\partial a} + \frac{\partial E(a,t)}{\partial t} = \lambda(t)S(a,t) - fE(a,t)$$

$$\frac{\partial I(a,t)}{\partial a} + \frac{\partial I(a,t)}{\partial t} = fE(a,t) - rI(a,t)$$

$$\frac{\partial R(a,t)}{\partial a} + \frac{\partial R(a,t)}{\partial t} = rI(a,t)$$

这些方程式左侧的表达式，例如 $\frac{\partial S(a,t)}{\partial a} + \frac{\partial S(a,t)}{\partial t}$，表示给定仓室中的个体数量随年龄和随时间而变化。然而，这些方程组比常微分方程组更难处理和使用，并且通常需要使用到编程语言或软件包。例如，Berkeley Madonna 等软件尚不能处理偏微分方程。一种克服这个问题的方法是改变模型，以使得人群根据出生年份而非年龄进行分层；然后可以使用常微分方程描述不同出生年份群组中的传播动力学特征[6]（参见第 5 章）。

3.7 小结

本章讨论了差分方程组的一些缺陷以及如何使用微分方程组描述传染病的传播动力学特征。这类方程（微分）假设个体连续地，而不是时间离散地，在不同仓室之间移动［例如，从易感者仓室到患病（传染）前期者仓室］。可以通过获得单位时间内从某个仓室移动到另一个仓室的个体数量来建立微分方程组的表达式。可以使用多种类型的软件包来使用微分方程组进行预测。这些软件包将微分方程组转换为差分方程组，并对由于使用差分方程组引入的误差进行调整。在许多情况下，通过这些软件包获得的预测将非常类似于使用具有较小时间步长的差分方程组获得的预测情况。对于最简单的模型，例如描述人群人口规模大小的模型，假设个体以恒定的率发生死亡，则不需要将微分方程组纳入到软件包中以进行预测，因为可以获得一个显式表达式，如关于在给定时间时的人群规模大小的表达式。

在下一章中，将更详细地研究描述传播动力学特征的微分方程组，以获得对传染病动力学以及影响传染病发病率和流行进展的因素更深层次的理解。

3.8 习题

习题 3.1 下图显示了百日咳传播动力学模型的一般结构，这类似于 Van Boven 等建立的模型[3]，旨在区分缺乏免疫经验者（即，那些从未感染过的人）和那些通过疫苗接种或发生感染激活免疫系统的人。每个箭头旁边的字母代表了个体从一个仓室移动到下一个仓室的率。

a）写下这个模型的微分方程组。

b）为什么作者可以针对该模型选择使用此类模型结构，而不是 SIRS 模型结构？

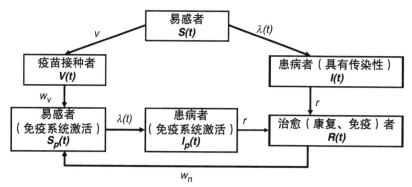

习题 3.2

（a）画出下列微分方程组对应的模型图：

$$\frac{\mathrm{d}S(t)}{\mathrm{d}t} = -\lambda(t)S(t) - mS(t) + b(1-v)N(t)$$

$$\frac{\mathrm{d}E(t)}{\mathrm{d}t} = \lambda(t)S(t) - fE(t) - mE(t)$$

$$\frac{\mathrm{d}I(t)}{\mathrm{d}t} = fE(t) - rI(t) - mI(t)$$

$$\frac{\mathrm{d}R(t)}{\mathrm{d}t} = rI(t) + bvN(t) - mR(t)$$

$$N(t) = S(t) + E(t) + I(t) + R(t)$$

（b）该模型中 $\lambda(t)$、f 和 r 的定义在专栏 3.2 中提供，b 是人均出生率，v 是新生儿中接种疫苗的比例。你会如何解释：

（i）参数 m?

（ii）$N(t)$?

（c）关于由自然感染和疫苗接种产生的保护作用，这个模型做了什么假设？

习题 3.3 如下展示了一个模型图，该模型从出生开始跟踪个体进展情况，假设他们在寿命中的每一年都具有相同的感染力（风险）。$s(t)$ 和 $z(t)$ 表示到时间 t 之时人群中易感者或已经（曾经，既往）被感染者的比例（我们将在第 5 章详细讨论这个模型）。

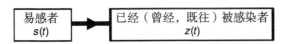

（a）写下这个模型的微分方程组。

（b）使用 3.5.1 节中的方程式，并为简单起见假设个体在出生时就易感，写下年龄 a 群体中以下类型个体的比例：

　　i）依然为易感状态；

　　ii）已经（曾经）被感染过。

（c）在感染力（风险）为以下情形时，计算人群在 5 岁、10 岁、20 岁和 60 岁时已经（曾经/既往）被感染的比例：

　　i）1%/年（类似于非洲部分地区的结核分枝杆菌[4-5]）；

　　ii）10%/年（类似于风疹的低流行情形——见第 5 章）；

　　iii）20%/年（类似于风疹的高流行情形——见第 5 章）。

假设一旦感染，个体终生免疫，您对低流行和高流行环境中成人群体的风疹感染疾病负担有何结论？

参考文献

1　Hall CB. Respiratory syncytial virus and parainfluenza virus. *N Engl J Med* 2001; 344(25):1917–1928.

2　White LJ, Mandl JN, Gomes MG *et al.* Understanding the transmission dynamics of respiratory syncytial virus using multiple time series and nested models. *Math Biosci* 2007; 209(1):222–239.

3　van Boven M, de Melker HE, Schellekens JF, Kretzschmar M. A model-based evaluation of the 1996–7 pertussis epidemic in The Netherlands. *Epidemiol Infect* 2001; 127(1):73–85.

4　Bleiker MA, Styblo K. The annual tuberculous infection rate and its trend in developing countries. *Bull Int Union Tuberc* 1978; 53:295–299.

5　Fine PE, Bruce J, Ponnighaus JM, Nkhosa P, Harawa A, Vynnycky E. Tuberculin sensitivity: conversions and reversions in a rural African population. *Int J Tuberc Lung Dis* 1999; 3(11):962–975.

6　Schenzle D. An age-structured model of pre- and post-vaccination measles transmission. *IMA J Math Appl Med Biol* 1984; 1(2):169–191.

第四章

模型告诉我们传染病的哪些动力学特征？

4.1 概述和目标

在本章中，我们将重点放在急性传染病上，并讨论模型（例如前两章中建立的模型）提供的见解，以了解在没有干预措施的情况下可免疫和不可免疫传染病的短期（短时尺度下）和长期（长时尺度下）动力学特征。

在本章结束时，您应该：

◆ 了解什么因素决定传染病（感染）的发生率（发病率）是否增加；

◆ 了解什么因素影响流行曲线的形状；

◆ 能够从一次流行（或暴发）的增长率或最终流行（或暴发）规模计算出一次感染（传染病流行）的基本再生数；

◆ 了解如何通过将传播模型拟合到数据来估计 R_0 和其他参数；

◆ 了解导致可免疫传染病发病趋势发生周期性变化的机制，了解影响这类周期性变化的因素；

◆ 能够计算一次可免疫传染病流行的流行间隔期；

◆ 了解急性不可免疫传染病相关的长期发病模式与可免疫传染病相关的长期发病模式有何不同。

4.2 传染病的短时（短时尺度下）动力学特征

4.2.1 关于传染病流行的理论

图 4.1 展示了三种急性传染病被引入完全易感人群后的流行曲线。这些曲线的一般形状与使用描述可免疫传染病传播的模型（我们在前两章中讨论的）预测的流行曲线之间的相似性，引发了对这些模型特征的广泛研究 [1-3]。

这些工作又反过来能够使我们深入了解影响流行病规模、增长率和持续时间等的因素。时至今日这些见解对于解释新发传染病或复发传染病（例如 SARS 或大流行性流感）和一直存在的传染病（例如麻疹和风疹）的暴发相关数据仍然有用。通过我们建立开发的模型，本节介绍了一些相关理论及其应用。本章中的大部分讨论都集中在急性传染病上，其中连续病例之间的时间间隔（序列间隔）以

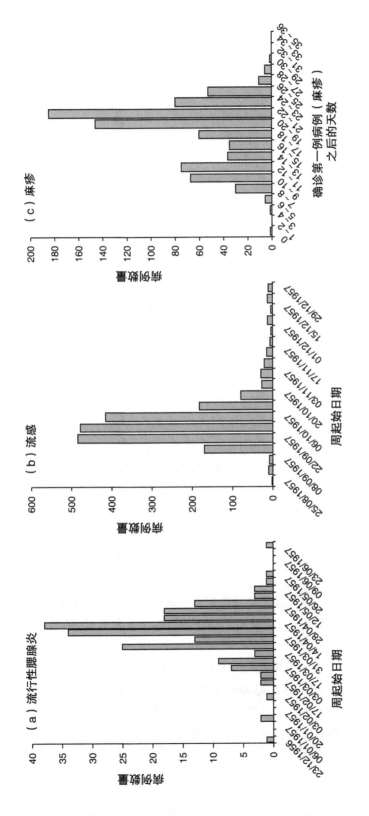

图 4.1 三种传染病被引入完全易感人群后的流行曲线。（a）1957 年圣劳伦斯（阿拉斯加附近）爱斯基摩人人群中的的流行性腮腺炎流行曲线[4-5]；（b）1957 年在威尔士本土实际防控情况下人群中（亚洲）流感流行曲线[6]；（c）1951 年格陵兰南部地区的麻疹流行曲线[7]

几天、几周或几个月为单位。我们将在第 8 章和第 9 章讨论具有较长序列间隔的传染病感染。

4.2.2 影响发病（率）趋势的因素

4.2.2.1 基本再生数

在第 1 章中，我们介绍了基本再生数 R_0 的概念，定义为一名患病者（具有传染性）进入完全易感者人群后产生的下一代患病者的平均数量（1.3 节）。在传染病建模中，条件 $R_0 > 1$ 被认为是一个重要的"阈值"条件，一旦将感染引入完全易感人群，患病者（具有传染性）人数增加必须满足该条件。

对于第 2 章和第 3 章中讨论的简单可免疫传染病传播模型，R_0 由以下表达式给出：

$$R_0 = \beta ND \qquad\qquad 方程式\ 4.1$$

其中 β 是单位时间内两个特定个体有效接触的率，D 是传染性持续时间，N 是人口规模（2.7.1 节）。该方程式等效于以下方程式，假设个体从患病状态（具有传染性）中恢复的率（r）和传染性的平均持续时间通过方程式 $D = 1/r$ 相关联（参见 2.7.2 节）。

$$R_0 = \beta N/r \qquad\qquad 方程式\ 4.2$$

通过考虑 R_0 语义上的定义，可以启发式地推导出 R_0 的表达式。例如，βN 是给定患病者（具有传染性）在单位时间内有效接触的人数，因此 βND 是给定患病者（具有传染性）在整个传染期内有效接触的人数（另见 2.7.1 节）。

R_0 的方程式 4.1 也可以使用基本逻辑通过使用 SIR 或 SEIR 模型的差分或微分方程组来推导，推导过程可以表明，为了使得一名患病者（具有传染性）进入完全易感人群后患病者（具有传染性）的数量增加，βND 的数值必须大于 1。我们复现了下面的逻辑（可能会有读者觉得过于简单，特致以歉意！），因为类似的逻辑经常被用于获得其他更复杂传染病的 R_0 表达式（第 8 章）。

关于"为了使得一名可免疫传染病患病者（具有传染性）进入完全易感人群后患病者（具有传染性）的数量增加，βND 的数值必须大于 1"的推导过程

为简单起见，我们将使用易感者 - 患病者（有传染性）- 治愈（康复）者（SIR）模型的方程组，即个体在感染后立即具有传染性，之后进展为终生免疫（图 4.2）。附录 A.2.2 节提供了使用 SEIR 模型获得的证明。这里不考虑人口出生和人口死亡的影响，但将会在本章后续内容中进行讨论。

（续）

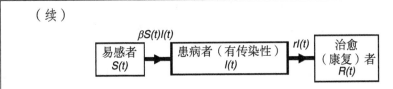

图 4.2　一个易感者 - 患病者（有传染性）- 治愈（康复）者（SIR）模型的一般结构。箭头上的字母（组合）表示单位时间内从一个类别（仓室）转换到另一个类别（仓室）的人数

为了使得在给定时间点患病者（具有传染性）人数增加，单位时间内进展为患病者（具有传染性）的个体数量 $[\beta S(t)I(t)]$ 必须超过单位时间内患病者进展为不再具有传染性的个体数量 $[rI(t)]$：

$$\beta S(t)I(t) > rI(t) \qquad\qquad 方程式\ 4.3$$

如果将一名患病者引入完全易感人群，则在开始时易感者人数正好等于人口规模 $[即\ S(t) = N]$。将 $S(t) = N$ 代入方程式 4.3，意味着在一名患病者进入人群后，患病者数量增加必须满足以下条件：

$$\beta NI(t) > rI(t) \qquad\qquad 方程式\ 4.4$$

同时消去该方程式两边的在时间 t 时的患病者人数 $[I(t)]$，然后将该表达式的两边除以个体治愈（康复）率（r），则得到以下方程式必须成立：

$$\beta N/r > 1 \qquad\qquad 方程式\ 4.5$$

将 $D = 1/r$ 代入方程式 4.5，可以看到，为了使得一名可免疫传染病患病者（具有传染性）进入完全易感人群后患病者（具有传染性）的数量增加，βND 的数值必须大于 1。

该阈值条件的推导过程没有考虑到患病（传染）前期个体或患病者（具有传染性）个体可能在患病（传染）前期或患病（传染）期间可能发生死亡的事实。Anderson 和 May[1]（第 1 ~ 4 章）给出了考虑到这一点的表达式的具体内容。对于最常见的可免疫传染病，患病（传染）前期和传染（患病）期通常为几天（见表 1.2），而预期寿命（至少在工业化国家人群中）约为 70 年。结果，由于死亡率远小于患病者的治愈（康复）率，因此这些对上述 R_0 表达式的调整的影响非常小，可以忽略不计。

4.2.2.2　流行病、群体免疫阈值与净再生数

在第 1 章中，我们讨论了人群中易感人群的比例（s）、R_0 和净再生数（R_n）之间的关系，该净再生数定义为在某一特定人群中单个患病者产生（导致）的继发感染（患病）者人数的平均数量：

$$R_n = R_0 s \qquad\qquad 方程式\ 4.6$$

一般来说，以下情况适用于序列间隔较短的传染病（见第 1 章）：

◆ 如果单个患病者导致一个以上的继发患病者（即 $R_n > 1$），则患病者（具有传染性）的发病率（数量）增加；

◆ 如果单个患病者导致的继发患病者少于 1 个（即 $R_n < 1$），则患病者（具有传染性）的发病率（数量）降低；

◆ 如果单个患病者导致的继发患病者刚好为 1 个（即 $R_n = 1$），患病者（具有传染性）的发病率（数量）保持不变。

方程式 4.6 的含义是，如果人群中易感者的比例超过所谓的"流行阈值"$1/R_0$，则 R_n 大于 1，发病率增加（另见 1.3 节）；如果小于 $1/R_0$，则 R_n 小于 1，发病率降低；如果它等于 $1/R_0$，则 R_n 等于 1，发病率保持不变。为保持完整性，附录 A.2.1 使用微分方程方法对结果进行了完整推导，即当患病者（具有传染性）人数达到峰值时，人群中易感人群的比例等于 $1/R_0$。

使用前两章讨论的 SEIR 模型进行预测，麻疹和流感的发病率趋势、R_n 和人群中易感者比例之间的关系如图 4.3 所示。为简单起见，该图和后续图展示的是每日新发患病者（具有传染性）人数 /100,000 人口，而不是发病率［定义为处于暴露危险人群中单位时间内的新发患病者（具有传染性）人数，参见词汇表］，因为其与常规通报（报告）中可能报告的统计数据具有可比性，且其趋势也与发病率的趋势相似。

例如，流感和麻疹的 R_0 值分别约为 2 和 13（见表 1.2）。因此，感染流感或麻疹病毒的患病者（有传染性的）的数量持续增加，直到易感人群数量减少到一定程度，亦即人群中流感或麻疹易感人群的比例降至 0.5 和 0.08（= $1/R_0$），此时 $R_n = 1$。如果人群中流感或麻疹易感人群的比例分别保持在 0.5 和 0.08（= $1/R_0$）以下，则传播最终会停止。

正如第 1 章所讨论的，流行阈值（$1/R_0$）与群体免疫阈值有关，群体免疫阈值被定义为为使传染病发病率保持稳定水平或净再生数等于 1 而要求的人群中免疫人群所占的比例，如下：

$$群体免疫阈值 = 1-1/R_0 \qquad\qquad 方程式 4.7$$

根据这个方程式，麻疹的群体免疫阈值约为 0.92（即 1-1/13），流感的群体免疫阈值约为 0.5（= 1-1/2）。当人群中具有免疫力的人口比例高于或低于这些值时，发病率以及单位时间内新发患病者人数分别相应减少和增加（图 4.4）。例如，如果免疫人口的比例超过 0.5，则预测流感的每天新发患病人数 /100,000 人口会减少。需要注意的是，由于发生感染和具备传染性（患病状态）之间存在时间差，因此每日新发患病人数峰值出现的时间节点并非恰好与免疫人口比例等于群体免疫阈值的时间节点相一致。

一般来说，疫苗接种计划旨在实现高于群体免疫阈值的疫苗接种覆盖率，因为如果人群中免疫人口的比例高于该值，则不太可能发生大规模暴发。如图4.5所示，我们的模型预测，如果我们将一名麻疹患病者（具有传染性）引入人群，如果基本再生数为13，并且一开始免疫的个体比例超过0.92（=1–1/13），流行将不会发生。对于流感，如果该比例超过0.5（= 1–1/2），则预计不会发生流行。需要注意的是，这些预测是基于个体间随机混合接触的简化假设；我们将在第7章讨论这个假设的替代方案。我们将在第6章重新讨论这些问题，主要讨论随机性对确定流行暴发是否会发生的影响。

我们将讨论流行曲线的其他特征，例如流行结束时人群中免疫的人口比例，以及本章后续的理论扩展部分将探讨可免疫传染病的发病率（情况）长时模式。

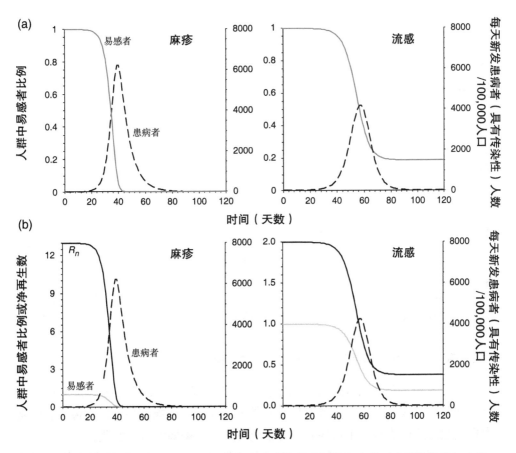

图4.3 使用 SEIR 模型进行预测得到的麻疹或流感的每天新发患者（有传染性）人数 /100,000 人口与人群中易感者比例（a）和净再生数之间（b）的关系。麻疹的假定参数值为：$R_0 = 13$，患病（传染）前期和患病（传染）期平均时长分别为8天和7天。流感的参数值是：$R_0 = 2$，患病（传染）前期 = 患病（传染）期 = 2天。一开始，一名患病者（具有传染性）被引入由 100,000 名易感个体组成的人群中（参见模型4.1，在线资源）

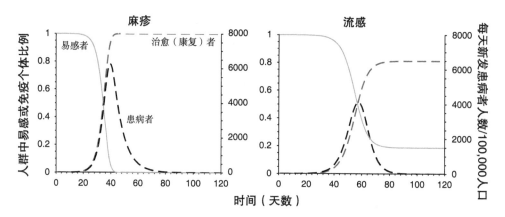

图 4.4　人群中麻疹和流感易感或免疫个体比例与每天新发患病者人数 /100,000 人口的比较。有关参数值的详细信息，请参见图 4.3 和模型 4.1（在线资源）

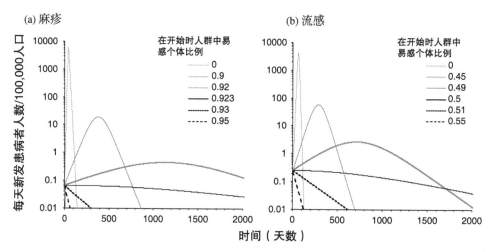

图 4.5　在将一名患病者（有传染性的）引入人群中，其中不同比例的个体在开始时即具有免疫力（例如因为接种疫苗），麻疹（a）和流感（b）的流行曲线预测。将 y 轴转换为对数形式（log10）以展示更多细节。有关参数值的详细信息，请参见图 4.3 和模型 4.1（在线资源）

4.2.3　我们可以从传染病流行的早期阶段中了解到什么？

　　关于流行的简单理论 [1] 的见解之一是，使用在新发或重新出现传染病的流行早期阶段患病者个体数量或发病率的数据，我们应该能够估计该类传染病的基本再生数。这可能有助于指导公共卫生应对新发传染病的防控实践。

　　这就是 2003 年 2 月出现 SARS 病毒的消息时的情况。2003 年 6 月发表的关于香港和新加坡 [8-9] 在流行初期每天报告病例数的两项研究为安抚舆情提供了一些科学论证。这些研究表明，与麻疹或腮腺炎等其他传染病（感染）相比，SARS 的基本再生数较低，即 < 3，这表明 SARS 病毒的传播性不强。结合考虑

SARS 感染的其他流行病学特征，例如病例的传染性高峰值发生在临床症状出现后，表明 SARS 可能是可控的 [10]。

使用流行早期阶段的数据计算 R_0 有多个相关方程式（表 4.1）。它们中的每一个方程式通常都需要估计被称为"流行增长率"的这一数值，有时用希腊大写字母 Λ 表示。在讨论这些方程并说明如何将它们应用于估计 R_0 之前，我们首先考虑这个"流行增长率"是什么。

4.2.3.1 传染病的"流行增长率"是什么并且我们如何计算它？

理论上，在传染病流行的早期阶段，患病者（具有传染性）个体的数量以大致恒定的率增加（见附录 A.2.4 节）。这个速率被称为传染病的"流行增长率"。我们可以通过图形获得这个增长率，如下所示。

正如我们在 3.5.1 节中看到的，当某事物以恒定速率变化时，我们可以用它的变化速率和数学常数"e"写出该量在给定时间 t 时数量的表达式。应用这个结果，我们得到了在传染病流行早期阶段在 t 时的患病者（具有感染性）个体数量 [$I(t)$] 的以下表达式：

$$I(t) \approx I(0)e^{\Lambda t}$$ 方程式 4.8

其中 $I(0)$ 是开始时的患病者（具有传染性）个体数量。

如果我们取方程式 4.8 两边的自然对数（参见基础数学知识部分 B.4 关于对数的内容），我们得到以下患病者个体数量和 Λ 相关联的表达式：

$$\ln(I(t)) = \ln(I(0)) + \Lambda t$$ 方程式 4.9

该方程等同于斜率为 Λ 的直线方程（参见基础数学知识部分 B.2），这表明如果我们绘制患病者个体数量的自然对数与时间的图像，我们应该得到一条直线，并且该直线的斜率是 Λ。这在图 4.6 中使用麻疹和流感的模型预测进行了说明。该图还表明，新发患病个体的数量、累积数量和每日数量的增长率非常相似，因为这些统计数据的自然对数在以时间为自变量作图时会得到一条相似的直线。

这些观察结果表明，我们可以使用观察到的经验数据来估计一场传染病流行中的实际增长率，只需绘制观察到的患病者（有传染性的）个体数量的自然对数图形并计算所得直线的斜率。如果（在大多数情况下）没有关于患病者人数的数据，我们可以使用累计病例数的数据，因为其与流行早期患病者人数的增长速度相似（见图 4.6）。

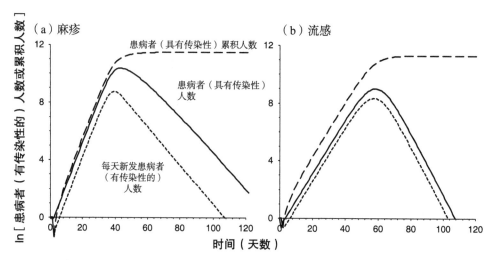

图 4.6 在将一名患病者引入包括 100,000 人的完全易感人群后，预测麻疹（a）和流感（b）患病者的数量、每天（新增）数量和累积数量的自然对数。有关参数值的详细信息，请参见图 4.3 和模型 4.1（在线资源）

4.2.3.1.1 示例：对香港 SARS 流行增长率的估计

图 4.7 总结绘制了 2003 年 3 月 17 日至 3 月 28 日期间香港每天报告的 SARS 病例累计数，Lipsitch 等 [8] 在分析中使用了这些数据，以此估计基本再生数。在此期间，香港没有采取相关管控措施。

如图 4.7 所示，通过累计病例数自然对数点的直线大约每 8 天增加 1 个单位，即每天增加约 1/8，给出 Λ 的值为 0.12/ 天。这条线可以粗略地通过观察连接数据点绘制，或者更正式地通过使用线性回归来绘制。

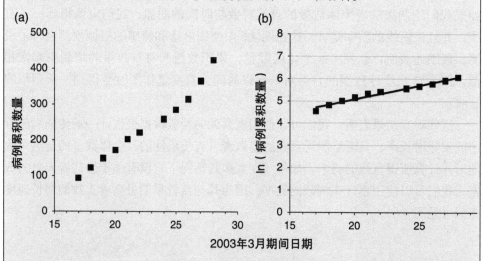

图 4.7 2003 年 3 月 17 日至 3 月 28 日期间在香港报告的疑似和可能的 SARS 病例的累积数量图（a）和累积数量的自然对数图（b）

4.2.3.2 关于基本再生数的方程

表 4.1 中将基本再生数与流行增长率相关联的各个方程式基于对患病（传染）前期和患病（传染）期或序列间隔的平均持续时间和分布的不同假设（表 4.1）。

例如，对于与患病（传染）期相比，患病（传染）前期非常短的传染病（例如 HIV），基本再生数的方程式为：

$$R_0 = 1 + \Lambda D \qquad\qquad \text{方程式 4.10}$$

其中 D 是患病（传染）期的平均时长。该方程的推导在附录 A.2.5 节中讨论。

如果相对而言，患病（传染）前期和患病（传染）期都不短［因此 SEIR 模型最能描述该相关自然史（进展史）］，则 R_0 的方程式如下：

$$R_0 = (1 + \Lambda D)(1 + \Lambda D') \qquad\qquad \text{方程式 4.11}$$

其中 D' 是患病（传染）前期的平均持续时长。

需要注意的是，如果部分个体在流行开始时具有免疫力，例如通过接种疫苗或既往感染，这些方程式得到的是对流行开始时的净再生数的估计。

4.2.3.2.1 实践应用：估计香港 SARS 流行的 R_0

在 SARS 流行的早期阶段，对患病（传染）期和患病（传染）前期的平均时长了解相对较少，这使得表 4.1 中的几个方程难以适用。然而，Lipsitch 等[8] 使用方程式 4.16 进行估计，它只需要输入以下参数：

1）序列间隔（T_s）。这是直接根据新加坡前 205 例可能病例的数据估计的，这表明平均序列间隔约为 8 天。

2）患病（传染）期与序列间隔的比值（用 f_r 表示）。这是未知的；然而，为了应对这种不确定性，Lipsitch 等人使用 0 到 1 之间的 f_r 全范围值。

将我们对增长率的估计值和 8 天序列间隔代入方程式 4.16，并假设 f_r 等于 0.3，给出 R_0 的点估计值约为 2.5：

$$
\begin{aligned}
R_0 &= 1 + \Lambda T_s + f_r (1 - f_r)(T_s \Lambda)^2 \\
&= 1 + 0.12 \times 8.4 + 0.3 \times (1 - 0.3) \times (8.4 \times 0.12)^2 \\
&= 2.5
\end{aligned}
$$

Lipsitch 等[8] 还探讨了该估计值对序列间隔假设的敏感性，例如假设序列间隔高达 12 天，并且在探索 f_r 不同值的影响之后，得出结论 R_0 可能在 2.2 ~ 3.6。

下一个示例说明了这些方程式在估计净再生数方面的应用。

表 4.1 将基本再生数与 Λ（"流行增长率"）相关联的方程汇总。D' 和 D 分别是患病（传染）前期和患病（传染）期的平均时长，T_s 是序列间隔。表中方程在参考文献[1,3,8,20,22] 中有详细讨论；前四个方程可以从方程式 4.17 推导出来。有关方程式 4.12 的推导，请参见 A.2.5 节

关于 R_0 的方程式		相关假设和具体细节
$1+\Lambda D$	4.12	该方程式假定与患病（传染）期相比，患病（传染）前期非常短，或者个体在感染后立即具有传染性，比较典型的有 HIV 感染。假设患病（传染）期服从指数分布。有关推导，请参见附录 A.2.5 节
$(1+\Lambda D)(1+\Lambda D')$	4.13	患病（传染）前期和患病（传染）期都服从指数分布
$1+\Lambda T_s$	4.14	当患病（传染）前期和（或）患病（传染）期未知，但假定遵循指数分布时，通常使用此表达式。可以证明，如果患病（传染）前期和患病（传染）期服从指数分布，则序列间隔等于 $D+D'$
$1+\dfrac{\ln 2}{T_d}D$	4.15	该方程式可以从方程式 4.12 推导出来，通过利用这样一个事实，即患病者（感染）人数相对于其他时间点人数倍增所需的时间 (T_d)，通过方程式 $\Lambda=\dfrac{\ln 2}{T_d}$，与增长率相关联（见专栏 4.1）。方程式 4.15 在 HIV 相关文献中最常见于以下形式：$T_d=\dfrac{D\ln 2}{R_0-1}$（另见第 8 章）
$1+\Lambda T_s+f_r(1-f_r)(T_s\Lambda)^2$	4.16	该方程式是方程式 4.14 的更详细版本，通常在对患病（传染）前期和（或）患病（传染）期了解甚少但假设服从指数分布时使用。f_r 是患病（传染）期与序列间隔的比值[8]。需要注意的是，当 $f_r=0$ 和 $f_r=1$ 时获得的 R_0 值是相同的；当 $f_r=0.5$ 时，获得 R_0 的最大值
$\Lambda D\left(\dfrac{\Lambda D'}{m}+1\right)^m/\left(1-\left(\dfrac{\Lambda D}{n}+1\right)^{-n}\right)$	4.17	上述方程式可以从这个方程式推导出来。在这个方程式中，假设患病（传染）前期和患病（传染）期遵循 Gamma 分布，其形状如图 4.8 所示，分别展示 D' 和 D 平均值下的情况。m 和 n 分别代表了患病（传染）前期和患病（传染）期的分布密度。m（或 n）=1 的值对应于分布是指数分布的假设。为了解更多详情，可参见 Wearing 等的文献[20] 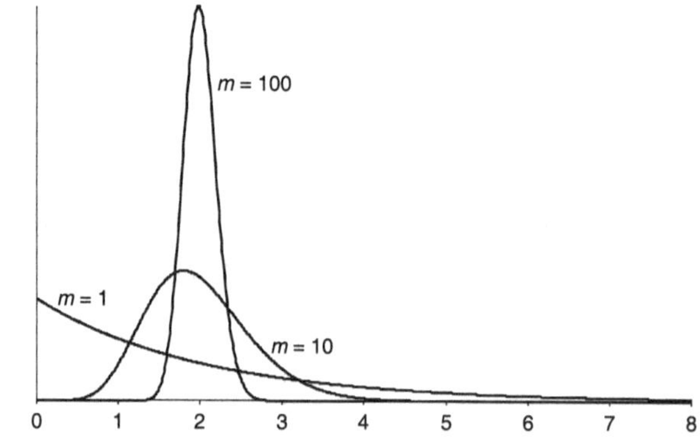

图 4.8 Gamma 分布图形示例，平均值为 2

专栏 4.1 流行增长率与倍增时间的关系

方程式 4.9 可用于获得流行增长率与倍增时间之间的关系，倍增时间定义为人口中病例数相对于某一时间点病例数倍增所需要的时间。

例如，假设在时间 $t = 0$ 只有一个患病者（具有传染性）[即 $I(0) = 1$]，在时间 $t = T_d$ 有两个患病者（具有传染性），即 $I(T_d) = 2$。将 $I(0) = 1$ 和 $I(T_d) = 2$ 代入方程式 4.9，我们得到以下结果：

$$\ln(2) = \ln(1) + \Lambda T_d \qquad \text{方程式 4.18}$$

注意到 $\ln(1) = 0$（参见基础数学部分 B.4），我们在重新排列方程式 4.18 后得到以下关于增长率的结果：

$$\Lambda = \ln(2) / T_d \qquad \text{方程式 4.19}$$

4.2.3.2.2 示例：计算一场流感大流行的净再生数和基本再生数

21 世纪初期禽流感病毒在禽类中的出现以及流感大流行的威胁，推动许多学者开展相关研究，估计导致既往流感大流行的毒株的基本再生数 [12-15]。

图 4.9a 总结绘制了 1918 年（西班牙）流感大流行期间 Cumberland 社区（有 5,234 人的一个社区，美国马里兰州）每周报告的每 100,000 人中流感病例的数量和累积数量。其中，通过入户调查积极核实病例 [16]。

至于香港的 SARS 数据，未能获得患病者（具有传染性）人数的数据，我们可以用累积病例数来计算疫情流行的增长率。图 4.9b 中连接各点的直线表示每周约增加 1.00 个单位，这意味着 Λ 约为每天 1/7。

鉴于 1918 年 4 月至 5 月期间有"前驱式"流感潮的相关报道 [17]，部分人群可能对导致 1918 年秋季大流行的病毒株已经产生免疫力。因此，将表 4.1 中的方程式应用于我们估计的从 1918 年秋季开始的增长率，此时将估计得到的是净再生数而不是基本再生数。

假设流感的患病（传染）前期和患病（传染）期平均时长均为 2 天（见第 1 章）并使用方程式 4.13，将能得到 Cumberland 社区大流行开始时的净再生数：

$$
\begin{aligned}
R_n &= (1 + \Lambda D)(1 + \Lambda D') \\
&= [1 + (1/7) \times 2] \times [1 + (1/7) \times 2] = 1.6
\end{aligned}
\qquad \text{方程式 4.20}
$$

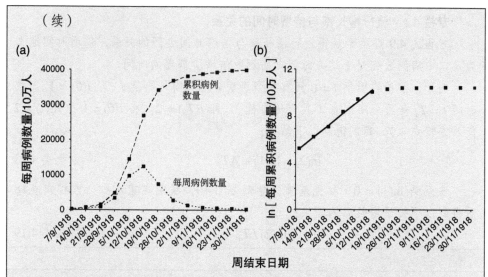

图 4.9 （a）1918 年（西班牙）流感大流行期间 Cumberland 社区（美国马里兰州）每周报告流感病例数量和累积数量；（b）Cumberland 社区累积病例数的自然对数，以及最佳拟合回归线

在 1918 年的"前驱式"流感潮之后人群中仍为易感者的个体比例尚不清楚，尽管有研究假设下限为 70%[13-14]。这与第一波香港流感大流行[18]后发现的血清转化水平和一个典型季节的流感发病率[19]较为一致。

进一步假设，由于 1918 年春天的"前驱式"流感潮，到 9 月，大约 70% 的人仍然针对流感大流行毒株易感，并使用关系式 $R_0 = R_n/s$，这是通过重新排列方程式 4.6 得到的，可以得到基本再生数等于 1.65/0.7 = 2.4。

4.2.3.3 增长率方程的实际应用

表 4.1 中的方程式有一些限制，即：

1）最简单的方程式假设患病（传染）前期和患病（传染）期遵循（不实际的）指数分布。这种假设可能会导致 R_0 被低估或高估[20]。考虑到 4.2.3.2.2 节中描述的示例，如果我们应用最详细的方程式 4.17 并假设患病（传染）前期和患病（传染）期服从实际（现实情况下的）分布（见图 4.8），我们将分别得到大约 1.5 和 2.2 的净再生数和基本再生数的估计值。

2）这些方程式仅适用于流行早期阶段的数据，因为它们依赖于易感人群并未被患病者（具有传染性）个体大量消耗的假设（见附录 A.2.4 节和 A.2.5 节）。

表 4.1 中方程式的一个关键优势是它们独立于病例人群中得到报告的比例，如果该比例不随着时间发生改变的话。例如，使用代表着病例人口中的 100% 或 10% 的样本数据所估计得到的增长率应该是相似的（参见图 4.10 和附录 A.2.6 节）。但是，如果病例人口总体中得到报告的病例比例随着时间的推移而增加

（例如，随着个人对感染或防控的意识越来越强），流行增长率以及再生数可能会被高估。

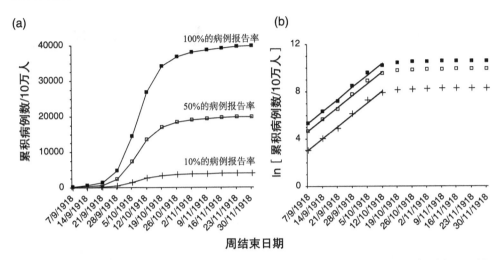

图 4.10 可见于 1918 年（西班牙）流感大流行期间 Cumberland 社区累积病例数（a）和累积病例数的自然对数（b）之间的比较，如果病例人口中分别有 10%、50% 和 100% 的病例得到报告。图（b）表明，无论报告的病例比例如何，连接病例累积数的自然对数点的最佳拟合直线的斜率是相同的。有关数学内容细节，请参见附录 A.2.6 节

假设病死率或发生感染人群中具有传染性的比例不随时间发生变化，也可以使用累积死亡人数或累积患病者（具有传染性）人数来计算增长率。然而，使用在流行期间的死亡率数据会比较复杂，因为实际发生死亡与死亡人数收录于官方统计数据之间会有所迟滞。

4.2.3.4 增长率方程其他相关问题——估计实时状态下的再生数

2003 年 SARS 病毒的出现和流感大流行的威胁推动研究者们越来越关注如何改进增长率方程，以及如何能够跟踪净再生数的变化，例如在流行期间每天的实时变化。Wallinga 和 Teunis 于 2004 年发表了获得这种实时估计净再生数的方法 [21]。这些方法使用受疫情（暴发）影响的病例间序列间隔的分布数据，从流行曲线中估计出可能的感染源和继发病例。

这种对净再生数的估计方法应该有助于深入了解干预措施是否对传播产生影响。例如，对中国香港、越南、新加坡和中国大陆 SARS 流行曲线的回顾性分析（图 4.11）表明，在引入防控措施之前，各个场景下的净再生数相似（约等于 3）。从 3 月中旬开始实施的防控措施［由图（e）和（f）中的垂直虚线表示］发挥了作用，因为净再生数下降并最终达到 < 1。在流行的早期阶段，每个场景中净再生数的增加可归因于"超级传播者"事件，即一个人导致 10 个或更多人员感染 [21]。

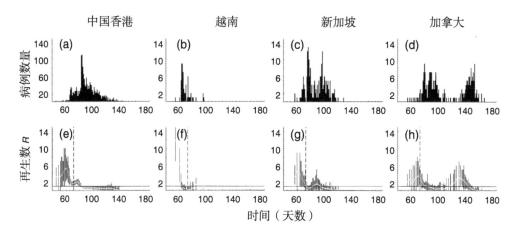

图 4.11 （a）中国香港、（b）越南、（c）新加坡和（d）加拿大的 SARS 流行曲线（按症状发作日期计算的病例数，即出现症状就算作病例）以及（e）中国香港、（f）越南、（g）新加坡和（h）加拿大的相应净再生数（R），2003 年。标记（白色空白）表示的是（净再生数）平均值；标记相对应的垂直线显示 95% 的置信区间。垂直虚线表示 2003 年 3 月 12 日发布的第一个全球 SARS 警报；水平实线表示阈值 R = 1，高于该阈值将发生流行，低于该阈值可控制流行。从 2003 年 1 月 1 日开始计算天数（Reproduced with permission from Wallinga and Teunis, 2004.）[21]

4.2.4 一场传染病流行的规模可能有多大?

一旦人群中出现新发或再次出现的传染病，预测可能的流行规模是很有用处的，例如用于规划稀缺性防控资源。根据一个假设随机混合的理论[3]，在一场可免疫传染病流行结束时人群中有既往感染经历的个体比例仅取决于基本再生数（见图 4.12 和表 4.2）。

一般来说，如图 4.13 所示，如果 $R_0 > 3$ 的传染病感染进入人群，该理论表明，一般而言，人群中的每个人最终都会被感染，而不管患病（传染）前期或患病（传染）期时长和流行曲线如何（图 4.13）。正如第 6 章所讨论的那样，因为随机性影响，也有可能最终会有不到 100% 的人被感染（有既往感染经历）。

原则上，最终流行规模也可用于回顾性估计传染病感染的基本再生数，即一旦流行发生，可使用表 4.2 中的方程式进行计算。假设对人群中感染（有既往感染经历）个体比例的估计是正确的，那么这种估计只有在基本再生数很小（例如 < 3）的情况下才是可靠的，因为所有基本再生数超过 3 的可免疫传染病的最终流行规模都较为类似。

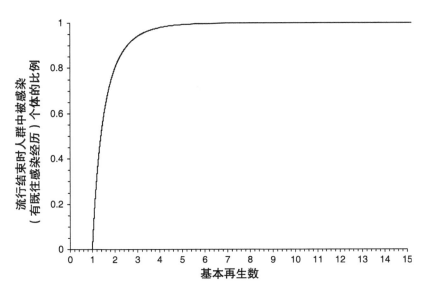

图 4.12 在将具有不同 R_0 值的传染病引入完全易感人群后，预测在流行结束时人群中被感染（有既往感染经历）个体的比例（方程式见表 4.2）

表 4.2 汇总：基于 SEIR 模型，假设个体随机混合，将基本再生数与在流行结束时人群中被感染（或仍然易感）个体的比例相关联的重要方程

方程式		定义和相关假设
$R_0 = -\dfrac{\ln(1 - Z_f)}{Z_f}$	4.21	Z_f 是流行结束时人群中被感染（有既往感染经历）个体的比例。假定所有个体在流行开始时都易感。有关详细信息，请参见 Diekmann 和 Heesterbeek[3]
$R_0 = \dfrac{\ln(S_f) - \ln(S_0)}{S_f - S_0}$	4.22	s_0 和 s_f 分别是在流行开始和结束时人群中易感者的比例。有关详细信息，请参见 Diekmann 和 Heesterbeek[3]。该方程式等价于方程式 4.23
$R_0 = \dfrac{N-1}{C} \sum_{j=S_f+1}^{S_0} 1/j$ $\approx \dfrac{N-1}{C} \ln\left\{ \dfrac{S_0 + \frac{1}{2}}{S_f - \frac{1}{2}} \right\}$	4.23	N 是人口规模，C 是疫情结束时的病例数（即已被感染的个人）。S_0 和 S_f 分别是流行开始和结束时易感者的数量。有关详细信息请参见 Becker[24]。R_0 估计值的标准误差如下：$$SE\ (R_0) = \dfrac{N-1}{C} \sqrt{\sum_{j=S_f+1}^{S_0} 1/j^2 + \dfrac{CR_0^2}{(N-1)^2}}$$

这些表达式的另一个缺点是它们假设个体随机混合，尽管通常发现它们（表达式）对关于接触的假设较为稳健[23]。此外，由于没有针对在流行期间可能采取的任何控制措施进行校正操作，因此得出的估计值可能会低估传染病的真实 R_0。

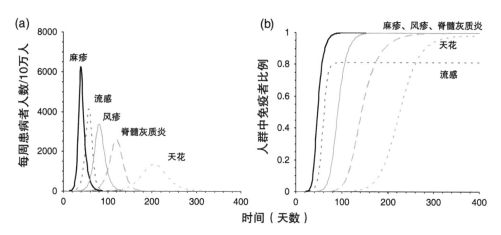

图 4.13 假设个体随机混合接触，在将一名患病者（具有传染性）引入完全易感人群后，麻疹、流感、风疹、脊髓灰质炎和天花的预测流行曲线之间的比较。参见模型 4.1，在线资源

4.2.4.1 示例：使用（最终）流行规模计算传染病的 R_0

考虑到 Cumberland 社区（一个由 5,234 人组成的社区，在 4.2.3.2.2 节中讨论过）的流感大流行，大约 70% 的个体可能在流行开始时为易感状态（即 $s_0 = 0.7$）。

整个疫情期间有 2,085 例病例，也就是说流行结束时易感个体的比例等于 $s_f = 0.7 - 2,085/5,234 = 0.7 - 0.398 = 0.302$（即流行开始时易感者比例与流行期间累计发病者比例之差）。这一情况假设只有出现临床症状的个体才能产生免疫力，这可能是不现实的。

应用表 4.2 中的方程式 4.22，我们看到：

$$R_0 = \frac{\ln(0.302) - \ln(0.7)}{0.302 - 0.7} = 2.1$$

应用表 4.2 中的方程式 4.23，使用值 $S_0 = 3,664$（$= 5,234 \times 0.7$）和 $S_f = 1,579$（$= 3,664 - 2,085$）得出相同的 R_0 估计值。

4.2.5 通过将模型与数据拟合来估计 R_0 或其他未知参数

R_0 和其他未知参数也可以通过将模型预测情况与观测数据进行拟合来估计。在这个过程中，正在被估计的参数会持续发生变化，直到获得模型预测和观测数据之间的最小距离，如拟合优度等统计量所代表的指标（图 4.14）。这种方法已被用于估计几种传染病的 R_0 和其他参数，包括流感大流行、埃博拉病毒和天花等[12,25-26]。

有大量关于将模型拟合到数据的方法的文献 [27-30]。这些内容超出了本书的范围，因此我们只着重讲解两种最广为人知的方法，并在专栏 4.2 中提供一些进一步的细节。

最广为人知的方法是"最小二乘法"，通过这种方法可以找到使得"模型预测与观测数据之间差异的平方和"达到最小值的参数值。

另一种广泛应用的方法是"最大似然"方法，其中最佳拟合参数值是那些使得观测到数据的所谓似然（或概率）表达式达到最大值的参数值。似然（或概率）表达式考虑了数据点本身的测量误差 [参见 Hillborn 和 Mangel[29]，模型 4.2（在线资源）和与第 5 章相关的在线文件]。根据统计学理论，当通过最大似然方法拟合到被认为是正态分布的数据时（可能是涉及许多个体的"计数"数据的情况），参数值与使用最小二乘法获得的参数值是相同的。

大多数数学模型构建软件都提供了一个"优化"相关程序，允许用户找到使得模型中指定的某些表达式达到最小值或最大值的参数值。例如，在撰写本书时，excel 具有"求解器"（solver），而 Berkeley Madonna 软件具有"优化"（optimize）功能程序。

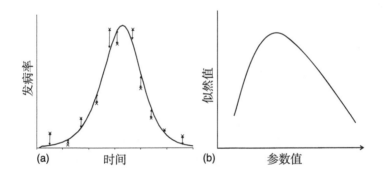

图 4.14　拟合过程的展示图。（a）当将描述传染病传播动力学特征的模型拟合到数据时，未知参数的大小会持续变化，直到观察到的数据与模型预测之间的距离达到最小。（b）一个关于似然值如何随着被估计参数的不同值变化而变化的例子。最佳拟合参数值是使得似然值达到最大值的参数值。需要注意的是，不止一种参数组合可能得到与数据的合理拟合；在这种情况下，接受生物学上合理并得到最佳总体似然值的参数值组合是合理的

专栏 4.2　拟合模型和敏感性分析

在通过最大似然方法拟合模型时经常使用的统计量是"对数似然偏差值"。对于给定的一组参数，偏差值计算为模型预测与"饱和"模型预测之间的偏差值，"饱和"模型被定义为最佳模型且其预测值通过数据集中的每个点。对数似然偏差值的正式定义是：

$$2 \times（饱和模型的对数似然值 - 观察到数据集的对数似然值）$$

（续）

寻找使得对数似然偏差值达到最小的参数值的方法与寻找使得观察到数据达到最大似然值的参数值的方法等价。模型 4.2（在线资源）和与第 5 章相关的文件中提供了偏差值计算的示例。

该偏差值使用较为方便，因为它遵循卡方分布，其自由度由用于拟合模型的数据点数量与参数数量之间的差给出[27-30]。这可用于评估模型的拟合是否充分：P 值是通过将最佳偏差值适用于具有适当自由度的卡方分布而获得的，如果模型是恰当的，该值给出能够观察到该数据集或某一似然值较低的数据集的概率。如果只估计一个参数，则其 95% 的置信下限和上限由一个值域范围给出，该值域范围使得得到的偏差值与最佳偏差值相差 3.84。

在估计不止一个参数的情况下，通常使用轮廓似然法计算 95% 的置信区间，其中除一个参数外，所有参数的值都固定为其最佳值，而剩余的这一个参数的下限和上限 95% 置信限由使得到的偏差值与最佳偏差值相差 3.84 的值给出。其他可能对计算能力要求很高的方法能够为未知参数计算置信区域。

在过去十年中，随着计算机算力的提高，马尔可夫链蒙特卡罗（Markov Chain Monte Carlo，MCMC）方法越来越多地被用于参数估计[68]，特别是在模型具有许多未知输入参数的情况下。这些方法通过使用各种算法（例如 Metropolis-Hastings 或 Gibbs 抽样）识别出最佳拟合参数值。这种方法的一个优点是参数值的 95% 置信（或可信度）区间及其完整的多变量分布可以与最佳拟合参数值同时获得。估计不同参数值之间的相关性对于许多应用场景都很重要，例如预测未来的病例数或计算分析给定干预措施的成本效益。

在实践中，通常很难可靠地拟合具有许多（20 或更多）未知输入参数的模型。在这种情况下，建模者不是将模型拟合到数据，而是经常尝试使用范围较宽的合理参数值进行预测，例如，使用"拉丁超立方抽样"技术生成这些参数值的范围[69]。

4.2.5.1 示例：通过将传播模型拟合数据来估计 1918 年 Cumberland 社区（美国）流感大流行的 R_0

图 4.15 将 1918 年 Cumberland 社区流感大流行期间每周的病例数（4.2.3.2.2 节）与使用 SEIR 模型获得的最佳拟合预测数量进行了比较。患病（传染）前期和患病（传染）期的平均时长均假设为 2 天，假设人群中 30% 的人在开始时具有免疫力，且固定比例的患病者会出现临床症状。为简单起见，假设患病者中有症状和无症状的个体具有同等水平的传染性。

（续）

　　总共拟合了三个参数，即 R_0、患病者人群中得到报告的比例和暴发开始时的患病者人数。最佳拟合值如下：R_0 为 2.57（95% CI，2.56 ~ 2.59）；患病者人群中得到报告的比例为 0.77（95% CI，0.74 ~ 0.80）；暴发开始时的患病者人数为 0.80（95% CI，0.74 ~ 0.86），总体偏差为 146（自由度为 10）。

　　如本例所示，通过将模型拟合到数据而获得的 R_0 估计值通常与使用最终流行规模和流行增长率获得的估计值一致（参见 4.2.3.2.2 节和 4.2.4.1 节）。

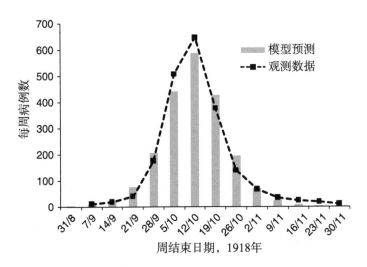

图 4.15　使用具有最佳拟合度的 SEIR 模型获得的 Cumberland 社区每周病例数预测情况与观测数据之间的比较［模型 4.2（在线资源）］

4.3 急性传染病的长时尺度下动力学特征

4.3.1 为什么可免疫（可使患者具免疫性）传染病的发病趋势（发病率）会发生周期性变化？

　　图 4.16 展示了几种传染病的死亡率和报告率随时间变化的情况。这突出了一个事实，即可免疫传染病的发病（生）率通常会随着时间发生周期性变化，并且不同传染病之间的周期性变化频率不同。例如，麻疹流行在英格兰和威尔士每两年发生一次，而天花流行在过去每五年发生一次。

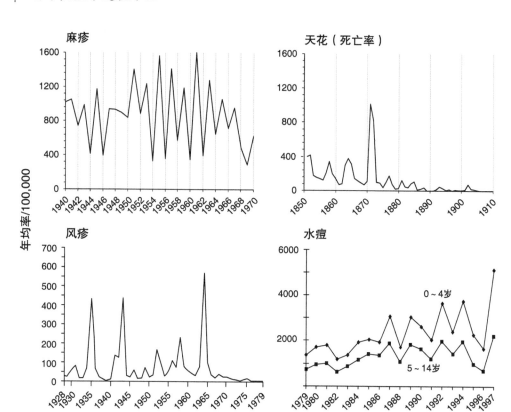

图 4.16 在将疫苗接种纳入常规计划之前,几种传染病的通报(报告)率和死亡率模式。麻疹和天花的数据分别是英格兰和威尔士总体地区的粗通报(报告)率和粗死亡率[31]。风疹数据代表了 1928—1979 年美国十个选定地区(缅因州、罗德岛州、康涅狄格州、纽约市、俄亥俄州、伊利诺伊州、威斯康星州、马里兰州、华盛顿州、马萨诸塞州)的通报(报告)率。(Reproduced with permission from Preblud *et al*, 1980.)[32] 水痘数据是加拿大马尼托巴省 0 ~ 4 岁和 5 ~ 14 岁儿童的医生咨询率(就诊率)(extracted with permission from Brisson *et al*, 2001.)[33]

如图 4.17 所示,一个简单的可免疫传染病传播 SEIR 模型预测了类似的周期性变化,该模型考虑到了人群中个体出生和死亡的情况 [模型 4.3(在线资源)和专栏 4.3]。

为什么会发生这些周期性变化?

这个问题的答案在于或取决于人群中易感者比例、净再生数和出生率的变化。我们首先探讨当发病率以及单位时间内新发患病者的数量在一个流行周期中增加或减少时,人群中易感者或免疫者比例和净再生数如何发生变化。

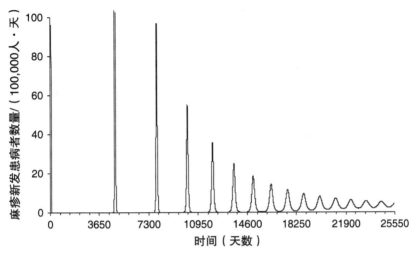

图 4.17　使用专栏 4.3 中描述的模型，在将一名患病者（具有传染性）引入由 100,000 人组成的完全易感人群中后，每 100,000 人中的麻疹每天新发患病者数量的预测情况。传染（患病）前期和传染（患病）期分别为 8 天和 7 天，$R_0 = 13$，死亡率 = 出生率 = 3.92×10^{-5}/天 [参见专栏 4.3 和模型 4.3（在线资源）]，相当于平均预期寿命为 70 岁

专栏 4.3　将出生和死亡纳入到描述可免疫传染病传播动力学特征的模型中

图 4.18 展示了可免疫传染病传播模型的一般结构，该模型考虑了人口出生和人口死亡情况

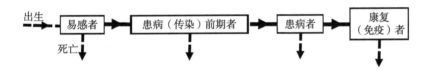

图 4.18　描述可免疫传染病传播模型的一般结构，该模型考虑了人口出生和人口死亡情况

该模型的微分方程组如下：

$$\frac{\mathrm{d}S(t)}{\mathrm{d}t} = bN(t) - \lambda(t)S(t) - mS(t) \qquad 方程式\ 4.24$$

$$\frac{\mathrm{d}E(t)}{\mathrm{d}t} = \lambda(t)S(t) - fE(t) - mE(t) \qquad 方程式\ 4.25$$

$$\frac{\mathrm{d}I(t)}{\mathrm{d}t} = fE(t) - rI(t) - mI(t) \qquad 方程式\ 4.26$$

$$\frac{\mathrm{d}R(t)}{\mathrm{d}t} = rI(t) - mR(t) \qquad 方程式\ 4.27$$

（续）

定义如下：

$S(t)$、$E(t)$、$I(t)$、$R(t)$ 分别等于在时间 t 时易感者、患病（传染）前期者、患病者和免疫者的人数；b 为人均出生率；m 是人均死亡率；$N(t)$ 是时间 t 时的总人群规模，等于 $S(t) + E(t) + I(t) + R(t)$；$f$ 是个体进展为患病者（具有传染性）的率，为 1/ 患病（传染）前期平均时长；r 是个体从患病状态治愈恢复的率，为 1/ 患病期平均时长。

如果人口规模随时间保持不变，则出生率等于死亡率，死亡率计算为 1/ 平均预期寿命。感染力 $\lambda(t)$ 可以使用以下表达式计算：

$$\lambda(t) = \beta I(t)$$

其中 β 是单位时间内两个特定个体有效接触的率，计算方程式如下（参见 2.7.1 节）：

$$\beta = R_0 / ND$$

在这里，D 是传染性的持续时间，"t" 已从人口规模的符号 N 中剔除，因为我们假设后者不随时间发生变化。

如果我们希望假设人口随着时间的推移而增加（出生率＞死亡率），那么我们需要使用以下表达式来表示感染力（参见专栏 2.5）：

$$\lambda(t) = c_e I(t) / N(t)$$

其中 c_e 是单个个体在单位时间内有效接触的人数，使用表达式 $c_e = R_0 / D$ 计算。

根据方程式 4.24 ～ 4.27，人群中个体出生即易感，且所有个体的死亡率相同。实际上，患病者人群和其他人群之间的死亡率可能不同。该模型还假设人群中个体以恒定的率死亡，并隐含地假设人口具有指数年龄分布（参见 2.7.2 节）。为了将具有年龄依赖特征的死亡率纳入模型，每个仓室中的人群都需要按年龄再进行细分分组（见第 5 章）。

正如我们在 4.2.2 节中看到的，在急性传染病的流行过程中，这些不同的统计量遵循表 4.3 中所示的模式。

图 4.19 展示了在某一流行周期内对这些统计量的预测情况，预测使用了专栏 4.3 中描述的模型，该模型将人口出生和人口死亡纳入考虑（另见模型 4.3，在线资源）。一般来说，这些统计量在流行周期中的变化类似于表 4.3 中所总结的变化模式。附录 A.2.7 节提供了数学证明，证明即当专栏 4.3 中描述的模型中

发病率处于峰值或谷值时，人群中易感者的比例等于 $1/R_0$。

表 4.3　汇总：流行的不同阶段 R_n 及人群中易感者和免疫者人数比例的变化情况

单位时间内新发患病者的人数或发病率	R_n	人群中易感者人数比例	人群中免疫者人数比例
升高	> 1	> $1/R_0$	< $1 - 1/R_0$
下降	< 1	< $1/R_0$	> $1 - 1/R_0$
常数（最高值）	1	= $1/R_0$	= $1 - 1/R_0$ = 群体免疫阈值

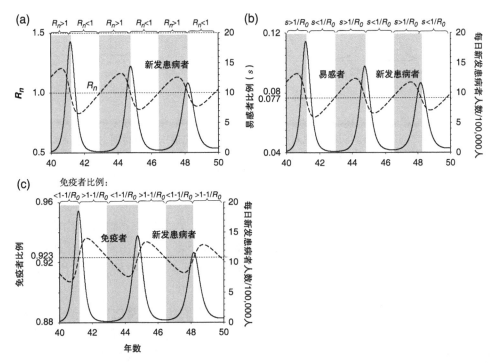

图 4.19　使用 4.3 节中描述的模型预测的每 100,000 人口中麻疹每天新发患病者人数与（a）净再生数；（b）人群中易感者的比例；（c）人群中免疫者的比例之间的比较。假定 R_0 等于 13；有关其他参数值，请参见图 4.17 。阴影部分对应于每天新发患病者人数增加的时期，因此以下所有情况均成立：$R_n > 1$，人群中易感者的比例 > $1/R_0$，人群中免疫者的比例低于群体免疫阈值（$1 - 1/R_0$）。x 轴显示自从将一名患病者引入由 100,000 名易感个体组成的人群以来的年数。需要注意的是，麻疹潜病前期时间较短（8 天）意味着每 100,000 人口中的每天新发感染者人数的图与每 100,000 人口中的每天新发患病者人数的图非常相似。参见模型 4.3，在线资源

图 4.19 所示的流行周期性变化中一个特别有意思的特征是人群中易感者的比例是否达到峰值，即每天的新发患病者人数取决于出生率。对于图 4.19 中展示的预测情况，每天出生率大约等于 4 人 /10 万人，我们看到发生了以下情况

（图 4.20）：

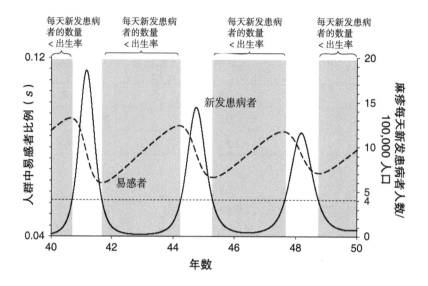

图 4.20 使用专栏 4.3 中描述的模型获得的每 100,000 人口中麻疹每天新发患病者人数与人群中易感者比例之间的比较。阴影区域对应于人群中易感者比例增加的时期，亦即每天新发患病者人数低于每天出生率 [= 死亡率 = 1/ 期望寿命 = 1/（70×365）≈ 4/100,000 人]。有关参数值，请参见图 4.17。x 轴显示自从将一名患病者引入由 100,000 名易感个体组成的人群中以来的年数

1）在每天新发患病者人数大于出生率的情况下，人群中易感者的比例下降；

2）在每天新发患病者人数小于出生率的情况下，人群中易感者的比例增加；

3）在每天新发患病者人数等于出生率的情况下，人群中易感者的比例处于峰值或谷值（即不增加也不减少）。

出生率、每天新发患病者人数和人群中易感者的比例趋势之间的这种关系源于这样一个事实：每天新发患病者人数反映了易感者被移出人群的率，出生率反映了易感者被移入人群的率。因此，如果从人群中移出的人数多于移入的人数，即每天新发患病者的数量＞出生率，则每天新发患病者人数必须减少。正如之前的作者（包括 Hamer 在 1906 年 [34]）所广泛讨论的那样（参见 Keeling 和 Rohani 的相关文献回顾 [35]），进入人群的新生儿对人群中易感者比例的影响也有助于回答，究竟为什么对于可免疫传染病，新发患病者人数会发生周期性变化。

例如，一旦流行达到顶峰，那么在没有易感新生儿进入人群的情况下，人群中易感者比例将保持在 $1/R_0$ 的阈值水平以下，并且传播最终将停止（见 4.2.2.2 节）。

然而，随着易感新生儿不断进入人群，以下系列事件（见图 4.21）导致产生了每单位时间新发患病者人数的周期性变化：

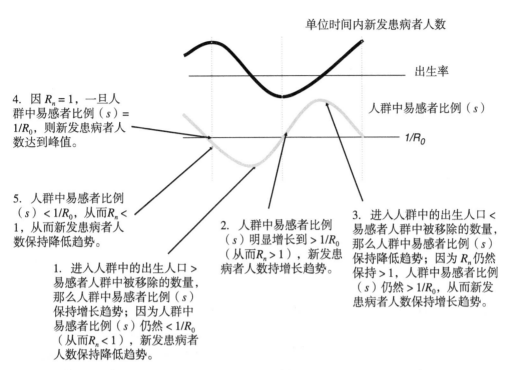

图 4.21 汇总：在流行周期的不同阶段，进入人群中的出生人口对人群中易感者比例（s）和单位时间内新发患病者人数的影响。这些阶段的编号顺序与它们在正文中的编号顺序相同

1）一旦易感新生儿进入人群的率超过易感者被移出人群的率，即单位时间内新发患病者人数下降到出生率以下，易感者人数就会增加。

2）在易感者人数开始增加一段时间后，人群中易感者比例超过了阈值水平 $1/R_0$。此时，单位时间内新发患病者人数开始增加，因为 $R_n > 1$（因为 $R_n = R_0 s > 1$）。

3）单位时间内新发患病者人数开始增加后不久，人群中的患病者数量大到以至于前者超过出生率（即易感个体移出人群的率超过他们移入人群的率）。这将导致人群中易感者人数减少。

4）当人群中易感者比例等于阈值水平 $1/R_0$ 时，因为 R_n 现在等于1，单位时间内新发患病者人数达到峰值。

5）一旦人群中易感者比例降至 $1/R_0$ 的阈值水平以下，由于 R_n 现在小于1，单位时间内新发患病者人数开始减少。

6）易感新生儿的持续进入意味着最终易感人群增加，我们随即到达了周期性变化的第1）步。

易感人群数量的变化并不能完全解释可免疫传染病发病率的周期性变化情况。这一点可以通过以下事实来说明：除了少数例外（专栏4.4），最简单的模型预测到单位时间内新发患病者人数的峰值大小应随着时间的推移逐渐变小并最终消失（即"消退"）（图 4.17）。Anderson 和 May[1] 以及 Keeling 和 Rohani[35] 提供了对这种"消退"的详细数学解释（超出了本书的范围，因为它依赖于使用所谓的"虚数"）。在实践中，许多因素会影响这些周期性变化情况；我们在下面讨论主要的因素。

4.3.2 可免疫传染病的发病趋势（发病率）发生周期性变化的影响因素

4.3.2.1 季节性接触模式

一些研究探讨了季节性接触模式对可免疫传染病发病率的影响[36-38]。如专栏 4.5（图 4.23b）所讨论的，由于学校假期等因素，个体尤其是儿童之间的接触，在一年中可能会有很大差异。可以看到，Fine 和 Clarkson[36] 的分析结果表明，麻疹的传播参数在学校关闭期间最低。如图 4.24 所示，麻疹传播模型纳入因学校假期而导致的接触模式变化特征，预测到的周期性变化与观察到的周期性变化相当一致，并且流行不会消退（模型 4.5，在线资源）。

其他研究也强调了学校儿童们之间的接触模式在传染病传播中的重要性。例如，以色列在 2000 年教师罢工的短暂时期内进行的一项研究发现，分别与罢工前和罢工后相比较，在学校关闭期间儿童呼吸道感染的诊断率分别降低了 42% 和 20%[39]。法国的另一项研究得出的结论是，在学校假期期间，与学期期间相比，儿童间流感传播减少了 20% ~ 29%[40]。

专栏 4.4 Hamer 模型——预测流行永远不会消退的模型

图 4.22 展示了来自以下模型（模型 4.4，在线资源）的预测，该模型隐含在 Hamer（1906）文献[34] 中，旨在描述伦敦麻疹的传播。

$$S_{t+1} = S_t - C_{t+1} + B_{t+1} \qquad\qquad 方程式 4.28$$

$$C_{t+1} = kS_tC_t \qquad\qquad 方程式 4.29$$

根据方程式 4.28，在给定时间 $t+1$ 时易感者人数（S_{t+1}）等于在前一时间 t 时易感者的人数（S_t）减去在时间 t 和 $t+1$ 之间成为病例的人数（C_{t+1}），并加上在时间 t 和 $t+1$ 之间出生的个体数量（B_{t+1}）。根据方程式 4.29，在给定时间 $t+1$ 时的病例数与在时间 t 时的易感者人数和病例数成正比（分别用 S_t 和 C_t 表示）；因子 k 类似于 2.7.1 节讨论的模型中使用的 β 参数，并且可以解释为一名易感者与一名病例之间的接触数之中导致该名易感者成为病例的接触数占比[36]。

（续）

该模型预测病例数的周期性变化不会消退（图 4.22）。与专栏 4.3 中描述的模型［该模型对单位时间内新发患病人数的预测确实消退了（图 4.17）］相比，Hamer 的模型采用一个序列间隔（麻疹大约为两周）作为时间步长。因此，所有在每个时间步中有效接触的人都将同时进展为患病者并同时康复，并且不同代际的病例不会同时出现在人群中。有趣的是，如果对方程式稍作修改，以使得病例间出现代际重叠，Hamer 模型的预测确实会消退（有关进一步讨论，请参见 Anderson 和 May 的相关文献第 138 ～ 139 页 [1]）。

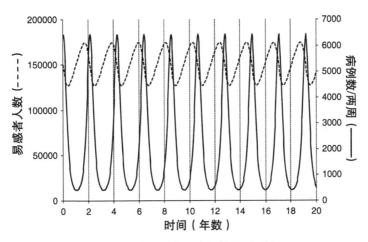

图 4.22　使用 Hamer 模型获得的易感者人数和病例数的预测情况。$S_0 = 150,000$，$C_0 = 6,400$（20 世纪初期伦敦某次流行高峰时估计的麻疹病例数），$k = 6.667 \times 10^{-6}/$序列间隔，$B_t = 2,200/$序列间隔。参见模型 4.4，在线资源

专栏 4.5　传染病季节性传播特征的证据

Fine 和 Clarkson（1982）[36] 使用专栏 4.4 中描述的 Hamer 模型和 1950—1965 年每周的病例报告数量估计了英格兰和威尔士的麻疹传播参数每周变化情况。

重新排列方程式 4.29，作者使用以下表达式计算了传输参数 k：

$$k = C_{t+1}/(S_t C_t) \qquad\qquad 方程式 4.30$$

C_t 等于 1950—1965 年期间每周报告的麻疹病例平均数量，每周报告的病例通常在暑假后的一周内增加（图 4.23a）。在此期间易感者每周平均人数（S_t）是使用每年报告病例数量数据和关于漏报的假设计算而得的（图 4.23c）。根据这些分析，传播参数在学校假期期间最低（图 4.23b）。使用其他方法对这些数据进行分析后，发现了在传输参数中存在类似的模式 [46]。

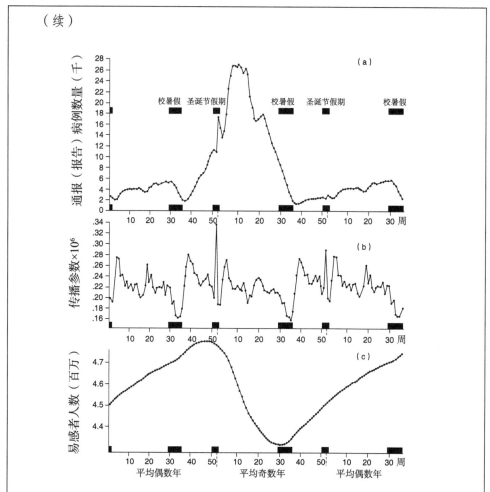

图 4.23 基于英国 1950—1965 年的数据分析平均两年一次的麻疹模式[36]。（a）每周通报（报告）病例平均数量；（b）计算得到的每周传输参数；（c）易感人群的估计人数。阴影块表示学校暑假和圣诞节假期（Reproduced with permission from Fine and Clarkson，1982）[36]

　　由于气候因素，一年中接触模式的变化也可能时有发生。在一些发展中国家，有研究将麻疹暴发与雨季的时间联系起来，例如，与尼日尔雨季结束时间[41]或早雨时期（此时个体可能从农村地区迁移到城市地区的数量达到最高峰）[42]等联系起来（图 4.25）。

4.3.2.2 基本再生数

　　如图 4.16 所示，不同传染病之间的流行间期不同，在没有接种疫苗的情况下，麻疹的流行间期比天花短。造成这些差异的主要原因是麻疹的基本再生数高于其他传染病。因此，麻疹流行所要求的人群中易感者比例（$1/R_0$）低于其他传染病流行所要求的人群中易感者比例。例如，考虑到 R_0 约为 5 的天花，流行发

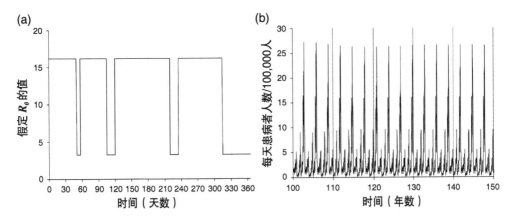

图 4.24 （a）在英国一个学年的过程中，关于麻疹 R_0 的可能模式，假设平均值为 13。最低值对应于学校假期（模型 4.5，在线资源）。R_0 的最低值是最高值的 20%；平均值约为 13。（b）使用专栏 4.3 中描述的模型预测每 100,000 人口中的每天患病者人数，假设 R_0 以（a）中所示的方式随时间变化。有关所有其他参数值，请参见图 4.17。x 轴代表的是自将 1 名患病者引入由 100,000 人组成的完全易感人群以来的时间

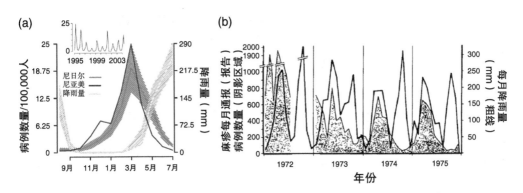

图 4.25 （a）1995—2004 年尼亚美（尼日尔首都）和尼日尔每 100,000 人口中麻疹每月通报（报告）病例数量与月平均降雨量之间的比较。阴影区域反映平均值的 ±2 个标准差；插图显示了尼日尔每 10,000 人每月通报（报告）病例数量。（Reproduced with permission from Ferrari et al，2008.）[41] （b）1972—1975 年喀麦隆雅温得的月平均降雨量（阴影区域）与每月报告的麻疹病例数（粗线）之间的比较。（Reproduced with permission from Guyer and McBean，1981.）[42]

生所要求的人群中易感者比例约为 1/5 = 0.2，而对于麻疹来说该比例约为 1/13 = 0.08。因此，与天花流行相比，通过新生儿的不断进入，易感人群增长到麻疹流行所要求的规模所需的时间更短。

有研究已经表明 [1]，在没有疫苗接种等干预措施的情况下，流行间期，T 和 R_0 通过以下近似方程相关联：

$$T \approx 2\pi \sqrt{\frac{L\,(D+D')}{R_0 - 1}} \qquad\qquad 方程式\ 4.31$$

其中 L 是平均预期寿命，D' 和 D 分别是患病（传播）前期和患病（传播）期的平均时长，π 是通用常数 3.14……这个结果的推导超出了本书的数学知识范围，读者可以在 Anderson 和 May [1] 的附录 C 或 Keeling 和 Rohani [35] 的第 30 ～ 31 页中找到详细的证明。正如我们将在第 5 章中看到的，R_0 通过表达式 $R_0 = 1 + L/A$ 与预期寿命（L）和平均感染年龄（A）相关联。将 R_0 的这个表达式代入方程式 4.31 可得到以下关于流行间期的表达式：

$$T \approx 2\pi \sqrt{A\,(D+D')} \qquad\qquad 方程式\ 4.32$$

第 5 章讨论了计算感染平均年龄的方法。

总的来说，基于方程式 4.31 对流行间期的预测情况与针对不同传染病观察到的情况大致一致 [1]。习题 4.2 讨论了这些方程的一些应用和限制因素。

4.3.2.2.1　示例：计算风疹的流行间期

将风疹 $R_0 = 7$，患病（感染）前期 = 10 天（D'）和患病（感染）期 = 11 天（D）（见表 1.2）[43]，和预期寿命 = 70 年（= 70×365 天）代入到方程式 4.31 中，得出流行间期为 5 年的估计：

$$T = 2\pi \sqrt{\frac{70 \times 365 \times (10+11)}{7 - 1}} \approx 1{,}879\ 天 \approx 1{,}879\,/\,365 = 5\ 年 \qquad 方程式\ 4.33$$

这一估计与在西方国家人群中观察到的情况较为一致（图 4.16）。

4.3.2.3　出生率

扩展 4.3.1 节中描述的逻辑论述，给定传染病的流行间期会随着出生率的增加而减少。例如，在出生率高的人群中，易感人群增长到发生流行所需的规模所用的时间比出生率低的人群更短。如图 4.26a 所示，对于出生率高的地区（例如，每年 25 人 /1000 人或 40 人 /1000 人，类似于 2000 年代初期亚洲部分地区或撒哈拉以南非洲地区的情况 [44]），模型预测表明，麻疹的流行间期可能比两年短得多（模型 4.6，在线资源）。

这些预测与发展中国家迄今为止可获得的（有限）数据较为一致，这些国家报告了麻疹通报（报告）病例数量的每年周期性变化情况 [参见图 4.25a（插图）和图 4.25b]。由于国家数据由来自不同地区的数据组成，而且流行并不总是在每个地区定期发生，因此对这种每年周期性变化情况的解释变得更为复杂 [41,45]。

另外，在 1945—1950 年在英格兰和威尔士观察到的麻疹通报（报告）病例的每年周期性变化情况（图 4.26b）在逐渐稳定为两年周期变化之前，被归因于临时性的战后出生率增加，即"婴儿潮"的原因。[46]

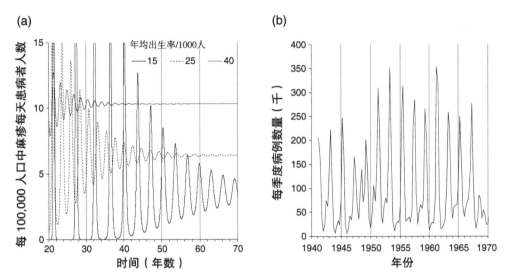

图 4.26　（a）假设出生率超过死亡率，使用专栏 4.3 中描述的模型获得的不同出生率值下每100,000 人口中麻疹每天患病者人数的预测情况（模型 4.6，在线资源）。平均预期寿命假定为60 岁；年均出生率 15/1000 人、25/1000 人、40/1000 人，与 21 世纪初期美国、中南亚和撒哈拉以南非洲地区的出生率相似[44]。模型中的所有其他参数值与图 4.17 描述的相同。横轴显示自一名患病者进入一个完全易感人群（包括 100,000 人）以来的时间。（b）观察到的 1940—1970 年英格兰和威尔士的麻疹病例通报（报告）情况

4.3.2.4 具有年龄依赖特征的接触模式

Schenzle 的工作[48] 表明，如果对专栏 4.3 中描述的模型进行调整，从而使个体按年龄分层，并且个体之间的接触为混合接触模式，即大多数接触发生在同一年出生队列（对应于学年队列）中的个体之间，则它预测发病率的周期性变化将持续存在。另外，研究认为，正如先前假设的那样[1]，模型可以在不考虑年龄依赖混合接触的情况下重新建立麻疹发病率周期性变化情况，因此具有年龄依赖特征的接触模式不是影响周期性变化的关键因素[49]。考虑具有年龄依赖特征的接触模式的方法在第 7 章中进行描述。

4.3.2.5 随机性效应

到目前为止，我们使用的模型允许传播一直持续下去，即使人口中只有"一小部分"个体存在。仅处理整数（整数）个个体并允许由随机性确定个体之间接触模式的模型（即随机性模型）通常预测到新发患病者人数的常规周期性变化情况，前提是人口规模足够大[50-52]。在较小规模人群中，由于易感者人数不断减少，周期性变化通常会逐渐消失，但如果有输入病例进入人群，周期性变化可能

会恢复（图 4.27）。

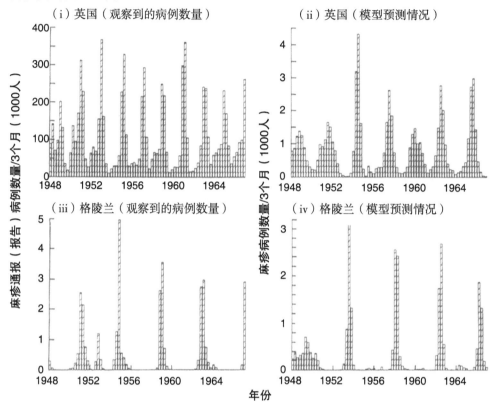

图 4.27 （i）英国和（iii）格陵兰观察到的麻疹通报（报告）病例数量与使用随机模型预测（ii 和 iv）病例数之间的比较。Reproduced with permission from Anderson and May，1986.[50]

　　季节性接触模式和随机事件（例如新病例的涌入）的影响可能因不同传染病而异[53]。例如，在模型中轻微扰动后，百日咳发病率周期变化稳定下来的时间预计比麻疹要长[53]。虽然百日咳因为具有相对较长的患病期（15 天），可能使周期变化对任何变化都很敏感，但关于前一预计发生的原因尚未完全清楚[53]。这种对微小变化的敏感性可能有助于解释为什么麻疹通报（报告）病例的高峰每年出现在同一时间，而英格兰和威尔士的百日咳通报（报告）病例高峰却出现在一年中的不同时间（图 4.28）。

4.3.2.6 疫苗接种

　　对于一些传染病来说，在引入疫苗接种后流行间期会有所增加。例如，在英国于 1968 年引入婴儿疫苗接种之前，麻疹流行大约每两年发生一次，然后大约每三年发生一次，直到 1988 年引入了覆盖率高的常规 MMR 疫苗接种，随后是 1994年的 MR 加强接种行动[55]（图 4.29a）。尽管对 2008 年易感人群比例的估计表明，有暴发多达 100,000 例麻疹病例疫情的潜在可能，但目前的流行间期很长[56]。

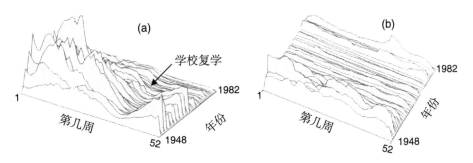

图 4.28 麻疹和百日咳（分别为左图和右图）通报（报告）病例数量的季节性模式，基于 1948—1982 年英格兰和威尔士的每周病例报告情况。（Reproduced with permission from Anderson *et al*，1984.）[54]

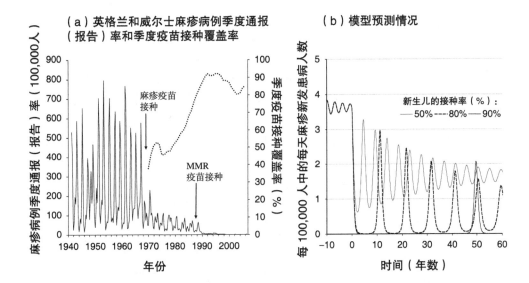

图 4.29 （a）英格兰和威尔士麻疹病例季度通报（报告）率和季度疫苗接种覆盖率。数据来源：Office for Population Censuses and Surveys 人口普查和调查办公室 [47] 和健康保护局 [58]。（b）在第 0 年引入新生儿疫苗接种后，每 100,000 人中的每天麻疹新发患病人数的预测，该预测是使用专栏 4.3 中描述的模型，经过调整以处理疫苗接种效应后获得的（模型 4.7，在线资源）。参数值与图 4.17 中描述的相同

　　流行间期的这些增加与模型预测的情况一致。例如，扩展 4.3.2.3 节中的直观逻辑，疫苗接种的引入降低了单位时间内进入人群的易感个体数量；因此，与未接种疫苗的人群相比，在已接种疫苗的人群中，易感人群需要更长的时间才能达到流行发生所需的规模。如图 4.29b 所示，这个推理与模型预测情况是一致的。

　　有趣的是，考虑到平均感染年龄的理论估计值，麻疹流行间期从大约 2 年增加到 2～3 年似乎小于使用方程式 4.32 预测的时间（3～4 年）[1,54]。这归因于

几个因素，包括该方程式隐含地假设个人彼此随机接触的事实。正如我们将在第7章中看到的，个体之间的接触具有较明显的年龄依赖特征。由于以足够高的覆盖率引入常规疫苗接种计划会导致平均感染年龄增加（第5章），如果将传播源引入传输效率最高的年龄组，它可能会造成比预期更少的持续传播数量。

如图 4.29b 所示，在流行周期性变化恢复之前，在引入高覆盖率疫苗接种后，发病率可能会降至非常低的水平。引入疫苗接种后的这段时期，即几乎没有持续传播的时期，被称为"蜜月期"[57]，代表了易感人群增长到流行发生所需的阈值水平的时间。在引入疫苗接种后，在几类场景中观察到了这种低发病率时期[57]。

4.4 急性不可免疫（不可使患者具免疫性或免疫持续时间极短）传染病的动力学特征

图 4.30 显示了 Grassly 等在一项研究中提供的美国四个城市的 40 年淋病和梅毒通报（报告）病例数据[59]。正如第 8 章中详细讨论的那样，这两种传染病都是通过性传播的，传染性持续时间通常不到 6 个月[60]。尽管有相似之处，但两种传染病的长时动力学特征不同，梅毒的通报（报告）病例数量似乎每 10 年发生一次周期性变化，而淋病的通报（报告）病例数量则根本没有周期性变化（图 4.30）。

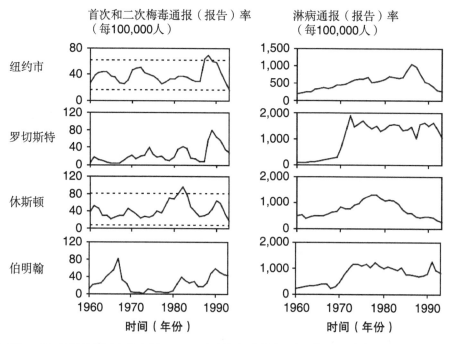

图 4.30 1960 年后美国四个城市每 100,000 人中梅毒和淋病通报（报告）病例数量。（Reproduced with permission from Grassly *et al*，2005.）[59]

这些差异归因于两种传染病所导致的免疫力持续时间的差异[59]。例如，一旦个体从淋病感染中恢复过来，他们似乎就完全容易再次感染；对于梅毒，既往感染可能会提供一些免疫力，尽管其持续时间尚不完全清楚[61]。

图 4.31 展示了不同免疫力持续时间对长时动力学特征影响的预测，其中采用了 Grassly 等使用的关于 R_0 和传染性平均持续时间的假设[59]。例如，易感者-患病者-易感者（SIS）模型假设一旦从患病状态中恢复，个体就再次成为完全易感者，预测从长期来看，每 100,000 人中的每月新发患病人数会保持稳定（图 4.31a 和模型 4.8，在线资源）。然而，假设免疫力持续时间为 8 ～ 12 年的易感者-患病者-恢复者-易感者（SIRS）模型预测这将随着时间的推移而发生周期性变化，流行间期为 10 ～ 15 年，这与观察到的梅毒相关情况相一致 [图 4.31b 和模型 4.8（在线资源）]。

一般来说，在所有其他假设相同的情况下，如果免疫力平均持续时间减少，则预计流行间期也会减少。免疫力持续时间短与单位时间内进入易感人群的人数增加相关联；因此，当免疫持续时间较短时，比起免疫持续时间长时，流行发生所要求的人群中易感者比例阈值（$1/R_0$）能够更早达到。

其他几种非可免疫传染病的长时动力学特征似乎与 SIRS 模型的预测一致。例如，RSV 传播的动力学特征与以前讨论过的传染病模型相一致，这些讨论过的模型给定的是对再次感染会产生部分或持续减弱的免疫力[62-63]。此外，有学者使用 SIRS 模型探讨人类季节性流感中的抗原漂移现象[64-66]。这些模型模拟了人群中流行的属于某一流感亚型（H1N1、H3N2 和流感 flu B）的单一菌株

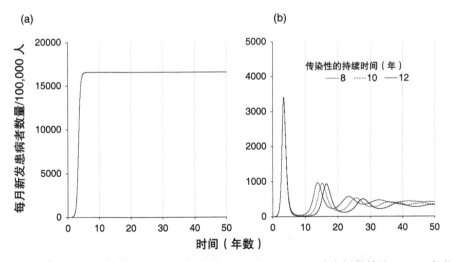

图 4.31　假设（a）感染不提供任何免疫力（SIS 模型）和（b）感染提供持续 8 ～ 12 年的针对再次感染的免疫力（SIRS 模型）时，每月每 100,000 人中新发患病者数量的长期预测情况之间的比较。个人以每年 1/30 的率进入和离开人群（通过 1/ 个人性活跃的平均持续时间得到），$R_0 = 1.5$，传染性的平均持续时间为 2 个月（模型 4.8，在线资源）

的情况；通过假设先前感染的个体失去免疫力并以恒定的率进展为对当前流行菌株易感，这就能够纳入考虑抗原漂移的影响，并具体区分亚型的不同情况 [64-66]。

4.5 小结

本章阐述了前两章讨论的模型提供的关于急性传染病流行特征的一些见解。基本再生数决定了在将感染引入完全易感人群后患病者人数是否增加。它还决定了发病率增加所要求的人群中易感者比例。例如，如果人群中易感者比例大于 $1/R_0$，则净再生数大于 1，急性传染病的发病率会增加。基本再生数还决定了流行的增长率和最终流行的规模，可以根据这些统计数据和序列间隔或世代时间进行估计，或者通过将传播模型拟合到数据中来估计。

本章还说明了可免疫传染病发病率的周期性变化是如何由人群中易感者比例的变化所引起的，这种比例变化源于易感新生儿进入人群以及易感个体在接触传染性个体后被移除或并变得免疫。其他因素，包括一年中接触模式的变化、出生率和疫苗接种等，进一步影响这些周期性变化的频率。对于急性不可免疫性传染病，长时动力学特征取决于感染所提供的免疫力持续时间：对于不赋予免疫力的传染病（例如淋病），发病率不太可能出现周期性变化情况；对于那些赋予部分免疫力的传染病（例如梅毒），发病率可能会随着时间的推移而出现周期性变化情况，流行间期随着与感染相关的保护措施持续时间而减少。

4.6 习题

习题 4.1 表 4.4 展示了 1918 年西班牙流感大流行期间瑞典哥德堡每周报告的流感病例数 [67]。

a）计算第一波和第二波期间流行期间的增长率，并用它来估计每一波流行的净再生数和基本再生数，其中假设在第一波和第二波流行开始时分别有 30% 和 50% 的个体具有免疫力，并且平均患病（感染）前期和患病（感染）期均为 2 天。

b）使用最终流行的规模计算 R_0。

c）R_0 的哪个估计值可能最可靠？

d）你的回答告诉我们流感病毒在连续几波大流行之间传播能力的变化是什么？

表 4.4 1918 年西班牙流感大流行期间哥德堡每周报告的流感病例数 [67]。在 1918 年，人口大约包括 196,943 人

周 开始日期	报告 病例数	周 开始日期	报告 病例数	周 开始日期	报告 病例数
06/07/1918	1	14/09/1918	181	23/11/1918	752
13/07/1918	18	21/09/1918	464	30/11/1918	727

续表

周 开始日期	报告 病例数	周 开始日期	报告 病例数	周 开始日期	报告 病例数
20/07/1918	573	28/09/1918	1,181	07/12/1918	630
27/07/1918	1,084	05/10/1918	2,196	14/12/1918	573
03/08/1918	1,120	12/10/1918	3,287	21/12/1918	430
10/08/1918	815	19/10/1918	2,555	28/12/1918	368
17/08/1918	517	26/10/1918	1,606	04/01/1919	466
24/08/1918	344	02/11/1918	1,297	11/01/1919	440
31/08/1918	185	09/11/1918	907	18/01/1919	317
07/09/1918	155	16/11/1918	737	25/01/1919	215

习题 4.2

a）1950—1968 年，英格兰和威尔士的麻疹流行间期约为两年（图 4.16）。假设平均预期寿命为 70 年，患病（感染）前期和患病（感染）期分别为 8 天和 7 天，使用方程式 4.31 计算此期间的 R_0。

b）1968—1988 年（即引入麻疹疫苗接种后），麻疹的流行间期约为 3 年。建议在此期间感染的平均年龄的可能值。这个估计的局限性是什么?

参考文献

1 Anderson RM, May RM. *Infectious diseases of humans. Dynamics and control.* Oxford: Oxford University Press; 1992.

2 Bailey NTJ. *The mathematical theory of epidemics.* New York: Hafner Publishing Company; 1957.

3 Diekmann O, Heesterbeek JA. *Mathematical epidemiology of infectious diseases: model building, analysis and interpretation.* Chichester: John Wiley; 2000.

4 Philip RN, Reinhard KR, Lackman DB. Observations on a mumps epidemic in a virgin population. *Am J Hyg* 1959; 69(2):91–111.

5 Philip RN, Reinhard KR, Lackman DB. Observations on a mumps epidemic in a 'virgin' population. 1958. *Am J Epidemiol* 1995; 142(3):233–253.

6 Ministry of Health. *The influenza pandemic in England and Wales 1957–58.* 1960. 100. London, Her Majesty's Stationery Office. Reports on Public Health and Medical Subjects.

7 Christensen PE, Schmidt H, Bang Ho, Andersen V, Jordal B, Jensen O. An epidemic of measles in southern Greenland, 1951; measles in virgin soil. II. The epidemic proper. *Acta Med Scand* 1953; 144(6):408–429.

8 Lipsitch M, Cohen T, Cooper B *et al.* Transmission dynamics and control of severe acute respiratory syndrome. *Science* 2003; 300(5627):1966–1970.

9 Riley S, Fraser C, Donnelly CA *et al.* Transmission dynamics of the etiological agent of SARS in Hong Kong: impact of public health interventions. *Science* 2003; 300(5627): 1961–1966.

10 Anderson RM, Fraser C, Ghani AC *et al*. Epidemiology, transmission dynamics and control of SARS: the 2002–2003 epidemic. *Philos Trans R Soc Lond B Biol Sci* 2004; 359(1447):1091–1105.

11 http://www.who.int/csr/sars/country/en/index.html. Cumulative number of reported probable cases of Severe Acute Respiratory Syndrome (SARS). 2008. 17–5–2008.

12 Chowell G, Nishiura H, Bettencourt LM. Comparative estimation of the reproduction number for pandemic influenza from daily case notification data. *J R Soc Interface* 2007; 4(12):155–166.

13 Mills CE, Robins JM, Lipsitch M. Transmissibility of 1918 pandemic influenza. *Nature* 2004; 432(7019):904–906.

14 Vynnycky E, Trindall A, Mangtani P. Estimates of the reproduction numbers of Spanish influenza using morbidity data. *Int J Epidemiol* 2007; 36(4):881–889.

15 White LF, Pagano M. Transmissibility of the influenza virus in the 1918 pandemic. *PLoS ONE* 2008; 3(1):e1498.

16 Frost W, Sydenstricker E. Influenza in Maryland. Preliminary statistics of certain localities. *Public Health Rep* 1919; 34(11):491–504.

17 Olson DR, Simonsen L, Edelson PJ, Morse SS. Epidemiological evidence of an early wave of the 1918 influenza pandemic in New York City. *Proc Natl Acad Sci USA* 2005; 102(31):11059–11063.

18 Stuart-Harris C. Epidemiology of influenza in man. *Br Med Bull* 1979; 35(1):3–8.

19 Monto AS, Koopman JS, Longini IM, Jr. Tecumseh study of illness. XIII. Influenza infection and disease, 1976–1981. *Am J Epidemiol* 1985; 121(6):811–822.

20 Wearing HJ, Rohani P, Keeling MJ. Appropriate models for the management of infectious diseases. *PLoS Med* 2005; 2(7):e174.

21 Wallinga J, Teunis P. Different epidemic curves for severe acute respiratory syndrome reveal similar impacts of control measures. *Am J Epidemiol* 2004; 160(6): 509–516.

22 Wallinga J, Lipsitch M. How generation intervals shape the relationship between growth rates and reproductive numbers. *Proc Biol Sci* 2007; 274(1609):599–604.

23 Ma J, Earn DJ. Generality of the final size formula for an epidemic of a newly invading infectious disease. *Bull Math Biol* 2006; 68(3):679–702.

24 Becker N. *Analysis of infectious disease data*. Chapman and Hall; 1989.

25 Chowell G, Hengartner NW, Castillo-Chavez C, Fenimore PW, Hyman JM. The basic reproductive number of Ebola and the effects of public health measures: the cases of Congo and Uganda. *J Theor Biol* 2004; 229(1):119–126.

26 Gani R, Leach S. Transmission potential of smallpox in contemporary populations. *Nature* 2001; 414(6865):748–751.

27 Armitage P, Berry G. *Statistical methods in medical research, 3rd edn*. Oxford: Blackwell Scientific Publications; 1994.

28 Clayton D, Hills M. *Statistical methods in epidemiology*. Oxford: Oxford University Press; 1993.

29 Hillborn R, Mangel M. *The ecological detective. Confronting models with data*. Princeton: Princeton University Press; 1997.

30 Wetherill GB. *Intermediate statistical methods*. London: Chapman and Hall; 1981.

31 Registrar General. *Annual report of the Registrar General of births, deaths and marriages in England and Wales*. 1939. London, England, Her Majesty's Stationery Office.

32 Preblud SR, Serdula MK, Frank JA, Jr., Brandling-Bennett AD, Hinman AR. Rubella vaccination in the United States: a ten-year review. *Epidemiol Rev* 1980; 2: 171–194.

33 Brisson M, Edmunds WJ, Law B *et al*. Epidemiology of varicella zoster virus infection in Canada and the United Kingdom. *Epidemiol Infect* 2001; 127(2):305–314.

34 Hamer WH. Epidemic disease in England – the evidence of variability and of persistency of type. *Lancet* 1906;(i):733–739.

35 Keeling MJ, Rohani P. *Modeling infectious diseases in humans and animals*. Princeton and Oxford: Princeton University Press; 2008.

36 Fine PE, Clarkson JA. Measles in England and Wales—I: An analysis of factors underlying seasonal patterns. *Int J Epidemiol* 1982; 11(1):5–14.

37 London WP, Yorke JA. Recurrent outbreaks of measles, chickenpox and mumps. I. Seasonal variation in contact rates. *Am J Epidemiol* 1973; 98(6):453–468.

38 Yorke JA, London WP. Recurrent outbreaks of measles, chickenpox and mumps. II. Systematic differences in contact rates and stochastic effects. *Am J Epidemiol* 1973; 98(6):469–482.

39 Heymann A, Chodick G, Reichman B, Kokia E, Laufer J. Influence of school closure on the incidence of viral respiratory diseases among children and on health care utilization. *Pediatr Infect Dis J* 2004; 23(7):675–677.

40 Cauchemez S, Valleron AJ, Boelle PY, Flahault A, Ferguson NM. Estimating the impact of school closure on influenza transmission from Sentinel data. *Nature* 2008; 452(7188):750–754.

41 Ferrari MJ, Grais RF, Bharti N *et al*. The dynamics of measles in sub-Saharan Africa. *Nature* 2008; 451(7179):679–684.

42 Guyer B, McBean AM. The epidemiology and control of measles in Yaounde, Cameroun, 1968–1975. *Int J Epidemiol* 1981; 10(3):263–269.

43 Heymann DL. *Control of communicable diseases manual, 18th edn*. Washington, DC: American Public Health Association; 2004.

44 World Population Prospects. *The 2006 Revision and World Urbanization Prospects: The 2005 Revision*. Population Division of the Department of Economic and Social Affairs of the United Nations Secretariat. 2005.

45 Cummings DA, Moss WJ, Long K *et al*. Improved measles surveillance in Cameroon reveals two major dynamic patterns of incidence. *Int J Infect Dis* 2006; 10(2):148–155.

46 Finkenstadt BF, Grenfell BT. Time series modelling of childhood diseases: a dynamical systems approach. *Appl Statist* 2000; 49(2):187–205.

47 Office for Population Censuses and Surveys. *The Registrar General's statistical review of England and Wales. Part I. Tables, Medical*. 1970. London, Her Majesty's Stationery Office.

48 Schenzle D. An age-structured model of pre- and post-vaccination measles transmission. *IMA J Math Appl Med Biol* 1984; 1(2):169–191.

49 Earn DJ, Rohani P, Bolker BM, Grenfell BT. A simple model for complex dynamical transitions in epidemics. *Science* 2000; 287(5453):667–670.

50 Anderson RM, May RM. The invasion, persistence and spread of infectious diseases within animal and plant communities. *Philos Trans R Soc Lond B Biol Sci* 1986; 314(1167):533–570.

51 Bartlett MS. Measles periodicity and community size. *J R Statist Soc* 1957; A120:48–70.

52 Bartlett MS. The critical community size for measles in the United States. *J R Statist Soc* 1960; 123:37–44.

53 Rohani P, Keeling MJ, Grenfell BT. The interplay between determinism and stochasticity in childhood diseases. *Am Nat* 2002; 159(5):469–481.

54 Anderson RM, Grenfell BT, May RM. Oscillatory fluctuations in the incidence of infectious disease and the impact of vaccination: time series analysis. *J Hyg (Lond)* 1984; 93(3):587–608.

55 Ramsay M, Gay N, Miller E *et al.* The epidemiology of measles in England and Wales: rationale for the 1994 national vaccination campaign. *Commun Dis Rep CDR Rev* 1994; 4(12):R141–R146.

56 Choi YH, Gay N, Fraser G, Ramsay M. The potential for measles transmission in England. *BMC Public Health* 2008; 8:338.

57 McLean AR. After the honeymoon in measles control. *Lancet* 1995; 345(8945):272.

58 Office for Population Censuses and Surveys. *Communicable disease statistics.* Series MB2 no 6. 1979. London, Her Majesty's Stationery Office.

59 Grassly NC, Fraser C, Garnett GP. Host immunity and synchronized epidemics of syphilis across the United States. *Nature* 2005; 433(7024):417–421.

60 Holmes KK, Sparling FP, Stamm WE *et al. Sexually transmitted diseases.* New York: McGraw-Hill Professional; 2008.

61 Garnett GP, Aral SO, Hoyle DV, Cates W, Jr., Anderson RM. The natural history of syphilis. Implications for the transmission dynamics and control of infection. *Sex Transm Dis* 1997; 24(4):185–200.

62 Weber A, Weber M, Milligan P. Modeling epidemics caused by respiratory syncytial virus (RSV). *Math Biosci* 2001; 172(2):95–113.

63 White LJ, Mandl JN, Gomes MG *et al.* Understanding the transmission dynamics of respiratory syncytial virus using multiple time series and nested models. *Math Biosci* 2007; 209(1):222–239.

64 Dushoff J, Plotkin JB, Levin SA, Earn DJ. Dynamical resonance can account for seasonality of influenza epidemics. *Proc Natl Acad Sci USA* 2004; 101(48):16915–16916.

65 Finkenstadt BF, Morton A, Rand DA. Modelling antigenic drift in weekly flu incidence. *Stat Med* 2005; 24(22):3447–3461.

66 Vynnycky E, Pitman R, Siddiqui R, Gay N, Edmunds WJ. Estimating the impact of childhood influenza vaccination programmes in England and Wales. *Vaccine* 2008; 26(41):5321–5330.

67 Ministry of Health. *Report on the pandemic of influenza, 1918–19.* 1920. 4. His Majesty's Stationery Office. Reports on Public Health and Medical Subjects.

68 Gilks WR, Richardson S, Spiegelhalter DJ. *Introducing Markov chain Monte Carlo.* London: Chapman and Hall; 1996.

69 Blower S, Dowlatabadi H. Sensitivity and uncertainty analysis of complex models of disease transmission: an HIV model, as an example. *International Statistical Review* 1994; 62(2):229–243.

年龄结构

5.1 概述和目标

在本章中，我们将讨论易感者人口比例和单位时间内新发感染者人数的年龄结构模式，以及它们如何受基本再生数和感染力的影响。我们还讨论了疫苗接种计划如何导致感染力的变化，疫苗接种除了具有减少人群中新发感染者人数的有益效果外，还可以导致某些年龄群组的人群中易感者个体比例和新发感染者人数的增加。

在本章结束时，您应该能够：

◆ 知道如何根据平均感染力和人群中易感者比例计算 R_0（假设接触模式为随机混合接触模式）；

◆ 能够分析可免疫和非可免疫传染病的年龄特异性（不同年龄群组的）血清学数据，以此来估计传染病粗略的传染力和年龄特异性的传染力；

◆ 了解群体免疫的含义；

◆ 理解疫苗接种对感染力的影响，以及除了减少单位时间内的新发感染者总数外，它如何导致人群中易感者比例和年龄较大群组中单位时间内新发感染者人数的增加；

◆ 了解动力学传播模型和静态模型的预测之间的差异。

5.2 年龄结构——分析横断面数据

5.2.1 急性可免疫传染病

到目前为止，在本书中，我们主要讨论了人群中易感者总体比例或单位时间内新发感染者或患病者人数（总体情况）的模式。在实践中，这些模式随着年龄的变化而发生较大的变化。例如，鉴于儿童接受感染暴露的年限少于成人，因此相比成人群体，在儿童群体中可能有更大比例的个体容易感染（仍然易感于）可免疫传染病。

因此，如果我们对人口进行横断面横截处理并计算人群中具有抗体或某些先前感染标志物的个体比例（假设没有个体接种过疫苗），我们可能会看到类似于

图 5.1 中的模式：人群中具有抗体的个体和可能针对感染免疫的个体的比例随着年龄的增长而增加。此外，在英格兰和威尔士地区，腮腺炎血清反应阳性的个体比例随着年龄的增长比风疹患者增加得更快，这表明腮腺炎比风疹具有更强的传染性（图 5.1b）。人群中具有抗体的个体比例也可能因环境而异，具体取决于人群拥挤程度等因素（图 5.1a）。

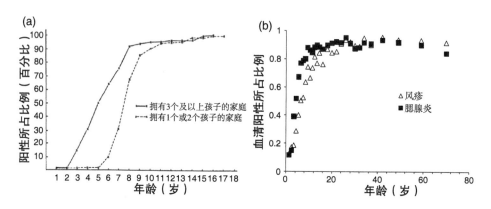

图 5.1 （a）1957 年康涅狄格州纽黑文市大、小（规模）家庭中特定年龄群组中麻疹血清反应呈阳性的个体的比例数据[3]。（Reproduced with permission from Black，1959.）[3]（b）1988 年在英格兰和威尔士，特定年龄群组中对腮腺炎和风疹呈血清反应阳性的个体比例数据[4]。风疹的数据仅在男性人群中收集

这些年龄模式由平均感染力（易感者个体被感染的平均率）所决定，如下所示，可以使用图 5.1 中所示的数据进行估计。反过来，这些模式可用于计算基本再生数和其他有用的流行病学统计量，例如感染的平均年龄和人群中易感者的比例。

5.2.2 估计平均感染力

地方性可免疫传染病的平均感染力是什么意思？正如我们在第 2 章和第 3 章中看到的，如果我们假设个体之间是随机混合接触的，那么感染力 [$\lambda(t)$] 和在时间 t 时的患病者个体的数量 [$I(t)$] 通过以下表达式相互关联：

$$\lambda(t) = \beta I(t) \qquad\qquad \text{方程式 5.1}$$

其中 β 是单位时间内两个特定个体之间有效接触的率（2.7.1 节）。对于可免疫传染病来说，患病者个体的数量会随着时间发生周期性变化，因此感染力也必然会随着时间发生周期性变化。然而，在没有接种疫苗或其他干预措施的情况下，感染力的平均值大致保持不变（图 5.2）。我们将使用符号 λ（去掉括号及其中的 "t"）来表示这个平均值。

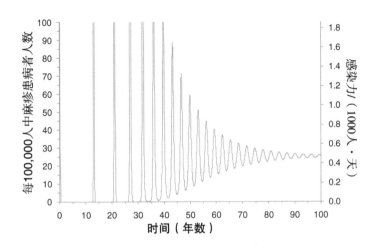

图 5.2 将一名患者引入完全易感者人群后，使用专栏 4.3 中所描述的模型获得的每 100,000 人中麻疹患病者人数的预测情况，其中假设 $R_0 = 13$。患病（传染）前期和患病（传染）期分别为 8 天和 7 天，$R_0 = 13$，人均死亡率＝出生率＝ 3.92×10^{-5}/ 天，相当于平均预期寿命为 70 岁。一开始就将一名患者引入包括 100,000 个个体的人群中

我们可以使用以下简单模型来预测每个年龄群组中应该（发生流行所需的）易感者的个体比例，该模型从出生开始跟踪个体，并使用年平均感染力来计算易感者个体的感染率：

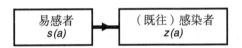

需要注意的是，"（既往）感染者"仓室包括所有非易感者，即它包括已被感染且已康复并具有免疫力的个体，已被感染但尚不具有传染性的个体，以及具有传染性的个体。我们将使用符号 $z(a)$ 来统一指这组年龄为 a 的群体。该模型隐含地假设易感者个体和（既往）感染者的死亡率相同。

该模型的预测如图 5.3 所示，其中假设所有个体在出生时都为易感者状态：如果平均感染力很高，例如大约 25%/ 年，这与 21 世纪初期埃塞俄比亚的麻疹情况相似 [5]，那么，平均 50% 的个体应该会在 4 ～ 5 岁时（之前）被感染（有既往感染经历），并且绝大多数个体在 10 岁时（之前）被感染（有既往感染经历）。如果它（平均感染力）很低，例如 5%/ 年，那么，约 40% 的个体在 20 岁时仍然为易感者状态。

该模型被称为"简单催化模型"。专栏 5.1 讨论了该模型名称的由来。它属于我们可以用数学常数"e"表示某一给定仓室大小的模型类型（参见 3.5.1 节）。

在我们的例子中，在年龄 a 时人群中易感者个体的比例 $s(a)$ 等于表达式：

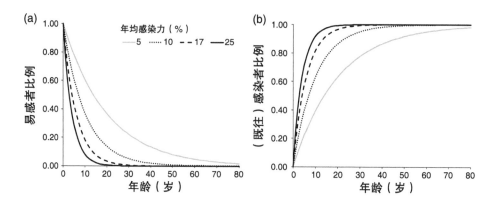

图 5.3 假设年平均感染力在 5% ～ 25%，对达到不同年龄时人群中 a）仍然保持易感或 b）（既往）感染的个体比例的预测情况（参见在线模型 5.1）

$$s(a) = e^{-\lambda a}$$

方程式 5.2

在年龄 a 时人群中（既往）感染的个体比例 $[z(a)]$ 由（1– 年龄 a 时易感者个体的比例）给出，即

$$z(a) = 1 - e^{-\lambda a}$$

方程式 5.3

通常通过将催化模型的预测值拟合到观测数据来估计感染力，在此（拟合）过程中感染力的值会发生变化，直到模型预测情况和观察到的数据之间的距离（拟合统计量 / 似然值）达到最小。将模型拟合到数据的方法在 4.2.5 节中进行讨论。

拟合模型时需要考虑的与数据相关的因素在 5.2.5 节中讨论。图 5.4 将拟合程度最优的简单催化模型与英格兰和威尔士的风疹和腮腺炎数据进行了比较（见图 5.1）。风疹和腮腺炎的拟合程度最优情况相对应的平均年感染力分别为 11.6%（95% CI，11.1% ～ 12.1%）和 19.8%（95% CI，19.1% ～ 20.5%）。5.2.3.5 节讨论了改进这些估计的方法，以此来纳入考虑母体产生的免疫力和感染力中的年龄依赖特征。

下面讨论获得感染力粗略估计值的方法，这些方法可用于验证通过将模型拟合到数据而获得的估计值。

5.2.2.1 感染力的快速和近似估计方法

5.2.2.1.1 中位感染年龄　平均感染力可通过使用方程式 $\lambda \approx 1/A$ 来进行估算（推导过程见 5.2.3.1 节），在该方程式中用感染年龄的中位数代替 A。中位感染年龄被定义为在该年龄之前（时）50% 的个体发生感染（有过既往感染经历），该值可从数据图形信息中读取获得。图 5.1 中的腮腺炎相关数据显示中位感染年龄约为 5 年（岁），这意味着感染力约为 20%/ 年。

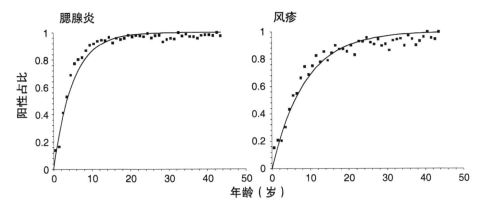

图 5.4 使用最佳拟合催化模型预测得到的英格兰和威尔士分年龄组别的（特定年龄群组的）腮腺炎和风疹血清学阳性流行率结果，与图 5.1 的所观察到数据的比较。见模型 5.2，在线资源

专栏 5.1 什么是催化模型？

催化模型与 SI、SIR 和 SIRS 模型相似（见图 2.2），只是它们（催化模型）未明确描述个体之间的传播情况，即感染力不使用传播参数"β"和患病者人数的项来表示。相反，个体是假定以某类年龄或时间依赖的恒定率发生感染。因此，催化模型仅是为了描述数据，而未明确模拟出它们如何产生的机制（例如：易感者个体和患病者个体之间的接触）。

"催化模型"一词来源于蒙克（Münch）[16]，他使用了化学学科中的一个类似术语。当时人们认为，在一个典型化学反应中，催化剂的分子对某些物质（S_1）施加一个恒定强度的作用或力，可将其转变为另一种物质（S_2），如下图所示：

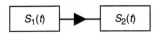

混合物中物质 S_1 构成所占的比例［用 $S_1(t)$ 表示］变化率如下（见 3.5.1 节），其中 λ 为单位时间内催化剂施加的作用或力：

$$\frac{ds_1}{dt} = -\lambda s_1(t)$$

通过类比法，在现实生活中，易感者个体从出生起就因接触患病者人群而暴露在"感染力"的作用下，从而被转变成为被感染者。

表 5.1 总结了该模型的差分方程组和微分方程组。值得注意的是，这两种类型的方程式都是根据年龄而不是时间来建立的，这是因为我们描述的是人群中易感或（既往）感染者比例是如何随个体年龄的增长而变化的。

（续）

表 5.1 汇总：计算 a 年龄时的人群中易感或（既往）感染者比例时，所使用的简单催化模型的差分方程组和微分方程组

	差分方程组	微分方程组
易感者比例 $[s_a$ 和 $s(a)]$	$s_{a+1} = s_a - \lambda s_a$	$\dfrac{\mathrm{d}s}{\mathrm{d}a} = -\lambda s(a)$
（既往）感染者比例 $[z_a$ 和 $z(a)]$	$z_{a+1} = z_a + \lambda s_a$ 或者，$z_{a+1} = z_a + \lambda(1 - z_a)$，[假设易感者比例 = 1 −（既往）感染者比例，在将 $s_a = 1 - z_a$ 代入上述方程式后得到这一结果]	$\dfrac{\mathrm{d}z}{\mathrm{d}a} = \lambda s(a)$

如果 λ 在所有年龄段都是相同的，那么 s_a 和 z_a 可以写成：

$$s_a = (1 - \lambda)^a \qquad \text{方程式 5.4}$$
$$z_a = 1 - (1 - \lambda)^a \qquad \text{方程式 5.5}$$

通过将生命中（前）1 年内不被感染的风险（几率）记为 $1 - \lambda$，而推导得到方程式 5.4，因此，在生命中（前）2 年内不被感染的个体比例 (s_2) 为 $(1 - \lambda) \times (1 - \lambda)$。在生命中（前）3 年内不被感染的个体比例 (s_3) 为 $(1 - \lambda) \times (1 - \lambda) \times (1 - \lambda) = (1 - \lambda)^3$。将该逻辑推广至 a 年，得到的结果为 $s_a = (1 - \lambda)^a$。

我们将 $s_a = 1 - z_a$ 代入方程式 5.4，并重新排列方程式能够得到方程式 5.5。

5.2.2.1.2 年龄组别（特定年龄群组的）感染风险　方程式 5.6 为一种估计在 a 和 $a+1$ 年龄组之间累计（既往）感染风险 (λ_a) 的方法，其中 s_a 是指 a 年龄组人群中易感个体的比例估计值。

$$\lambda_a = 1 - \frac{s_{a+1}}{s_a} \qquad \text{方程式 5.6}$$

该方程式是通过重新排列差分方程式 $s_{a+1} = s_a - \lambda_a s_a$ 得到的（见表 5.1）。风险和比率通过以下表达式相互关联：风险 $= 1 - e^{-比率}$，或等价的，比率 $= \ln(1 - 风险)$（见专栏 2.2）；因此，感染力可用方程式 $\ln(1 - \lambda_a)$ 计算得到。

5.2.2.1.3 年均感染风险（力）　当个体达到 a 岁时，（在此之前的）平均的每年感染风险可通过方程式 5.7 进行估算，该方程式是通过重新排列差分方程式 $s_a = (1 - \lambda)^a$（见方程式 5.4）得到的。

$$\lambda = 1 - s_a^{1/a} \qquad \text{方程式 5.7}$$

该方程已被应用于使用结核菌素调查数据估算不同环境下结核分枝杆菌的年均感染风险[6]。虽然对获得快速估算结果很有用，但它的主要缺点是未针对该种风险何时发生提供见解或相关信息。

5.2.2.1.4 示例：评估腮腺炎的感染风险　20 世纪 80 年代，英格兰和威尔士地区 [4] 5 ～ 9 岁和 10 ～ 14 岁儿童人群中腮腺炎血清学阴性的比例分别为 $s_{5-9} = 0.21796$ 和 $s_{10-14} = 0.06873$。应用方程式 5.6，年龄组 5 ～ 9 岁和年龄组 10 ～ 14 岁间的感染风险计算为：

$$\lambda = 1 - \frac{0.06873}{0.21796} = 0.68467$$

这一风险可解释为 5 年时间段的风险，即年龄组 5 ～ 9 岁未受感染的儿童人群中在年龄 10 ～ 14 岁之前被感染的比例。需要注意的是，1 - 0.68467 可解释为人群中在年龄组 5 ～ 9 岁和年龄组 10 ～ 14 岁之间保持易感状态个体的比例。因此，我们可应用方程式 5.7 来估算年龄组 5 ～ 9 岁和年龄组 10 ～ 14 岁之间所经历的年均感染风险，即 $\lambda = 1 - (1 - 0.68467)^{1/5} = 0.206/$ 年。

该值与使用方程式 5.7 估算的 10 ～ 14 岁儿童人群的年均感染风险非常相似，亦即假设 10 ～ 14 岁儿童的平均年龄为 12 岁，$\lambda = 1 - 0.06873^{1/12} = 0.20/$ 年。

5.2.3 应用平均感染力的估计值

5.2.3.1 平均感染年龄

如 2.7.2 节中所讨论的，假设某事件以恒定率发生，事件发生所需要的平均时间和该事件发生的平均率可通过以下方程式相互联系起来：

事件发生所需要的平均时间 = 1/ (事件发生的平均率)

使用此方程式，感染发生所需要的平均时间（即平均感染年龄）和平均感染力可通过以下方程式进行关联：

$$A \approx 1/\lambda \qquad\qquad 方程式\ 5.8$$

表 5.2　汇总：平均感染年龄的相关主要方程式（方程式 5.10 和方程式 5.11 的推导过程见习题 5.7）

人口类型	方程式	方程式编号
全人口（普通方程式）	$A = \dfrac{\int_0^\infty a\lambda(a)S(a)da}{\int_0^\infty \lambda(a)S(a)da}$	5.9
指数年龄分布	$A = \dfrac{1}{\lambda + 1/L}$ 或 $\dfrac{1}{\lambda + m}$	5.10
矩形年龄分布	$A = \dfrac{1}{\lambda}\left[\dfrac{1 - (1 + \lambda L)\,e^{-\lambda L}}{1 - e^{-\lambda L}}\right]$	5.11

$S(a)$ 指年龄为 a 的易感者人数，$\lambda(a)$ 指年龄为 a 人群中的感染力大小，L 为平均预期寿命，m 为平均死亡率

由于平均感染年龄取决于有多少个体在被感染前死亡，因此也取决于死亡率（见下文），这种关联（$A = 1/\lambda$）是近似的。它还假设个体之间是随机混合接触的，感染力与年龄无关。表 5.2 总结了具有指数年龄分布人口（即与一些发展中国家的人口结构相似，见图 3.7）和具有矩形年龄分布人口的平均感染年龄的主要估算方程式。后者与西方人口结构相似，很少有（理论上没有）个体直到达到预期寿命 L 时才死亡。

这些方程式和方程式 $A = 1/\lambda$ 给出了与预期寿命和 > 5%/ 年感染力的实际值较为相似的估计（图 5.5 和习题 5.4）。因此，我们常使用方程式 $A = 1/\lambda$ 来计算平均感染年龄；考虑到母体免疫力的存在，该表达式可以写成：

$$A \approx 1/\lambda + 1/\mu \qquad\qquad \text{方程式 5.12}$$

其中 $1/\mu$ 为母体抗体产生的平均保护时间。

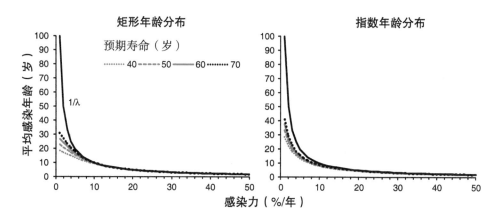

图 5.5 比较使用方程式 $1/\lambda$（实黑线）和使用精确方程（方程式 5.10 和方程式 5.11）（虚线或灰色线）分别对矩形和指数年龄分布人群在不同预期寿命时的平均感染年龄预测情况

方程式 5.9 通常使用不同年龄组别（如年龄 a）人群中易感者人数比例进行估算，而不是使用在年龄为 a 人群中的实际易感者人数（如果不可获得）。这一方程式反映最终被感染（有既往感染经历）人群的平均感染年龄（见参考文献 [4]），它排除掉了那些从未被感染的个体。在相关参考文献 [4,7] 中讨论了纳入考虑这类人群（从未被感染的个体）的替代表达式。

5.2.3.1.1 示例：腮腺炎的平均感染年龄　20 世纪 80 年代，英格兰和威尔士地区流行性腮腺炎的平均感染力约为 19.8%/ 年。应用方程式 5.8 可以得到平均感染年龄约为 1/0.198 ≈ 5.05 岁；假设预期寿命为 70 岁，应用方程式 5.11 得出平均感染年龄与前者非常相似，即：

$$\frac{1}{0.198}\left[\frac{1-(1+0.198\times70)\,e^{-0.198\times70}}{1-e^{-0.198\times70}}\right]\approx5.05\ 年$$

5.2.3.2 人群中易感者所占的比例

可以看出（附录 A.3.1、附录 A.3.2 和参考文献 [9]），对于年龄呈指数分布或矩形分布的人群，假设个体之间随机混合接触，人群中易感者平均比例（s）、平均感染力与平均预期寿命（L）可通过以下方程式相互关联：

指数年龄分布：

$$s=\frac{1}{\lambda L+1} \qquad\qquad 方程式\ 5.13$$

矩形年龄分布：

$$s=\frac{1}{\lambda L} \qquad\qquad 方程式\ 5.14$$

将 $\lambda\approx1/A$ 代入方程式 5.13 和方程式 5.14，可以得到以下关于人群中易感者比例的方程式：

指数年龄分布：

$$s\approx\frac{A}{A+L} \qquad\qquad 方程式\ 5.15$$

矩形年龄分布：

$$s\approx A/L \qquad\qquad 方程式\ 5.16$$

图 5.6b 提供了方程式 5.16 的直观推导过程。

5.2.3.2.1 示例：人群中腮腺炎易感者比例　20 世纪 80 年代，英格兰和威尔士地区腮腺炎的平均感染年龄约为 5 岁（5.2.3.1.1 节）。假设平均预期寿命为 70 岁，应用方程式 5.16 计算得到人群中易感者比例约为 5/70 ≈ 0.07。

人群中易感者比例也可以根据数据直接进行估计，而无须使用平均感染力的估计值，所使用的方程式如下：

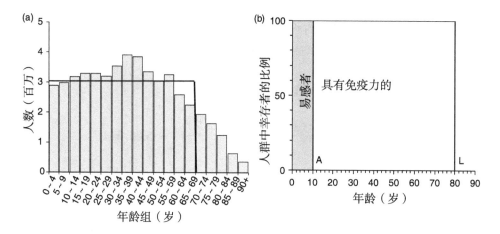

图 5.6 （a）一个关于矩形年龄分布人口的示例：2004 年，英格兰。数据来源：http：//www. ons.gov.uk。（b）对表达式 $s = A/L$ 的直观解释。对于一个年龄呈矩形分布的人群，我们可以假设每个人在平均（感染）年龄 a 之前都易感，当在平均年龄 a 时他们开始具有免疫力，并且每个人都在 L 岁时死亡。因此，人群中易感者比例等于图（b）中灰色矩形面积除以年龄在 $0 \sim L$ 岁整个矩形的面积。在这个例子中，$A = 10$ 岁，$L = 80$ 岁，因此人群中易感者比例 $= 10/80 = 0.125$

$$s = \sum_a p_a \frac{S_a}{N_a} \qquad \text{方程式 5.17}$$

假设针对感染所做的生物学检测呈阴性的个体为易感染者。在方程式中，p_a 是人群中 a 年龄组人口所占的比例（从生命表中获得），S_a 是在 N_a 个年龄为 a 的个体中检测出为易感者的人数。这个方程式可解释为人群中易感个体比例的年龄加权平均值。

如果人口年龄分布呈矩形，则 p_a 可用以下方程式来计算：

$$p_a = \frac{\text{年龄组 } a \text{ 的宽度或间距}}{\text{预期寿命}} \qquad \text{方程式 5.18}$$

5.2.3.2.2 示例：直接从数据中计算人群中易感者所占的比例　下表第 2 ～ 4 列显示 20 世纪 80 年代英格兰和威尔士地区不同年龄组人群中腮腺炎抗体阳性人数、阴性人数（S_a）和合计检测人数（N_a）的数据[4]；第 5 列提供抗体阴性的比例（S_a/N_a）。

（续）

年龄组	人数			S_a/N_a	p_a	$p_a \times S_a/N_a$
（岁）	阳性	阴性（S_a）	合计（N_a）			
1～4	436	963	1,399	0.68835	4/70	0.03933
5～9	1,263	352	1,615	0.21796	5/70	0.01557
10～14	1,477	109	1,586	0.06873	5/70	0.00491
15～19	754	38	792	0.04798	5/70	0.00343
20～29	1,651	46	1,697	0.02711	10/70	0.00387
30～39	825	27	852	0.03169	10/70	0.00453
40+	234	4	238	0.01681	30/70	0.0072

p_a 值的结果见第6列，其中假设预期寿命为70年。例如，10～14岁年龄组宽度为5岁，如果预期寿命为70岁，则 $p_{10\text{-}14} = 5/70 = 0.071$。最后一列为 $p_a \times S_a/N_a$ 的值。将所有年龄段的值进行相加，可对总人群中易感者人口所占的比例进行估算：

$$s = 0.03933+0.01557+0.00491+0.00343+0.00387+0.00453+0.0072 = 0.0788$$

5.2.3.3 基本再生数

如4.3.2节中所述，对于地方性可免疫传染病，假设个体之间随机混合接触，人群中易感者平均比例 s 与基本再生数有关，相互关联的方程式如下：

$$s = 1/R_0 \qquad\qquad 方程式 5.19$$

在重新排列该方程式后，我们得到计算 R_0 的方程式：

$$R_0 = 1/s \qquad\qquad 方程式 5.20$$

将 $s = \dfrac{1}{\lambda L + 1}$ 和 $s \approx \dfrac{1}{\lambda L}$（方程式5.13和方程式5.14）代入方程式5.20，进一步假设个体之间随机混合接触，得到人群年龄分布为指数分布和矩形分布时 R_0 的方程式分别为：

指数年龄分布：

$$R_0 = 1 + \lambda L \qquad\qquad 方程式 5.21$$

矩形年龄分布：

$$R_0 \approx \lambda L \qquad\qquad 方程式 5.22$$

如果平均预期寿命为 70 岁，R_0 为 20，假设个体之间随机混合接触，使用方程式 5.22 预测得到最大感染力约为 28%/ 年（图 5.7）。实际上，不同年龄组的感染力往往不同，在某些情况下可超过 28%/ 年（5.2.3.5 节）。在第 7 章中讨论了可以解释（纳入考虑）年龄依赖特征的估算 R_0 的方法。

将 $\lambda \approx 1/A$（方程式 5.8）代入方程式 5.21 和方程式 5.22，可得到 R_0 关于平均感染年龄 A 的方程式：

指数年龄分布：

$$R_0 \approx 1 + L/A \qquad \text{方程式 5.23}$$

矩形年龄分布：

$$R_0 \approx L/A \qquad \text{方程式 5.24}$$

方程式 5.21 ~ 5.24 有助于从血清学或其他数据估计得到的感染力中获得 R_0 的快速和近似估计值。

5.2.3.3.1 示例：估计腮腺炎和风疹的基本再生数

1）20 世纪 80 年代，英格兰和威尔士地区人群中腮腺炎的易感人口比例约为 0.07（5.2.3.2.1 节）。应用方程式 $R_0 = 1/s$，可以得到基本再生数约为 $1/0.07 \approx 14$。

2）20 世纪 80 年代，英格兰和威尔士地区风疹的平均感染力约为 11.6%（5.2.2 节）。假设平均预期寿命为 70 岁，应用方程式 5.22，计算得到基本再生数约为 $70 \times 0.116 \approx 8$。

5.2.3.4 感染力和 R_0 对各年龄组人群中易感个体比例和单位时间内新发感染人数的影响

对于与不良反应相关的传染病，如果该类传染病一般在特定年龄人群中出现，那么在特定年龄段人群中的新发感染者人数特别值得关注。例如，在成年期感染麻疹或腮腺炎的个体患脑炎的风险会增加；同样的，感染脊髓灰质炎病毒的成人患麻痹性脊髓灰质炎的风险也会增加。就风疹而言，在怀孕的前三个月内发生感染可导致孩子出生时患有先天性风疹综合征（congenital rubella syndrome，CRS），这与严重残疾相互关联。同样的，在怀孕期间感染巨细胞病毒或弓形虫与孩子出生时患有先天性疾病的风险增加有关。

单位时间内新发感染者人数由以下方程式表示（2.6.1 节和 3.4.1 节）：

$$\lambda(t)S(t) \qquad \text{方程式 5.25}$$

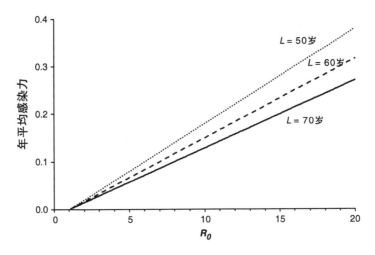

图 5.7　用方程式 5.22 预测得到的年平均感染力与 R_0 之间的关系

式中，$S(t)$ 为 t 时刻时的易感者个体人数。扩展这一逻辑，在年龄为 a 的人群中，单位时间内人均新发感染者人数由以下方程式表示：

$$\lambda(a, t)s(a, t)$$

式中，$\lambda(a, t)$ 为 a 年龄人群在 t 时刻的平均感染力，$s(a, t)$ 为 a 年龄人群中在 t 时刻的易感者比例。假设感染力与年龄无关，将 $s(a) = e^{-\lambda a}$（即方程式 5.2）代入该表达式，则单位时间内人均新发感染者人数，可通过以下方程式来计算：

$$\lambda e^{-\lambda a} \qquad\qquad\qquad 方程式 5.26$$

图 5.8 展示了利用方程式 5.26 得到的不同年龄段中每 10 万人患风疹（或其他感染）新发感染者人数的预测情况，其中感染力在每年 5% ～ 25%。这表明在未接种疫苗的情况下，如果疾病感染力很高，大多数个体在成年之前即已（感染所致）产生免疫力（图 5.3），因而很少有成人（包括孕妇）是第一次（正在）感染。因此，在这种情况下，CRS 负担应该较低。在参考文献 [8-10] 中讨论了利用扩展方程式 5.26 来计算 CRS 实际负担的方法。

这些年龄结构模式在很大程度上决定了引入风疹疫苗的影响或作用（5.3.3 节）。

5.2.3.5　对感染力估算方法的完善

5.2.3.5.1　母体免疫　对于某些感染（传染病），很大比例的婴儿在出生后前 6 ～ 9 个月有母源抗体或母体免疫，可提供抗感染保护作用（见图 5.9a）。如下展示了考虑母体免疫效应的简单催化模型：

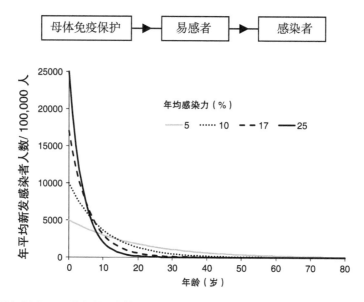

图 5.8 使用方程式 5.26 获得的不同年龄组年平均新发感染者人数 /100,000 人的预测情况

通常采用以下两种假设之一将母体免疫纳入到模型之中（模型 5.3，在线资源）：

a）个体在生命最初时（例如前六个月）对感染具有免疫力，具体时限主要取决于具体的传染病，之后逐渐进展为易感状态。在给定年龄 a 时，人群中易感者个体比例的计算方程式类似于简单催化模型所给出的方程式，即 $e^{-\lambda(a-0.5)}$。在该方程式中，"$a-0.5$" 反映了个体对传染病易感状态的持续年数。

b）母体免疫力以恒定的率丧失，例如 μ，它等于 1/（母体抗体提供的平均保护时间）。在习题 5.6a 中，在给定年龄 a 时，人群中易感者个体的所占比例计算方程式为：

$$\frac{\mu(e^{-\mu a} - e^{-\lambda a})}{\lambda - \mu}$$

相对于感染力，母体免疫力持续时间对于设计或开发疫苗接种策略极为重要，因为给具有母体免疫力的婴儿群体接种疫苗意味着许多疫苗接种剂次将被"浪费"掉。然而，如果感染力较强，为年龄较大的儿童群体接种疫苗可能几乎不会影响发病率，因为许多儿童在有机会接种疫苗之前就已经被感染了[9]。

接种疫苗的最佳年龄是人群中个体免疫（通过自然感染或母体免疫获得）比例为最小值时的年龄，如果感染力分别为高和低，则最佳接种年龄分别为 < 1 岁和 > 1.5 岁（图 5.9b）。以麻疹为例，在传播率较高的环境中，建议对 9 个月大的婴儿群体接种第一剂疫苗；在目前传播率（数）较低的工业化国家或地区中，

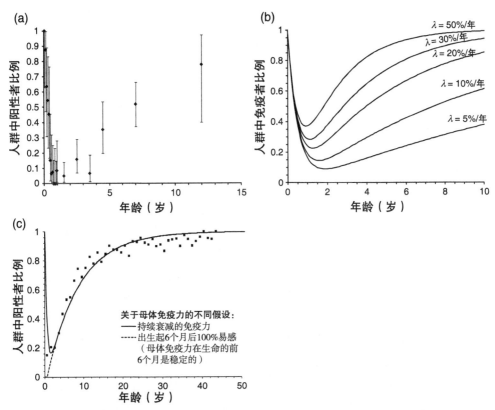

图 5.9　(a) 1990 年 11 月至 1991 年 1 月期间，在巴西圣保罗州凯伊拉斯（Caieiras，São Paulo State，Brazil）人群中发现的风疹抗体阳性的个体比例 [12]。(b) 根据关于年均感染力（λ）的不同假设和母体免疫力平均持续 6 个月的假设，对不同年龄段的免疫流行率进行预测（见模型 5.3，在线资源）。(c) 假设母体免疫力在生命的前 6 个月是稳定的，或是平均持续 6 个月时间但呈下降趋势，使用与图 5.1 中风疹数据拟合最优的模型进行预测所得到的结果（模型 5.3，在线资源）

建议对 12 ~ 15 个月大的婴幼儿群体接种第一剂疫苗 [11]。

　　一般来说，不论免疫力是如何丢失的（即，它是以恒定的率丢失或是在生命的前六个月对感染具体固定或恒定的免疫力），通过拟合催化模型至数据而估算得到的感染力结果应该是相似的，并且它要高于通过拟合简单催化模型所得到的感染力（表 5.3）。对此的一种解释是，一个简单催化模型高估了个体面临感染风险的年数，因为它假设个体在出生时即为易感状态。因此，为了与观察到的数据相匹配，模型中的感染力可能低于假设个体在出生后（生命中的）第一年保持免疫所需要的感染力。

表 5.3 汇总：对来自母体抗体保护效力的不同假设情况下，对图 5.1 中的风疹数据利用催化模型进行拟合所获得的最佳拟合感染力

模型类型	感染力 （%/ 每年）（95% 置信区间）
简单催化模型	11.6 （11.1 ~ 12.1）
母体免疫力呈指数级下降	12.0 （11.1 ~ 13.0）
6 个月后 100% 易感（母体免疫力在生命的前 6 个月是稳定的）	12.1 （11.6 ~ 12.6）

模型预测情况见图 5.9c。参考模型 5.3，在线资源

5.2.3.5.2 感染力的年龄依赖特征　有关所有年龄群组的感染力都是相同的假设是不现实的。例如风疹，使用简单催化模型获得的对 5 ~ 14 岁儿童人群的最佳拟合模型预测（值）低估了观察数据（图 5.4），表明儿童群体的真实感染力超过了总人群中的平均值。相反，模型预测（值）高估了老年人群体的观察数据，这表明成年人群体的感染力低于总人群中的平均值，或该检测对多年前既往感染的老年人群体的敏感性低于 100%。

为了使用催化模型估计具有年龄依赖特征的感染力，我们首先需要确定感染力是否以及如何随着年龄发生变化。对于特定年龄段人群中个体检测结果为阴性者的比例 (s_a) 的横断面数据，最简单的方法是将 $-\ln(s_a)$ 与每个年龄段的中点作为 Y-X 轴绘制图形[7]（图 5.10）。专栏 5.2 显示，如果图形绘制成一条直线，与图 5.10 中的斐济数据集类似，那么，我们可以合理地假设所有年龄组人群的感染力是相同的，并且这条线的梯度或斜率等于感染力。

$-\ln(s_a)$ 的图形通常可以分解成几条直线 / 线段，例如，一条线段穿过成人人群的数据点，另一条线段穿过儿童人群的数据点，如图 5.10 中的中国和英国数据集。这些图形表明感染力是与年龄相关的，并且在一个给定的年龄组中，感染力等于连接或穿过该年龄组的点的 $-\ln(s_a)$ 所在直线的斜率（专栏 5.2）。例如英国数据集的图形，通过成人人群相关点的 $-\ln(s_a)$ 所在直线的斜率比儿童人群的对应值要小，这表明成人人群中的感染力小于儿童人群中的感染力。这种年龄模式适用于许多传染病，并归因于几个因素（见专栏 5.3）。

$-\ln(s_a)$ 的图形需要谨慎解释。例如，图 5.10 中表示中国相关场景的图形在约 15 岁时斜率的明显变化反映了一个事实，即血清学阳性率在达到 10 岁时（前）实际上是 100% 灵敏的。这突出了估算成人人群中流行性传染病的感染力的普遍存在的问题。

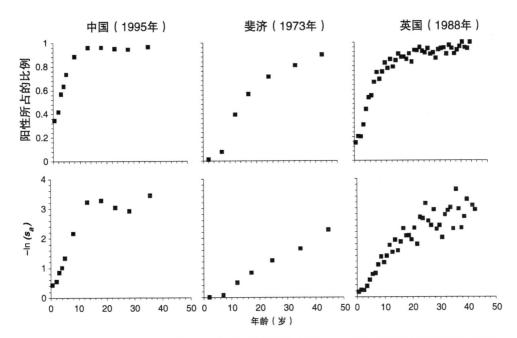

图 5.10 不同环境下人群中风疹血清学阳性者所占的比例和 –ln（观察到的血清学阴性者所占的比例）的图形 [4,13-14]

专栏 5.2 确定感染力是否具有年龄依赖特征

（a）如果感染力不具有年龄依赖特征，为什么 –ln(s_a) 的图形应该为线性？

如果所有年龄组人群的感染力是相同的，那么给定年龄 a 的人群中检测结果为阴性的比例 (s_a) 可用方程式（方程式 5.2）来描述：

$$s_a = e^{-\lambda a}$$

取该方程式两边的自然对数，并应用对数运算规则（见基础数学知识部分 B.4 节），我们可以得到：

$$\ln(s_a) = \ln(e^{-\lambda a}) = -\lambda a$$

重新排列该表达式，可得到：

$$-\ln(s_a) = \lambda a$$

这是一条直线方程（见基础数学知识部分 B.2 节），即如果我们绘制 –ln(s_a) 与年龄的关系图形，我们应该看到一条直线，其斜率是 λ。

（b）解释由几条直线段组成的 –ln(s_a) 的图

我们考虑到 < 15 岁和 ≥ 15 岁年龄组人群中感染力分别为 λ_1 和 λ_2 且保持恒定（但大小不同）的情况。在这种情况下，以下方程描述了年龄为 a 人群中个体检测为阴性的比例：

（续）

$$s_a=\begin{cases} e^{-\lambda_1 a} & a < 15 \text{ 岁} \qquad\qquad \text{方程式 5.27a} \\ e^{-15\lambda_1}e^{-\lambda_2(a-15)} & a \geq 15 \text{ 岁} \qquad\quad \text{方程式 5.27b} \end{cases}$$

需要注意的是，年龄在 15 岁以上的人群的（个体检测为阴性的比例）方程式等于以下二者的乘积：

1. 15 岁时人群中易感者个体所占的比例（即 $e^{-15\lambda_1}$）；

2. 人群中在 15 岁至 a 岁间未发生（避免）感染的个体所占的比例（即 $e^{-\lambda_2(a-15)}$）。

取方程式 5.27a 的两边的关于 s_a 的自然对数，可得到

$$-\ln(s_a) = \lambda_1 a \qquad a < 15 \text{ 岁}$$

如（a）节中所述（见上文），这是一条直线的方程，因此 $-\ln(s_a)$ 与年龄的曲线图在 15 岁之前应该为线性的，斜率为 λ_1。

按照相同步骤，使用关于 s_a 的方程式 5.27b 对 $\geq$ 15 岁的患者人群进行计算，可得到：

$$-\ln(s_a) = -\ln(e^{-15\lambda_1}e^{-\lambda_2(a-15)}) \qquad a \geq 15 \text{ 岁}$$

根据对数规则（见基础数学知识部分 B.4 节），此方程式简化为：

$$-\ln(s_a) = 15\lambda_1 + \lambda_2(a-15) \qquad a \geq 15 \text{ 岁}$$

该方程式也为一条直线的方程式，斜率为 λ_2。因此，如果 $-\ln(s_a)$ 与年龄中点的图可分解为几条直线段，那么可以合理地假设感染力是与年龄相关（具有年龄依赖特征）的，并且在给定的年龄组中，感染力等于连接该年龄组的图所在直线的梯度。

专栏 5.3   为什么在儿童人群和成人人群间及不同环境间的感染力可能会有所不同？

在多种感染（传染病）中，可以看到儿童人群和成人人群之间的感染力存在差异。特别是在 1957 年（亚洲）流感大流行时（见图 5.11），这种现象较为明显。这种差异可归因于以下几个因素：

1. 因为接触模式存在差异，从而儿童人群和成人人群之间接触或暴露于感染（传染病）存在差异。例如，儿童最有可能接触其他儿童，他们也最有可能具有传染性。

（续）

2．易感性差异。例如，年轻人可能比老年人更有可能保持"易感"状态，因为他们的免疫系统发育成长程度可能不完善。

3．遗传因素。例如，那些最容易被感染（最为易感）的个体在年轻时被感染，而其余人群感染速度较慢，这可能导致感染力有明显的年龄差异（见第 8 章相关文献[9]）。

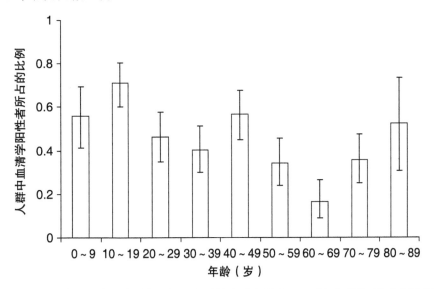

图 5.11　1957 年在谢菲尔德（英国）观察到的人群中具有 1957 年（亚洲）流感毒株抗体的个体比例[1]。发现老年人群中有抗体的比例较高，这可归因于这类人群以前既往接触过相关毒株[2]

感染力还取决于该研究人群的一些特征，例如，人群是否是居住于城市／农村、发达国家／发展中国家等。如图 5.10 所示，与英国相比，中国人群中对风疹的感染力较大，可能是由于人口密集程度不一致的原因。与英国相比，在研究期间段中国儿童人群的感染力较大，可能是由于长时间接触（暴露于）其他儿童所致，如在托儿所或日托中心等。来自纽黑文 1957 年[47] 的麻疹血清学数据也表明，大（规模）家庭和小（规模）家庭之间的具有年龄依赖特征的模式也存在差异（图 5.1）。

表 5.4 汇总：催化模型的主要类型

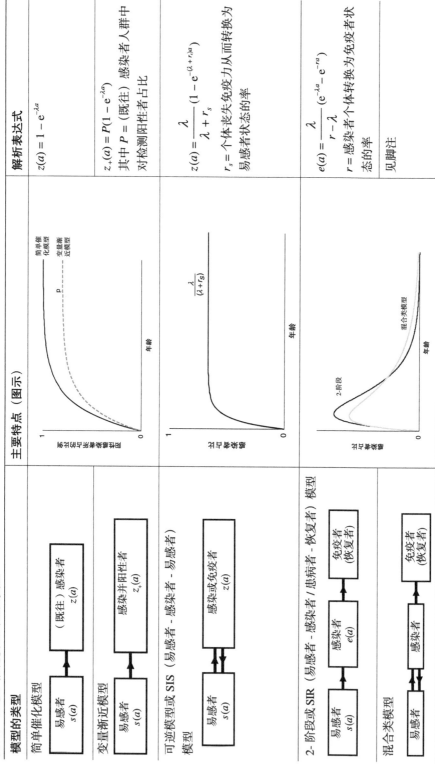

模型的类型	主要特点（图示）	解析表达式
简单催化模型 易感者 s(a) → （既往）感染者 z(a)	易感者中既往感染者的比例；简单催化模型、变量渐近模型	$z(a) = 1 - e^{-\lambda a}$
变量渐近模型 易感者 s(a) → 感染并阳性者 z_+(a)		$z_+(a) = P(1 - e^{-\lambda a})$ 其中 $P =$（既往）感染者人群中对检测阳性者占比
可逆模型或 SIS（易感者 - 感染者 - 易感者）模型 易感者 s(a) ⇄ 感染或免疫者 z(a)	$\dfrac{\lambda}{(\lambda + r_s)}$	$z(a) = \dfrac{\lambda}{\lambda + r_s}(1 - e^{-(\lambda + r_s)a})$ $r_s =$ 个体逆转失去免疫力从而转换为易感者状态的率
2-阶段或 SIR（易感者 - 感染者 / 患病者 - 恢复者）模型 易感者 s(a) → 感染者 e(a) → 免疫者（恢复者）	2-阶段	$e(a) = \dfrac{\lambda}{r - \lambda}(e^{-\lambda a} - e^{-ra})$ $r =$ 感染者个体转换为免疫者状态的率
混合类模型 易感者 → 感染者 ⇄ 免疫者（恢复者）	混合类模型	见脚注

混合类模型中所有仓室的解析表达式可以通过尝试解出一般形式为 $s(a) = Ke^{qa}$，$e(a) = Je^{qa}$ 的方程式和操作相关微分方程组（M. Vynnycky，可个人自主联系），或者通过将模型的微分方程组输入到一个数学软件包如 Maple 或 Mathematica 数学软件中，从而得到或发现。所得到的方程较为复杂，此处较难重现

具有年龄依赖特征的感染力通常被纳入催化模型，其中假设感染力在 $-\ln(s_a)$ 图形所示的年龄组中是"分段"常数（即恒定但不同）（见相关文献[15]）。例如，对于图 5.10 的英国数据集，$-\ln(s_a)$ 图在 0 ~ 14 岁和 ≥ 15 岁年龄组的斜率似乎有所不同，表明感染力在 15 岁左右发生变化。事实上，如果我们通过这些数据拟合一个具有年龄依赖特征的催化模型，能够估算得到儿童和成人群体的年感染力分别约为 13% 和 4%（模型 5.4，在线资源）。因此，对 0 ~ 14 岁进一步进行分层也是合理的。例如，可以假定 < 1 岁、1 ~ 4 岁和 5 ~ 14 岁年龄组人群间的感染力不同，可能是因为婴儿与 1 ~ 4 岁儿童相比有不同的接触模式，而后者与 5 ~ 14 岁学龄期儿童相比也有不同的混合接触模式。

5.2.4 不可免疫传染病中的年龄结构相关问题

到目前为止，我们讨论的催化模型假设个体一旦免疫，他们保持终身免疫，而且如果活得足够长，每个个体都会进展到免疫状态。对于不符合这些假设的传染病，还可应用其他类型的催化模型[16]。表 5.4 进行了汇总，下面将做简要介绍和讨论：

◆ *变量渐近模型*：它与简单催化模型相似，只是假设部分个体永远不会被感染，或者一些个体尽管已经被感染，但由于检测灵敏度较低，检测结果不呈阳性。该模型已应用于麻疹和百日咳数据[16-17]。

◆ *可逆或 SIS（易感者 - 感染者 - 易感者）模型*：在这类模型中，个体发生感染的率为 λ，一旦被感染，就随之以率 r_s 丢失感染状态并进展为易感者状态。不同年龄组人群中的感染者个体比例所能够达到的峰值为 $\dfrac{\lambda}{\lambda + r_s}$（见习题 5.8）。该模型已应用于结核菌素横断面数据[16,18]、白喉、疟疾[19] 和丝虫病[20]。

◆ *2- 阶段或 SIR（易感者 - 感染者 / 患病者 - 恢复者）模型*：在这类模型中，感染的迹象消失了，但对抗感染的免疫力仍存在。该模型已应用于雅司病和组织胞浆菌病数据[16]；该模型被扩展为允许被感染的个体再次恢复为易感者状态（亦即一个"复合"模型），并已有研究应用于钩虫数据[21]。在这些模型中估计未知参数的方法类似于 4.2.5 节中描述的方法。

5.2.5 进行数据分析时的一些实际注意事项

本节重点是分析血清学阳性流行率数据的方法。但是，也应注意正在被分析的数据本身。最后，我们列出了在将模型拟合到数据中之前应考虑的一些关键问题：

1）数据如何收集，以及过程当中可能存在哪些偏倚？例如，这些样本是被专门用来调查传染病感染情况的吗？这类数据可能导致高估感染力的结果。

2）各个年龄组人群中的阳性者比例图可以展示相关信息，使得我们能够知道应该使用的催化模型的类型吗（见表5.4）？例如，阳性者比例是否随着年龄的增长而急剧增加，并接近100%吗？它是否达到了低于100%的峰值水平？它会达到峰值并在随后下降吗？

3）数据中有异常值吗？如果有，可能有必要在分析时排除它们。

4）数据是何时收集的？对于发病率会发生周期性变化的传染病来说，对于较年轻的年龄组人群而言，催化模型与某一流行后立即收集到的数据的拟合度可能较低。在这种情况下，拟合应仅限于较年老人群的数据，这些较年老人群可以在流行年份和非流行年份都存活下来。参考 Whittaker 和 Farrington（2004）的相关文献[22]。

5）"感染标志物"代表什么？例如，既往感染、当前感染、近期感染、免疫力、非特异性反应等？这个问题通常较为复杂，因为检测的灵敏度通常难以达到100%。

6）人群中对既往感染标志物呈阳性的个体（比例）是否包括已经接种疫苗的个体？如果包括，当能够获得个体疫苗接种记录相关数据时，这些个体应从总体数据中排除。否则，如果个体只在出生时（或此后不久）接种疫苗，给定年龄 a 的人群中发生自然感染和检测阳性的个体比例可使用方程式 $(z_a - v_a)/(1 - v_a)$ 进行估算，其中 z_a 是人群中被假定有免疫力（通过疫苗接种或自然感染）的个体比例，v_a 是人群中在出生时接种过疫苗的个体比例。

7）感染时的中位年龄是多少岁？这可以通过使用方程式 $A = 1/\lambda$（方程式5.8）来检验常规方法估算的感染力是否正确。

8）感染力会如何随年龄的增长而变化呢？（见5.2.3.5.2节）

9）……

5.3 疫苗接种对传染病动力学特征的影响

5.3.1 疫苗接种的间接影响

目前，所有国家都会定期为幼儿群体接种一些常见的儿童传染病的疫苗，如麻疹、腮腺炎和风疹疫苗，以及用来预防白喉、破伤风、流感嗜血杆菌等其他传染病的疫苗。如图5.12所示，在英格兰和威尔士地区引入麻疹和百日咳疫苗接种计划之后，因受以上疫苗接种的直接和间接影响，这些传染病感染的报告率大幅降低。

例如，因个体接种疫苗后具有免疫力，那些本来可能会被感染的个体并不会

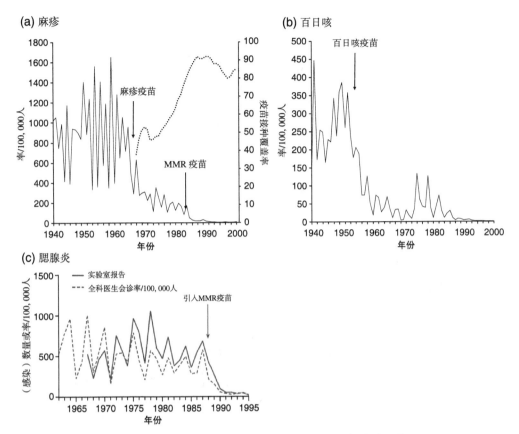

图 5.12 英格兰和威尔士地区麻疹（a）和百日咳（b）的年报告率。（Data source：Health Protection Agency）。（c）英格兰和威尔士地区腮腺炎感染的实验室报告率和全科医生会诊率。（Reproduced with permission from Gay *et al*，1997.）[24]

被感染和患病，故疫苗接种直接降低了感染（患病）者的患病率。未接种疫苗的个体也会因感染（患病）者患病率变低而从中受益，因为感染（患病）者患病率降低意味着他们（未接种疫苗的个体）被感染的机会减少了，即他们受到了"间接保护"，这种间接保护是"群体免疫"的一部分[23]。

　　群体免疫的效应可利用模型来进行预测。如图 5.13 所示，利用一个描述麻疹传播的模型对疫苗接种后的效应进行了预测（见专栏 4.3）：在引入的新生儿疫苗接种覆盖率达到 50% ～ 75% 后，患病者人数和感染力将大幅下降。例如，当 75% 的新生儿接种疫苗后，平均感染力将从每天 0.48 /1000 人显著降低到每天 0.1/1000 人（取自峰值和低值间的中间值）。

　　在新生儿人群中接种覆盖比例为 v 的疫苗后，长期内的预期平均感染力（λ'）、R_0 以及预期寿命之间存在数学关系（附录 A.3.3 和 A.3.4 节，以及第五章中 Anderson 和 May 相关文献[9]），预期寿命取决于人口年龄分布，并且我们假设个体之间随机混合接触：

矩形年龄分布：$R_0 = \dfrac{\lambda'L}{(1-v)(1-e^{-\lambda'L})}$ 方程式 5.28

指数年龄分布：$R_0 = \dfrac{\lambda'L + 1}{(1-v)}$ 方程式 5.29

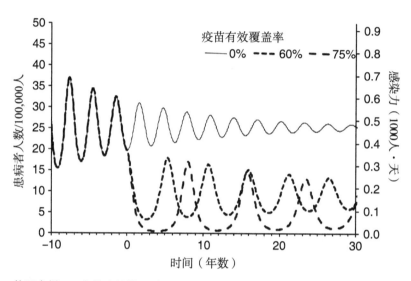

图 5.13 使用专栏 4.3 中描述的模型（调整后用于处理新生儿疫苗接种的因素）和模型 4.7（在线资源）获得的，新生儿从出生开始不同水平的疫苗接种覆盖率对每 10 万人患病者人数（左轴）和感染力（右轴）的影响预测情况。假设接种疫苗可提供终身免疫保护；假设个体之间为随机混合接触模式；$R_0 = 13$；平均患病（传染）前期和患病（传染）期分别为 8 天和 7 天，$L = 70$ 岁，出生率 = 死亡率

    方程式 5.28 预测，对于低水平的疫苗接种覆盖率，感染力的下降程度等价于人群中受到疫苗接种保护的个体比例，在低传播地区和高传播地区都是如此（图 5.14）。例如，25% 的新生儿接种疫苗能够使得感染力下降 25%。然而，在低传播的环境中（$R_0 = 7$），我们能够预测得到，90% 的新生儿接种疫苗将使得感染力下降程度超过 90%。在本章的后面，我们将讨论较大年龄个体接种疫苗情况时相对应的方程式。

5.3.2 疫苗接种对不同年龄段人群中易感者所占比例的影响

    如 5.2.2 节所述，感染力大小决定了某一特定年龄段人群（不同年龄段人群）中易感者的比例：如果感染力高，仅有小部分成人仍然易感。引入疫苗接种后

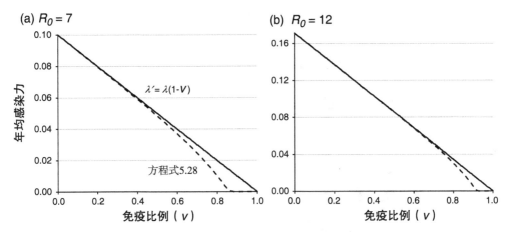

图 5.14　假定预期寿命（L）为 70 岁，在（a）低传播水平环境中（$R_0 = 7$），和在（b）高传播水平环境中（$R_0 = 12$），采用方程式 5.28（虚线）预测在不同的新生儿人群中疫苗接种覆盖率的情况下，在引入接种疫苗后年均感染力大小的长期趋势。实线表示如果感染力与人群中受疫苗接种保护的个体比例（v）成正比，即如果 $\lambda' = \lambda(1-v)$，则可以得到的年均感染力。另见习题 5.10

感染力的任何程度的下降都会使得未接种疫苗人群在成年时仍然保持易感的比例增加。

图 5.15 展示了这种增长的经验性证据。图 5.15（a）展示了来自希腊的数据，1975 年，私营或民营相关部门开始提供 MMR 疫苗接种，育龄妇女群体中没有风疹抗体者的比例从 1975 年的约 10% 增加到 1991 年的 35% 以上[25-26]。这些增长现象发生在儿童人群常规化接受 MMR 疫苗接种（分别为 1988 年开始针对 15 个月大的儿童人群和 1991 年开始针对 9 岁大的儿童人群）之前；私营部门的 MMR疫苗接种情况尚不清楚。图 5.15（b）展示了来自英格兰和威尔士地区的数据，在该地区从 1988 年开始为儿童人群引入 MMR 疫苗接种：例如，在 1986—1987年至 1993 年期间，9～15 岁儿童人群（年龄太大而未接种疫苗）中腮腺炎血清学阴性的比例增加，在 9～10 岁儿童人群中的比例从约 12% 增加到 20%。

使用年龄结构模型（相关模型见专栏 5.4）对以上这些变化进行了预测，具体如图 5.16 所示。例如，在 50% 的新生儿人群中接种风疹疫苗后，在未接种疫苗的年龄组人群中（即在引入接种疫苗计划之前出生人群），易感人群的比例在最初阶段会增加，因为他们受益于疫苗接种计划可降低传染病患病者流行率这一事实。正如预期的那样，一旦第一批疫苗接种者达到这个年龄，人群中易感者的比例随后会停止增加。例如，新生儿人群在接种疫苗五年后，5 岁儿童年龄组人群的易感者比例将会停止增加，因为这是第一批疫苗接种者达到 5 岁时的第一年。

图 5.16 显示了人群中易感者个体比例的其他三个有意思的特征。

第一，长期来看，接种疫苗后比接种疫苗前幼儿人群中易感者的比例要小

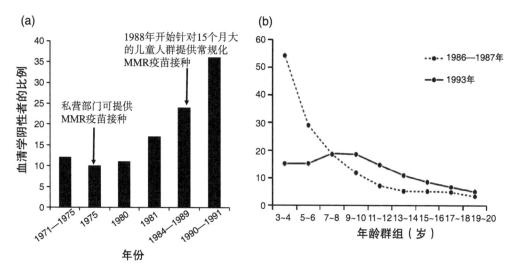

图 5.15 （a）通过使用血凝素抑制试验（haemagglutinin inhibition assays，HIA）或酶联免疫吸附试验（enzyme-linked immunosorbent assay，ELISA）测定方法来估算在希腊的孕妇人群和（或）育龄妇女人群中无风疹抗体者的比例[25,26]。（b）估算向英国公共卫生实验室服务实验室提交用于微生物学检查的血清样本中腮腺炎抗体呈阴性样本的比例[24]。（Reproduced with permission from Gay *et al.*）

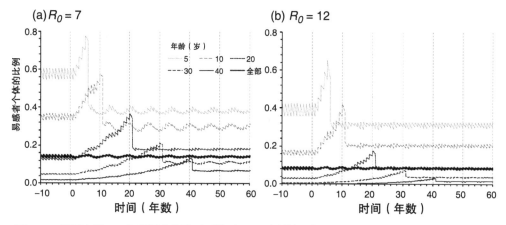

图 5.16 使用专栏 5.4 中所描述的模型（模型 5.5，在线资源），预测在（a）低传播环境（$R_0 = 7$）和（b）高传播环境（$R_0 = 12$）中从出生起对 50% 新生儿接种风疹疫苗后不同年龄组人群中易感个体比例的情况

（例如，在低传播环境中，接种疫苗前和接种疫苗后 5 岁儿童人群中易感个体的比例分别为 56% 和 40%）。因为在模型中，50% 的个体在出生时就接种了疫苗，而且不再易受到感染，故这种差异在直观上是合理的。

第二，图 5.16 表明新生儿接种疫苗并不影响人群中的易感者总体比例，而只是将易感人群重新分配到不同的年龄组中去。对此的解释是，如果疫苗接种覆盖率低于群体免疫阈值，则该传染病（感染）仍然是地方性的，因此每个患病者仍然会感染另外一个个体，即净再生数（R_n）仍为 1。假设个体之间随机混合且净再生数等于 1，那么无论疫苗覆盖率如何，人群中易感者的比例等于 $1/R_0$（见4.2.2.2 节）。

对英格兰和威尔士地区麻疹数据进行分析发现，易感人群的规模在 1968 年接种疫苗后与 1968 年前（4 百万～ 4.5 百万）非常相似[27]。如果我们假设个体之间不是随机混合接触的，那么（$R_n = R_0 \times$ 人群中易感者比例）的关系就不成立（见第 7 章）。因此实际上，在接种疫苗后，人群中易感者的总体比例可能会发生变化。

第三，如果有效疫苗接种覆盖率低于群体免疫阈值，那么疫苗接种后比疫苗接种前，长期来看成年人群中易感者的比例要更多。例如，尽管是在低传播环境下，接种疫苗后和接种疫苗前 20 岁人群中易感者比例分别为 18% 和 13.3%。该模型假设接种疫苗可为接种者提供终身保护力（专栏 5.4），因此，接种疫苗前与接种疫苗后成年人群中的易感者比例的差异只是由于接种疫苗导致感染力下降所产生的结果。这种感染力的降低意味着出生时未接种疫苗的部分人群在成年后仍然保持易感的比例较大。事实上，这一比例之高以至于超过了在出生时通过接种疫苗将每个年龄群组（队列）的 50% 的个体从易感人群中移除的影响（见5.3.2.1 节的计算过程）。

专栏 5.4　将年龄结构纳入模型的方法

Schenzle 法[48] 常用于描述具有年龄结构的人群中疾病的传播。该方法将个体划分到不同的年龄群组，且在年底前（划分到该组的）个体将一直处在该年龄组，直至他们都进入到下一个年龄群组，这就像学校里的孩子全年都在同一个年级（班级）一样。该模型如图 5.17 所示，在模型中所描述的人群被称为"具有现实年龄结构的"（realistic age structured，RAS）人群。为简化模型，该模型并不包括母体免疫的影响或作用。

通过使用每个年龄群组的差分方程组或微分方程组来写出该模型的方程组。为简便考虑，上述模型假设人口具有矩形年龄结构，个体可生存到 70 岁；然而，该模型可通过改造用于处理其他年龄分布。模型的差分方程组如下所示：

如果 t 是除年底以外的时间：

$$S[a]_{t+1} = S[a]_t - \lambda_t S[a]_t$$
$$E[a]_{t+1} = E[a]_t + \lambda_t S[a]_t - f E[a]_t$$

$$I[a]_{t+1} = I[a]_t + f E[a]_t - r I[a]_t$$
$$R[a]_{t+1} = R[a]_t + r I[a]_t$$

（续）

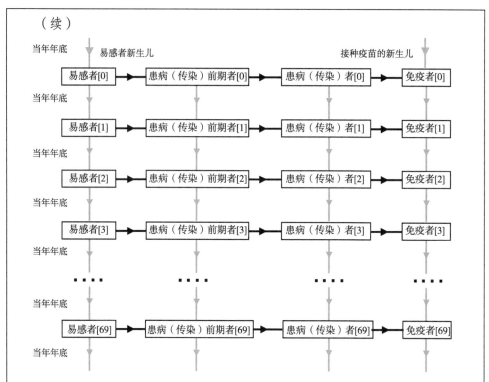

图 5.17 假设新生儿接种疫苗，描述在"具有现实年龄结构的"（RAS）人群中疾病传播模型的一般结构

如果 t 为当年年底：

$$S[a]_{t+1} = S[a-1]_t - \lambda_t S[a-1]_t$$
$$E[a]_{t+1} = E[a-1]_t + \lambda_t S[a-1]_t - fE[a-1]_t$$
$$I[a]_{t+1} = I[a-1]_t + fE[a-1]_t - rI[a-1]_t$$
$$R[a]_{t+1} = R[a-1]_t + rI[a-1]_t$$
$$S[0]_{t+1} = B(1-v)$$
$$E[0]_{t+1} = 0$$
$$I[0]_{t+1} = 0$$
$$R[0]_{t+1} = Bv$$

其中：

$S[a]_t$ 是在 t 时刻年龄为 a 的易感者个体数；

$E[a]_t$ 是在 t 时刻年龄为 a 的处于患病（传染）前期者状态的个体数；

$I[a]_t$ 是在 t 时刻年龄为 a 的患病（传染）者的个体数；

$R[a]_t$ 是在 t 时刻年龄为 a 的具有免疫力的个体数；

（续）

B 是每年的出生人口数；

λ_t 是 t 和 $t+1$ 时刻之间的感染力。假设个体之间是随机混合接触的，则感染力可通过以下方程式进行计算：

$$\lambda_t = \beta \sum_{a=0}^{69} I[a]_t$$

f 是指个体进展为患病者状态的率；

r 是患病（传染）个体恢复并获得免疫力的率；

v 是新生儿接种疫苗的比例。

以图 5.16 中所讨论的风疹为例，$f = 0.1/$ 天和 $r = 0.091/$ 天时，对应着平均患病（传染）前期和平均患病（传染）期分别为 10 天和 11 天。

Schenzle 法是描述传染病在具有年龄结构人群中传播的一种有效方法，当然，也可以采用以下一些方法来建立这类模型：

◆ 通过建立年龄和时间的差分或偏微分方程组（专栏 3.5）来构建模型，但这种方法可能需要进行大量的运算，尤其当年龄和时间步长设定为日尺度时，计算量较大。

◆ 按研究需求将个体划分为不同的年龄群组，并假设各年龄群组的个体都以某一相同的恒定的率变老。该方法将变老的过程应用到每个个体而不管个体在一个年龄组仓室已经待过的时间，因此通常不建议采用这种方法。这种方法可能会导致出现以下的悖论，即一部分个体可能在某一天出生，但在第二天却属于另一个年龄群组了。

5.3.2.1 示例：计算在低传播环境（$R_0 = 7$）中新生儿接种疫苗后成年人群中长时尺度下易感者的比例

在低传播环境中，在将有效覆盖率为 v 疫苗接种计划引入新生儿群体之前，成年人群中的平均感染力约为 10%/ 年，可通过方程式 $\lambda = R_0/L$ 来计算（由方程式 5.22 转换而来），计算过程中我们假设预期寿命为 70 岁且 $R_0 = 7$。

在将疫苗接种计划引入新生儿群体之前，应用方程式 5.2 计算得到，直到 20 岁时人群中依然保持易感者的比例（$s(20)$）为：

$$s(20) = e^{-20 \times \lambda} = e^{-20 \times 0.10} = 0.135$$

在将疫苗接种计划引入新生儿群体的很长一段时间之后，a 年龄人群中易感者个体的比例 [$s(a)'$] 的计算方程式如下：

（续）

a 年龄人群中出生时未接种疫苗的个体比例（$=1-v$）
$\times$
出生时未接种疫苗人群中直到年龄为 a 时仍保持易感者的比例

方程式 5.30

通过利用方程式 5.2，方程式 5.30 中的第二项可转化为 $e^{-\lambda'a}$ 来计算，因此，应用方程式 5.30，$s(a)'$ 可表达为：

$$s(a)' = (1-v)e^{-\lambda'a}$$

方程式 5.31

如图 5.14a 所示，在将有效覆盖率为 50% 的疫苗接种计划引入新生儿群体之后，人群中长时尺度下的平均感染力 λ' 为 4.8%/ 年。将 $\lambda' = 0.048$/ 年，$v = 0.5$ 代入方程式 5.31，可得到 20 岁人群中易感者个体的比例，即：

$$s(a)' = (1-v)e^{-20\lambda'} = (1-0.5) \times e^{-20 \times 0.048} = 0.194$$

亦即，从长期来看，将有效覆盖率为 50% 的疫苗接种计划引入新生儿群体之后，20 岁人群中的易感者比例从 0.135（引入疫苗接种计划之前的）增加到 0.194。

由图 5.18 可看出，在实施疫苗接种计划后，特定年龄组人群中易感个体的比例会有所增加的现象在现实中确实会发生。例如，在 1988 年至 1991 年期间，英格兰和威尔士地区 7 ~ 9 岁和 10 ~ 14 岁人群中针对麻疹易感的比例呈增加的趋势，尽管随着时间的推移这些年龄组人群中在婴儿时期就接种疫苗的比例有所增加（图 5.12a）。

为减少特定年龄组人群中易感者比例增加的可能性，除将疫苗接种纳入常规免疫计划中，有时还会同时开展一场针对更广年龄组人群的"加强免疫"行动。例如，英格兰和威尔士地区 [28] 在 1988 年对 2 岁儿童人群实施 MMR 常规疫苗接种时，针对 2 岁以上学龄前儿童也开展了一项"加强免疫"行动。同样的，英国在 1999 年 11 月对 2 个月、3 个月和 4 个月的儿童人群进行常规 C 型脑膜炎球菌结合疫苗接种时，还开展了一场针对 25 岁以下人群的"加强免疫"行动。正如专栏 5.5 中所讨论的，与未包含"加强免疫"行动的接种策略相比，在包含"加强免疫"行动的接种策略中，C 型脑膜炎球菌病的年预测病例数要少 4 倍。

我们现在来讨论特定年龄人群中易感者的比例的变化如何影响特定年龄人群中单位时间内的新发感染者人数。

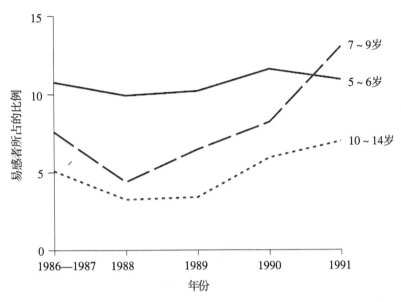

图 5.18 根据英国公共卫生实验室服务中心血清学监测数据，英格兰和威尔士地区 5～6 岁、7～9 岁和 10～14 岁儿童人群中针对麻疹易感者所占的比例[28]。（Reproduced with permission from Ramsey *et al*，1994.）[28]

专栏 5.5　模拟英国脑膜炎球菌疫苗接种的影响或作用

脑膜炎球菌病是由脑膜炎奈瑟菌感染引起的。目前已发现脑膜炎奈瑟菌至少存在 13 个血清群，其中 B 型血清组和 C 型血清组在英国最为常见[49]。在大多数情况下，接触脑膜炎奈瑟菌的人群会成为携带者，但只有其中一小部分人会发展为败血症和脑膜炎等侵袭性疾病，这主要取决于他们感染脑膜炎奈瑟菌时的年龄[50]。在引入 C 型脑膜炎球菌疫苗接种之前，C 型脑膜炎球菌感染（疫情）几乎每年都会在英国流行一次（图 5.19a）。

Trotter 等的研究使用图 5.19b 中描述的模型来检验几种针对 C 型脑膜炎球菌感染的疫苗接种策略对 C 型血清组疾病负担的影响。已接种疫苗的个体被划分为以下两类：常规接种疫苗的个体和在"加强免疫"行动中接种疫苗的个体。幼儿人群接种疫苗提供的保护时间一般比青少年 / 青年人群的保护时间短，且在"加强免疫"行动中接种疫苗的人群比常规接种疫苗的人群平均年龄要大[51]。图 5.19（b）中提到的"其他血清组"的仓室反映了那些可能是其他血清组或 N 型内酰胺的携带者。然而，由于作者（研究者）假设个体不能是超过一个血清组的携带者，在模型中将个体纳入到属于"其他类别"的仓室，其效果很显然包括：降低人群中对 C 型脑膜炎球菌疾病易感的个体比例。患脑膜炎球菌病的人数与携带者总人数通过一个年龄相关的因子联系起来。

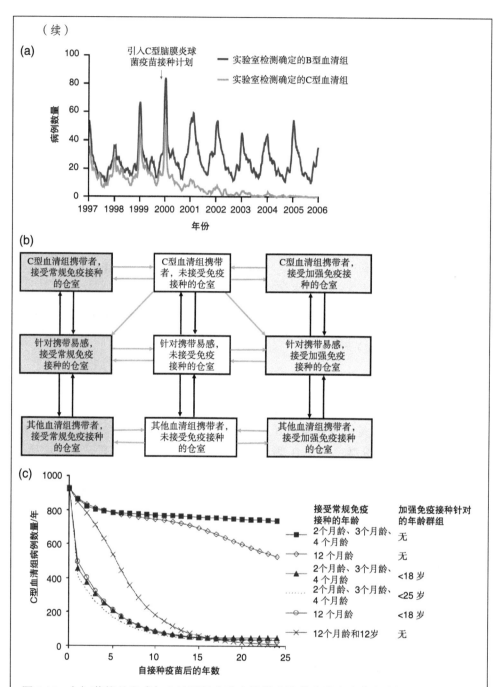

图 5.19 （a）英格兰和威尔士地区经实验室检测确诊的脑膜炎球菌病病例人数，为每 5 周计算所得的动态平均数。（Reproduced with permission from The Green Book, 2008. ）[49]（b）由 Trotter 等[40] 开发的模型的总体框架，以此来探讨英国 C 型脑膜炎球菌疫苗接种的影响或作用。模型中与疫苗相关的箭头用灰色表示；黑色箭头表示传播或从携带感染状态恢复。（c）利用 Trotter 等的模型获得的不同疫苗接种策略对 C 型脑膜炎球菌病每年病例数的影响的预测情况[40]。（Reproduced with permission from Trotter *et al*, 2005. ） [40]

（续）

　　如图 5.19（c）所示，在年轻人群中，与仅包括幼儿脑膜炎球菌病常规疫苗接种的策略相比，预计所有包含"加强免疫"行动的接种策略对每年脑膜炎球菌病病例数的影响更大。例如，该模型预测，对所有包含了"加强免疫"行动的接种策略来说，引入疫苗接种 5 年后将出现 200 例 C 型脑膜炎球菌病，而如果该接种策略不包括"加强免疫"行动，则将出现约 800 例。

5.3.3 疫苗接种对特定年龄群组中单位时间内新发感染者人数的影响或作用

　　一般来说，引入疫苗接种计划后感染力的下降意味着平均感染年龄增加。对方程式 5.10 和方程式 5.11 进行调整，引入疫苗接种计划后，我们可以得到长时尺度下平均感染年龄（A'）关于引入疫苗接种计划后平均感染力 λ'（见 Anderson 和 May 的相关文献[9]）的方程式，并进一步假设个体之间随机混合接触，得到以下表达式：

矩形年龄分布： $A' = \dfrac{1 - (1 + \lambda'L)e^{-\lambda'L}}{\lambda'(1 - e^{-\lambda'L})}$ 　　　　　　　方程式 5.32

指数年龄分布： $A' = \dfrac{1}{\lambda' + m}$ 　　　　　　　　　　方程式 5.33

方程式 5.33 等同于以下方程式（见附录 A3.5 节）

$$A' = \frac{A}{1 - v}$$ 　　　　　　　　方程式 5.34

　　其中，A 为在新生儿人群中引入疫苗接种计划前的平均感染年龄，v 为新生儿疫苗接种的覆盖率或比例，并假设接种疫苗可提供终身抗感染保护作用。图 5.20 显示了使用这些方程式获得的平均感染年龄估算数。例如，在一个矩形年龄分布的人群中，低传播环境（$R_0 = 7$）下，新生儿疫苗接种覆盖率为 80% 的情况下，预计平均感染年龄将从约 10 岁增加到 31 岁。

　　平均感染年龄增加的原因是，在引入疫苗接种计划后，较年长年龄组人群中的新发感染者人数增加。正如我们在 5.2.3.4 节中所看到的，下面给出了在年龄为 a 的人群中单位时间内的人均新发感染者人数：

$$\lambda(a)s(a)$$ 　　　　　　　　　　方程式 5.35

　　式中，$\lambda(a)$ 为 a 年龄人群的平均感染力，$s(a)$ 为 a 年龄人群中的易感者比例。将此方程式与方程式 5.31 相结合，可得到引入疫苗接种计划后长时尺度下 a 年龄人群中人均新发感染者人数：

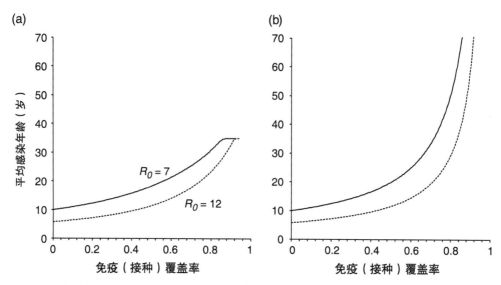

图 5.20　在（a）矩形年龄分布和（b）指数年龄分布的人口中，接种疫苗后的长时尺度下平均感染年龄与新生儿疫苗接种比例之间的关系，这两个数值分别用方程式 5.32 和方程式 5.34 计算得到，假设平均预期寿命（L）为 70 岁，$R_0 = 7$ 或 12

$$\lambda'(1-v)e^{-\lambda'a} \qquad\qquad 方程式\ 5.36$$

如果在婴儿群体中引入疫苗接种计划后感染力会减弱，但在给定年龄组人群中易感者的比例增加，那么方程式 5.26 表明在该年龄段人群中的单位时间内新发感染者人数也会增加，具体细节如下例所示。

5.3.3.1 示例：在高传播环境中，计算在新生儿人群中引入疫苗接种计划后 20 岁群体中长时尺度下平均新发感染者人数

在新生儿人群中引入疫苗接种计划前，高传播环境中风疹平均感染力为 17.1%/ 年（图 5.14），再应用方程式 $s(a) = e^{-\lambda a}$（方程式 5.2），我们可以计算得到 20 岁人群中平均易感者比例为 $e^{-0.171 \times 20} = 0.0327$。

应用方程式 5.26，在新生儿人群中引入疫苗接种计划前，20 岁人群中每 10 万人每年新发感染者人数为：

$$0.171 \times 0.0327 \times 100{,}000 = 559/（10\ 万人·年）$$

如图 5.14 所示，在新生儿人群疫苗接种覆盖率为 50% 时，长时尺度下平均感染力 λ' 为 8.6%/ 年。

应用方程式 5.31，我们得到在引入疫苗接种计划后 20 岁人群中长时尺度下平均易感者比例为：

（续）

$$s(a)' = (1-0.5) \times e^{-\lambda'20} = 0.5 \times e^{-0.086 \times 20} = 0.090$$

应用方程式 5.26，20 岁人群中每年每 10 万人的新发感染者人数为：

$$0.086 \times 0.0900 \times 100,000 = 770/（10 \text{ 万人} \cdot \text{年}）$$

即，在新生儿人群中引入疫苗接种有效覆盖率为 50% 的疫苗接种计划后，20 岁人群中每年新发感染者人数从 559 人/（10 万人·年）增加到 770 人/（10 万人·年）。

图 5.21 和图 5.22 显示了在高传播和低传播环境下和新生儿人群中疫苗接种覆盖率不同的情况下，不同年龄组人群中每 10 万人中风疹新发感染者人数的预测情况。在这两种不同水平传播环境下，预计每 10 万人中平均每年新发感染者人数在所有年龄组中最初都有所增加，而在长期尺度下，预计在高传播环境下，成年人群中的增加程度相对更多。例如，在高传播环境中，30 岁人群中每年每 10 万人新发感染风疹的人数增加到四倍，从 10 万人中约 100 人增加到每 10 万人中约 380 人，而在低传播环境中增加到不足两倍 [从 500 人/（10 万人·年）增长到 600 人/（10 万人·年），见图 5.22]。

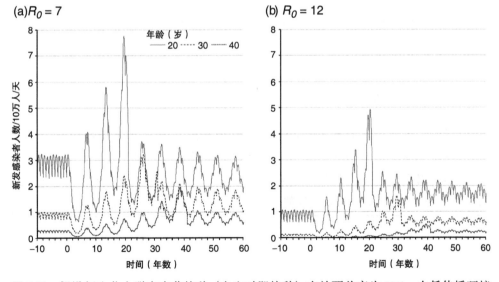

图 5.21 假设新生儿人群中疫苗接种（出生时即接种）有效覆盖率为 50%，在低传播环境（$R_0 = 7$）和高传播环境（$R_0 = 12$）中，使用专栏 5.4 中所描述的模型（见模型 5.5，在线资源）预测每 10 万人每日风疹新发感染者人数

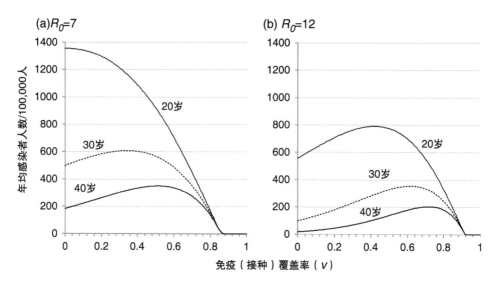

图 5.22 在（a）低传播环境（$R_0 = 7$）和（b）高传播环境（$R_0 = 12$）中，在不同新生儿人群疫苗接种覆盖率水平下（见图 5.14），使用方程式 5.36 预测得到的特定年龄段人群中每 10 万人每年平均新发感染者人数，和使用方程式 5.28 计算得到的长时尺度下感染力

专栏 5.6　不同年龄段人群接种疫苗的影响或作用

关于引入疫苗接种计划后的长时尺度下感染力，方程式 5.28 和方程式 5.29 假定人群中个体在出生时就接种了疫苗。以下是假设人群中个体在 a_v 年龄接种疫苗的方程式（见附录部分 A.3.3 节和 A.3.4 节和相关文献 [9]）。

$$\text{矩形年龄分布：} \quad R_0 = \frac{\lambda' L}{1 - v e^{-\lambda' a_v} - (1-v) e^{-\lambda' L}} \qquad \text{方程式 5.37}$$

$$\text{指数年龄分布：} \quad R_0 = \frac{1 + \lambda' L}{1 - v e^{-(\lambda' + m) a_v}} \qquad \text{方程式 5.38}$$

其中，$m\ (= 1/L)$ 为平均死亡率。如图 5.23 所示，尽管针对新生儿、1 岁或 2 岁儿童接种疫苗所产生的影响之间的差异很小，在尽可能小的年龄接种疫苗可对总传播量产生最大影响。另一方面，为 13 岁儿童接种疫苗（这是 1970 年至 1988 年英国针对风疹的接种策略）仅略微减少总体传播量。

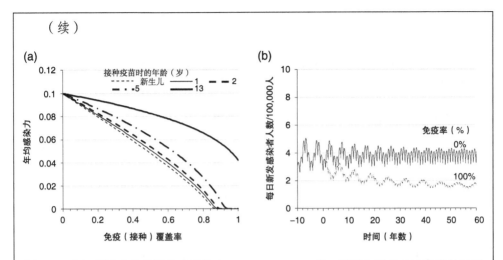

图 5.23 （a）假设疫苗提供终身保护力，$R_0 = 7$，$L = 70$ 岁，使用方程式 5.37 计算长时尺度下感染力与新生儿、1、2、5 和 13 岁儿童人群中免疫比例的关系。（b）假设 13 岁儿童从第 0 年（模型迭代开始）起即全部接种疫苗，使用专栏 5.4 中描述的模型，预测每 10 万人中每日新发感染者总人数（见模型 5.6，在线资源）

对于一些传染病，这种增加的现象具有重要意义，特别是如果发生在成年人群当中，目前已得到广泛研究 [29-34]（详细参阅内容见参考文献 [9,30-31]）。风疹可能导致先天性风疹综合征（CRS）的疾病负担增加，因为在怀孕期间感染风疹可能导致孩子出生时患有 CRS。同样的，对于麻疹和腮腺炎而言，它们可能导致腮腺炎或腮腺炎中耳炎和麻疹脑炎的总体疾病负担增加。1975 年，私营部门可开始提供接种 MMR 疫苗的服务（见 5.3.2 节），而在 1993 年，希腊仅一年就暴发 25 例 CRS 病例，这证明了实际情况下发生的增长现象。相比之下，在 1950—1992 年期间，普遍认为只发生了 14 例病例 [25-26]。同样的，随着 1988 年引入 MMR 疫苗接种计划后 [35]，近年来英格兰和威尔士地区的腮腺炎病例的（平均）年龄有所增加。大多数病例由于年龄太大而无法根据常规免疫方案接种疫苗，属于未接种疫苗的队列。

在 20 世纪 70 年代风疹疫苗出现时，各国采用了不同的风疹疫苗接种策略。例如，在 20 世纪 70 年代和 80 年代，英国的接种策略旨在通过在青少年女性育龄之前提供常规风疹疫苗，从而保护高危人群。这一策略对总体传播量的影响相对较小（见专栏 5.6）。自 1969 年以来，美国一直向 1 岁儿童提供常规免疫疫苗接种，旨在防止或预防在总体人群中的总体传播量。鉴于儿童入学前必须接种疫苗，在原则上，足够高的疫苗接种覆盖率是可以实现的。文献 [30.32] 使用建模技术对这些策略的优点进行了详细评估。

鉴于提供免疫接种的全球倡议（http：//www.gavialliance.org），上述讨论问题在今天仍具有相关意义。由于接种（风疹）疫苗可能导致 CRS 负担增加，世界卫生组织目前建议给婴儿人群接种风疹疫苗的国家也应为成年妇女人群接种疫苗[36]。此外，建议只有在长时尺度下疫苗接种覆盖率维持在 80% 以上的情况下，才应将风疹疫苗加入到婴儿免疫接种计划中。

5.3.4 在模型中考虑群体免疫相关影响的重要性

上述章节强调，在幼儿（年轻未成年人）人群中引入疫苗接种方案的影响较为复杂，可导致在一个人群中感染力和单位时间内新发感染者人数的下降（图 5.13）。对于老年人群而言，这些下降可能导致人群中易感者个体比例的增加，以及单位时间内新发感染者人数的增加。考虑到引入和实施疫苗接种方案所产生的相关费用，在设计疫苗接种方案时必须考虑这些影响。

如果不使用包含考虑群体免疫效应的模型，即在这类模型中感染力取决于患病者的流行率，就很难预测这些影响的大小。有时用于卫生经济学评价的所谓的"静态模型"（专栏 2.1），它的局限性之一是它假定接种疫苗只保护接种疫苗的个体，而对总体感染力没有影响。几项研究对比了使用动态（动力学）传播模型和静态模型对疫苗接种规划影响的预测，通常发现后者低估了影响[37-39]。

例如，图 5.24 使用专栏 5.5 中由 Trotter 等[37,40] 开发的动力学传播模型和静态模型，在英格兰和威尔士地区引入 C 型脑膜炎球菌疫苗接种计划后，对 C 型脑膜炎球菌病的预测病例数量与观察到的病例数量进行比较。总体上，与动力学传播模型相比，静态模型高估了在接种疫苗后出现的病例数量，无法重现其观察到的下降情况。

同样的，静态模型将低估儿童人群接种疫苗对老年年龄组人群中单位时间内发生的新发感染者人数的影响，如下计算过程所示。

5.3.4.1 示例：使用静态模型计算高传播环境中引入儿童疫苗接种计划后 20 岁人群中长期（时）尺度下年均新发感染风疹人数

在 5.3.3.1 节中，在未引入疫苗接种计划的情况下，在某一高传播环境中 20 岁人群每年新发感染风疹平均人数为 559 例 /10 万人。

在引入疫苗接种计划后从长期（时）尺度来看，假设 50% 的新生儿人群接种疫苗、接种疫苗不影响感染力和疫苗接种能够提供终身保护力，那么 20 岁人群每年新发感染风疹预测人数将为该值的一半，即 0.5×559/10 万人 = 229.5/10 万人。

这远低于纳入感染力变化因素所估计得到的值，即 770 例 /10 万人（5.3.3.1 节）。

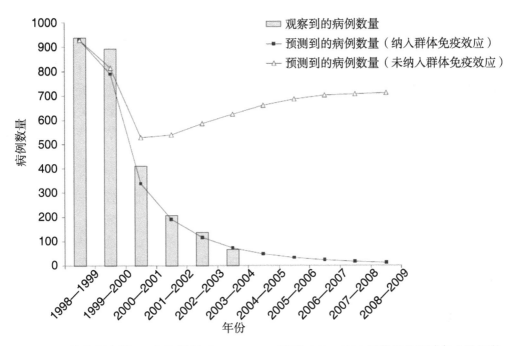

图 5.24　将使用专栏 5.5 中的模型对 1998—1999 年至 2008—2009 年英格兰和威尔士地区的 C 型脑膜炎球菌病病例数量的预测情况与使用静态模型的预测情况进行比较——分别标记为"预测到的病例数量（纳入群体免疫效应）"和"预测到的病例数量（未纳入群体免疫效应）"。两种模型都包含实际疫苗接种覆盖率。灰色柱表示观察到的病例数量。（Reproduced with permission from Trotter and Edmunds，2006.）[37]

5.3.5　扩展该逻辑以考虑其他病原体引起的传染病

我们关于感染力下降对人群中易感者个体比例和不同年龄群组新发感染者人数的影响或作用的讨论，大多集中在可免疫传染病上。其实这些问题也与其他一些传染病感染有关，如百日咳，疫苗或既往感染引起的免疫力会随着时间推移而减弱[41,42]。

我们注意到，对于经粪口途径传播的传染病感染来说，如甲型肝炎或脊髓灰质炎，通过改善卫生设施条件也可降低感染力。有证据表明，甲型肝炎的感染力随着时间推移而下降[43]，因此，许多我们讨论到的问题与解释甲型肝炎发病率的趋势也有关联。我们继续在第 9 章中讨论感染力变化对传染病发病率的影响，其中我们讨论了水痘、肺炎球菌感染和结核病。

5.4　小结

本章说明了人群中易感者比例和单位时间内新发感染者人数的年龄结构模式取决于 R_0，而这反过来又决定感染力和平均感染年龄。对于普遍存在的可免疫传染病感染，分别假设人群年龄分布为指数分布和矩形分布，则平均预期寿命、R_0 和感染力（λ）可分别通过方程式 $R_0 = 1 + \lambda L$ 和 $R_0 = \lambda L$ 联系起来。进一步假设平均感染年龄（A）约等于 $1/\lambda$，则两个方程式可分别改写为 $R_0 = 1 + L/A$ 和 $R_0 = L/A$。本章节还讨论了感染力的估算方法和血清学数据的描述分析方法，并纳入母体免疫力和感染力随年龄的变化因素。第 7 章将使用与年龄相关的（具有年龄依赖特征的）感染力估计数来计算与年龄相关的（具有年龄依赖特征的）接触参数和 R_0。

本章还强调，在儿童人群中实施疫苗接种计划的影响或作用并不直接。虽然它们具有减少总人口中新发感染者人数的有益效果，但也可能导致老年人群中感染者人数的增加。这种增加是由于引入疫苗接种计划后感染力的降低，导致人群中进入老龄群体（达到老龄年龄）时仍保持易感者的比例增加。这类易感者比例的增加对风疹、腮腺炎和麻疹等传染病有重要影响，对于这些传染病在老年阶段时发生感染与不良后果风险增加相关联。

5.5 习题

习题 5.1　下表显示了在幼儿人群中引入 MMR 疫苗接种计划之前，在中国、斐济和英国成年人群体中无风疹抗体者所占的比例[13-14,44]。利用所提供的感染力估算值来计算所给定各年龄组人群中的年均新发感染者人数。如果女性人群没有接种过风疹疫苗，在哪种情况下 CRS 的疾病负担可能是最大的？

年龄组（岁）	无抗体者所占的比例（%）		
	中国 $\lambda = 20\%/$ 年	斐济 $\lambda = 4\%/$ 年	英国 $\lambda = 12\%/$ 年
15 ~ 19	4.0	43.5	12.8
20 ~ 29	4.3	28.8	8.7
30 ~ 39	5.4	19.3	7.1

习题 5.2　下表显示了在 2008 年发表的一项研究中，孟加拉国人群中无风疹抗体个体所占比例的数据[45]。

年龄组（岁）	检测人数	阴性人数	阴性比例 %	特定年龄范围内的人口比例（p_a）*
1 ~ 5	61	48	78.7	0.1139
6 ~ 10	61	29	47.5	0.1139
11 ~ 15	63	21	33.3	0.1109

续表

年龄组（岁）	检测人数	阴性人数	阴性比例 %	特定年龄范围内的人口比例（p_a）*
16 ~ 20	62	14	22.6	0.1087
21 ~ 25	83	15	18.1	0.104
26 ~ 30	67	11	16.4	0.0923
31 ~ 35	63	12	19.0	0.0775
36 ~ 40	60	7	11.7	0.0641
≥ 41+	62	6	9.7	0.2151

* 数据来自相关文献 [46]

† 该研究提供了 41 ~ 45 岁年龄组人群中无风疹抗体个体所占比例的数据。为了练习的目的，我们将这个年龄组作为所有 41 岁及以上的个体的代表

a）估算感染年龄中位数，并使用它来估算平均感染力。

b）使用值 p_a 和 5.2.2.1 节中讨论的近似法进行估算：

    i．人群中易感人群所占比例的平均值；

    ii．R_0；

    iii．平均感染力，假设它与年龄无关（不具有年龄依赖特征），并假设平均预期寿命为 65 岁；

    iv．平均感染年龄。

c）使用 5.2.2.1 节中讨论的方法计算每个年龄组人群所经历的年均感染力。通过你估算的结果来看，感染力是如何随年龄的变化而改变？

d）使用 5.2.3.5.2 节中讨论的方法，确认你对问题（c）的答案。

习题 5.3　将 5.2.3.5.2 节中讨论的方法应用于 5.2.3.2.2 节中的数据，以确定 20 世纪 80 年代在英国流行的腮腺炎的感染力是否与年龄有关（具有年龄依赖特征）。

习题 5.4　验证对于较大感染力（> 5%）和预期寿命的现实情况下实际值，方程式 5.10 和方程式 5.11 近似于 1/λ。

习题 5.5　下表是 1981 年中国 Changshou 地区粪便中含有钩虫卵的人数相关数据 [21]。你会使用哪种催化模型来描述数据？为什么？

年龄群组（岁）	检测人数（N_a）	阳性人数（S_a）
0 ~ 4	44	6

续表

年龄群组（岁）	检测人数（N_a）	阳性人数（S_a）
5 ~ 9	179	106
10 ~ 14	208	154
15 ~ 19	149	120
20 ~ 29	149	119
30 ~ 39	183	153
40 ~ 49	88	79
50 ~ 59	90	75
60 ~ 69	48	39
70 ~ 79	9	7

习题 5.6 （a）证明当母体免疫力以恒定速率丧失时，在年龄为 a 时人群中易感者个体所占比例为 $\dfrac{\mu(e^{-\mu a} - e^{-\lambda a})}{\lambda - \mu}$。

（b）使用（a）部分的方程式证明人群中易感者个体比例达到最小值的年龄为 $a = \dfrac{\ln(\lambda / \mu)}{\lambda - \mu}$。

习题 5.7 分别对于年龄分布呈指数分布和矩形分布的人群，使用方程式 5.9 证明平均感染年龄可由 $\dfrac{1}{\lambda + 1/L}$ 和 $\dfrac{1}{\lambda}\left[\dfrac{1 - (1 + \lambda L)e^{-\lambda L}}{1 - e^{-\lambda L}}\right]$ 得到。

习题 5.8 证明可用方程式 $\lambda(\lambda + r_s)$（表 5.4）得到可逆模型的峰值水平。提示：写下易感者个体和被感染者个体的流行率随年龄变化率的微分方程组，并利用事实（i）任何特定年龄时人群中的感染比例等于 1 - 该年龄时人群中的易感者比例和（ii）在峰值上的任何一点，$\dfrac{ds}{da} = \dfrac{dz}{da} = 0$，即人群中易感者个体和被感染个体的比例随年龄的变化率均为零。

习题 5.9 X 国考虑在婴儿人群中引入 MMR 疫苗接种。感染腮腺炎的平均年龄约为 4 岁，预期寿命为 60 岁，并且该人口年龄呈指数分布。它预测最多只能维持 60% 的疫苗接种覆盖率。

a) 简单起见，假设疫苗在出生时就会接种，计算：

（i）引入疫苗接种计划后人群的长时尺度下平均感染年龄；

(ii) 长时尺度下平均感染力；

(iii) 15 岁、25 岁和 35 岁的人群中在长期内（长时尺度下）可能保持易感的比例；

(iv) 15 岁、25 岁和 35 岁人群中每 10 万人中的新发感染者人数。

b) 政府应该继续实施该疫苗接种计划吗？

c) 如果使用静态模型，那么你对（iii）和（iv）部分的回答将如何改变？

习题 5.10

a) 重新排列方程式 5.29，以获得在新生儿人群中引入疫苗接种后长时尺度下平均感染力 λ' 的表达式，用 R_0、L 和 ν 表示。

b) 假设平均预期寿命（L）为 70 岁，R_0 值为 7 和 12，使用你在 a）部分的回答，绘制免疫比例 ν 为 0 ~ 1 时，λ' 与免疫比例（ν）的关系图。

c) 你认为这张图与一个假设感染力的下降与免疫接种覆盖比例成正比的图 [即 $\lambda(1-\nu)$ 与免疫接种比例的关系图] 如何进行比较，有什么异同之处？为什么？

d) 添加 $\lambda(1-\nu)$ 与免疫比例 [（使用 b）部分中 R_0 和 L 的相同值] 的图以验证你对 c）部分的答案，并检查图 5.14 所示的模式是否也能在指数年龄分布的人口中预测得到。

e) 尝试按照 a）~ d）步骤重现图 5.14，即使用矩形年龄分布人口的方程式 $R_0 = \dfrac{\lambda' L}{(1-\nu)(1-e^{-\lambda' L})}$ 代替方程式 5.29。

参考文献

1 Clarke SK, Heath RB, Sutton RN, Stuart-Harris CH. Serological studies with Asian strain of influenza A. *Lancet* 1958; 1(7025):814–818.

2 Mulder J, Masurel N. Pre-epidemic antibody against 1957 strain of Asiatic influenza in serum of older people living in the Netherlands. *Lancet* 1958; 1(7025):810–814.

3 Black FL. Measles antibodies in the population of New Haven, Connecticut. *J Immunol* 1959; 83(1):74–82.

4 Farrington CP. Modelling forces of infection for measles, mumps and rubella. *Stat Med* 1990; 9(8):953–967.

5 Cutts FT, Abebe A, Messele T *et al*. Sero-epidemiology of rubella in the urban population of Addis Ababa, Ethiopia. *Epidemiol Infect* 2000; 124(3):467–479.

6 Styblo K, Meijer J, Sutherland I. Tuberculosis Surveillance Research Unit Report No. 1: the transmission of tubercle bacilli; its trend in a human population. *Bull Int Union Tuberc* 1969; 42:1–104.

7 Griffiths DA. A catalytic model for infection for measles. *Appl Statist* 1974; 23(3):330–339.

8 Cutts FT, Vynnycky E. Modelling the incidence of Congenital Rubella Syndrome in

developing countries. *Int J Epidemiol* 1999; 28(6):1176–1184.

9 Anderson RM, May RM. Infectious diseases of humans. *Dynamics and control.* Oxford: Oxford University Press; 1992.

10 Ades AE. Methods for estimating the incidence of primary infection in pregnancy: a reappraisal of toxoplasmosis and cytomegalovirus data. *Epidemiol Infect* 1992; 108(2):367–375.

11 World Health Organization. Measles vaccines. *Wkly Epidemiol Rec* 2004; 79(14):129–144.

12 de Azevedo Neto RS, Silveira AS, Nokes DJ *et al.* Rubella seroepidemiology in a non-immunized population of São Paulo State, Brazil. *Epidemiol Infect* 1994; 113(1):161–173.

13 Wannian S. Rubella in the People's Republic of China. *Rev Infect Dis* 1985; 7:S72–S73.

14 Macnamara FN, Mitchell R, Miles JA. A study of immunity to rubella in villages in the Fiji islands using the haemagglutination inhibition test. *J Hyg (Lond)* 1973; 71(4):825–831.

15 Ades AE, Nokes DJ. Modeling age- and time-specific incidence from seroprevalence: toxoplasmosis. *Am J Epidemiol* 1993; 137(9):1022–1034.

16 Münch H. *Catalytic models in epidemiology.* Cambridge, MA: Harvard University Press; 1959.

17 Remme J, Mandara MP, Leeuwenberg J. The force of measles infection in Africa. *Int J Epidemiol* 1984; 13(3):332–339.

18 Fine PE, Bruce J, Ponnighaus JM, Nkhosa P, Harawa A, Vynnycky E. Tuberculin sensitivity: conversions and reversions in a rural African population. *Int J Tuberc Lung Dis* 1999; 3(11):962–975.

19 Kitua AY, Smith T, Alonso PL *et al. Plasmodium falciparum* malaria in the first year of life in an area of intense and perennial transmission. *Trop Med Int Health* 1996; 1(4):475–484.

20 Vanamail P, Subramanian S, Das PK *et al.* Estimation of age-specific rates of acquisition and loss of *Wuchereria bancrofti* infection. *Trans R Soc Trop Med Hyg* 1989; 83(5):689–693.

21 Zhang YX. A compound catalytic model with both reversible and two-stage types and its applications in epidemiological study. *Int J Epidemiol* 1987; 16(4):619–621.

22 Whitaker HJ, Farrington CP. Estimation of infectious disease parameters from serological survey data: the impact of regular epidemics. *Stat Med* 2004; 23(15):2429–2443.

23 Fine PE. Herd immunity: history, theory, practice. *Epidemiol Rev* 1993; 15(2):265–302.

24 Gay N, Miller E, Hesketh L *et al.* Mumps surveillance in England and Wales supports introduction of two dose vaccination schedule. *Commun Dis Rep CDR Rev* 1997; 7(2):R21–R26.

25 Panagiotopoulos T, Antoniadou I, Valassi-Adam E. Increase in congenital rubella occurrence after immunisation in Greece: retrospective survey and systematic review. *BMJ* 1999; 319(7223):1462–1467.

26 Panagiotopoulos T, Georgakopoulou T. Epidemiology of rubella and congenital rubella syndrome in Greece, 1994–2003. *Euro Surveill* 2004; 9(4):17–19.

27 Fine PE, Clarkson JA. Measles in England and Wales–II: the impact of the measles vaccination programme on the distribution of immunity in the population. *Int J Epidemiol* 1982; 11(1):15–25.

28 Ramsay M, Gay N, Miller E *et al.* The epidemiology of measles in England and Wales: rationale for the 1994 national vaccination campaign. *Commun Dis Rep CDR Rev* 1994; 4(12):R141–R146.

29 Knox EG. Strategy for rubella vaccination. *Int J Epidemiol* 1980; 9(1):13–23.

30 Anderson RM, May RM. Age-related changes in the rate of disease transmission: implications for the design of vaccination programmes. *J Hyg (Lond)* 1985; 94(3):365–436.

31 Anderson RM, May RM. Vaccination against rubella and measles: quantitative investigations of different policies. *J Hyg (Lond)* 1983; 90(2):259–325.

32 Anderson RM, Grenfell BT. Quantitative investigations of different vaccination policies for the control of congenital rubella syndrome (CRS) in the United Kingdom. *J Hyg (Lond)* 1986; 96(2):305–333.

33 Hethcote HW. Measles and rubella in the United States. *Am J Epidemiol* 1983; 117(1):2–13.

34 Dietz K. The evaluation of rubella vaccination strategies. In Hiorns RW, Cooke D, eds, *The mathematical theory of the dynamics of biological populations*. London: Academic Press; 1981, pp. 81–97.

35 Savage E, Ramsay M, White J *et al.* Mumps outbreaks across England and Wales in 2004: observational study. *BMJ* 2004; 330(7700):1119–1120.

36 Preventing Congenital Rubella Syndrome. *Wkly Epidemiol Rec* 2000; 75(36):290–295.

37 Trotter CL, Edmunds WJ. Reassessing the cost-effectiveness of meningococcal serogroup C conjugate (MCC) vaccines using a transmission dynamic model. *Med Decis Making* 2006; 26(1):38–47.

38 Brisson M, Edmunds WJ. Economic evaluation of vaccination programs: the impact of herd-immunity. *Med Decis Making* 2003; 23(1):76–82.

39 Edmunds WJ, Medley GF, Nokes DJ. Evaluating the cost-effectiveness of vaccination programmes: a dynamic perspective. *Stat Med* 1999; 18(23):3263–3282.

40 Trotter CL, Gay NJ, Edmunds WJ. Dynamic models of meningococcal carriage, disease, and the impact of serogroup C conjugate vaccination. *Am J Epidemiol* 2005; 162(1):89–100.

41 Grenfell BT, Anderson RM. Pertussis in England and Wales: an investigation of transmission dynamics and control by mass vaccination. *Proc R Soc Lond B Biol Sci* 1989; 236(1284):213–252.

42 Crowcroft NS, Pebody RG. Recent developments in pertussis. *Lancet* 2006; 367(9526):1926–1936.

43 Jacobsen KH, Koopman JS. Declining hepatitis A seroprevalence: a global review and analysis. *Epidemiol Infect* 2004; 132(6):1005–1022.

44 Morgan-Capner P, Wright J, Miller CL, Miller E. Surveillance of antibody to measles, mumps, and rubella by age. *BMJ* 1988; 297(6651):770–772.

45 Nessa A, Islam MN, Tabassum S, Munshi SU, Ahmed M, Karim R. Seroprevalence of rubella among urban and rural Bangladeshi women emphasises the need for rubella vaccination of pre-pubertal girls. *Indian J Med Microbiol* 2008; 26(1):94–95.

46 World Population Prospects. *The 2006 Revision and World Urbanization Prospects: The 2005 Revision*. Population Division of the Department of Economic and Social Affairs of the United Nations Secretariat. 2005. Available at http://esa.un.org/unpp.

47 Grenfell BT, Anderson RM. The estimation of age-related rates of infection from case notifications and serological data. *J Hyg (Lond)* 1985; 95(2):419–436.

48 Schenzle D. An age-structured model of pre- and post-vaccination measles transmission. *IMA J Math Appl Med Biol* 1984; 1(2):169–191.

49 Meningococcal. Meningococcal meningitis and septicaemia notifiable. Immunisation against infectious disease. *The Green Book*. London: Department of Health; 2008.

50 Trotter CL, Gay NJ, Edmunds WJ. The natural history of meningococcal carriage and disease. *Epidemiol Infect* 2006; 134(3):556–566.

51 Trotter CL, Andrews NJ, Kaczmarski EB, Miller E, Ramsay ME. Effectiveness of meningococcal serogroup C conjugate vaccine 4 years after introduction. *Lancet* 2004; 364(9431):365–367.

第六章

随机模型的介绍

6.1 概述和目标

到目前为止，本书中涵盖的所有模型都是确定性的，旨在描述人群中可能发生的平均情况。本章旨在介绍建立随机模型的方法，该类模型考虑了随机性的影响。在本章结束时，您应该：

◆ 知道如何建立随机模型；

◆ 了解建立随机模型的 3 种主要方法之间的区别；

◆ 了解如何使用随机模型进行预测；

◆ 了解随机模型的一些应用领域以及随机模型可以提供的一些见解。

6.2 一个简单的问题

在第 2 章和第 3 章中，我们讨论了在将 1 名患有急性传染性感染（如流感或麻疹）的患者引入包括 100,000 人的人群之后，建立模型从而描述暴发过程的方法。相反，假设人群中人口很少，只有 10 个易感者个体，这可能是医院病房的情况。随后暴发最可能的规模是多少？

图 6.1 总结了确定性模型对这种情况的预测结果。这预测到，平均而言，患病者（具有传染性）进入人群后，人群中每天将会产生有 < 1 个新发患病者（具有传染性）。由于三个原因，该模型的预测意义不大。首先也是最明显的，在任何时候在人群中存在分数个（非整数个，小于 1）个体这一现象是不现实的。其次，随机性可能会极大地影响暴发规模。在真实人群中，我们有时可能会在一些类似条件下看到疫情出现暴发；而在其他时间，不会发生疫情暴发。再次，鉴于人口规模较小，一个易感者个体可能会接触到多个患病者，而实际上，他们只会被其中一个患病者所感染。第 2 章和第 3 章中述及和构造出的确定性模型没有考虑这种可能性。

为了更好地描述小规模群体中的传染病传播情况，我们需要开发建立一个随机模型，其中纳入随机性对可能结果的影响。有几种类型的随机模型：

1）基于个体的模型（方法 1）——这类模型跟踪人群中每个个体发生的情况，并允许随机性确定他们在每一个时间步是否进展为被感染的状态和具有传染

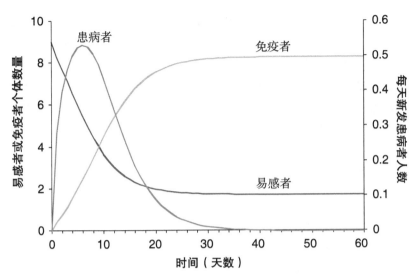

图 6.1 假设 R_0 =2 且患病（传染）前期和患病（传染）期均为 2 天，将 1 名患病者引入由 10 名易感者个体组成的人群后，对易感者、患病者和免疫者个体"数量"的预测。使用模型 2.1（在线资源）获得

性的状态（即基于个体的方法）。

2）离散时间仓室模型（方法 2）——这类模型将易感者人群视为一个仓室，并允许随机性确定被上一代的患病者所感染的个体总数量。

3）连续时间（或"到下一个事件的时间"）仓室模型（方法 3）——这类模型将易感者人群视为一个仓室，并允许随机性确定什么时候下一个事件（即一个易感者个体的感染事件或一个患病者的康复事件）会发生。

我们将依次讨论这些方法。

6.3 基于个体的模型（方法 1）

6.3.1 方法 1 的原理

这种方法很直观，但却是三种方法中对计算机计算能力要求最高的一种：与跟踪一个仓室中个体总数的变化相比，跟踪一个群体中每个个体发生的情景需要更多的方程。

允许随机性确定一个个体是否被感染的"数学"方法是为每个个体随机抽取一个数字，并指定个体被感染时该数字可能落于的范围。如果该随机数超出该范围，则该个体仍然保持易感。该范围的确定基于当时的感染风险（力）。

例如，如果感染风险为 20%，那么在跟踪总人群中每个个体的模型中，我们可以在 0 和 1 之间抽取一个随机数，并指定该随机数必须落于 0 ~ 0.2 范围之内时该个体才会被感染，该随机数必须落于 0.2 ~ 1 范围之内时该个体才会保持易感状态。例如，如果抽取的随机数是 0.85，那么由于 0.85 大于 0.2，因此我们所研究的个体不会被感染。如果随机数是 0.12，那么由于 0.12 小于 0.2，那么在模型中该个体就会被感染。

为了计算某一给定人群中的暴发规模，我们需要为每个易感者个体抽取随机数，根据抽取的随机数更新人群中易感者和患病者个体的数量，并重复此过程，直到不再有新的患病者或易感者个体从而传播停止。以下内容总结了最简单场景中的一系列步骤，在其中我们采用一个序列间隔作为时间步长，并假设一旦被感染，个体即具有传染性，但在随后的时间步长中进展为免疫状态。

方法 1 中各个步骤的总结

步骤 1：计算第 i 个易感者个体（其中 $i = 1$，2，…，N）在下一个序列间隔内被感染的风险 $\lambda_{i,t}$。我们将在 6.3.2 节中讨论计算 $\lambda_{i,t}$ 的方法。

步骤 2：为每个易感者个体抽取一个介于 0 和 1 之间的随机数。

步骤 3a：如果为第 i 个个体抽取的随机数小于 $\lambda_{i,t}$，则该个体在时间 $t+1$ 时被感染并因此具有传染性；否则，该个体仍然保持易感者状态。

步骤 3b：任何在前一个时间步具有传染性的个体在当前时间步都具有免疫力（进展为免疫者状态）。

步骤 4：统计在时间 $t+1$ 时的患病者人数（I_{t+1}）。

步骤 5：如果 $I_{t+1}=0$，则传播停止，暴发的规模由在时间 $t=1$，2，3，4，…，t 时的患病者人数之和给出；否则返回至步骤 1。

在说明这一过程之前，我们先讨论在一个较小规模人群中感染风险的方程式。

6.3.2 计算在每个时间步的感染风险——Reed-Frost 方程

在前面的章节中，我们假设个体之间为随机混合接触，处理的是较大规模人群，并描述人群中发生的平均情况，则感染风险（在每个时间步长易感人群中被感染的个体的比例，λ_t）可被假设为与人群中患病者个体的数量成正比，根据以下方程式可以得到：

$$\lambda_t = \beta I_t \qquad\qquad 方程式 6.1$$

其中 β 是单位时间（或每个时间步长，如果我们考虑的是以离散时间间隔发生的事件）内两个特定个体之间有效接触的率，并且 I_t 是在时间 t 时的患病者个体数量（2.7.2 节）。

在医院病房、学校和工作场所等小规模人群中，方程式 6.1 高估了实际的感染风险（力）。例如，在有 10 名患者（其中 3 名具有传染性）的医院病房中，如果 6 名患者具有传染性，感染风险并不会翻倍（但从方程式 6.1 却可以推导出相乘或翻倍的结果），因为 1 名易感者可以接触多个患病者，但是只有其中一个接触会导致感染传播。

相反，我们对 λ_t 使用以下方程式：

$$\lambda_t = 1 - (1 - p)^{I_t} \qquad\qquad 方程式 6.2$$

其中 p 是每个时间步长中两个特定个体之间有效接触的概率。为了简单起见，我们假设所有个体的感染风险相同，因此我们将使用符号 λ_t，而不是 $\lambda_{i,t}$。在这个方程式中，p 类似于 β：两者之间的区别在于 p 是每个时间步的概率，而 β 是连续时间下的率。如果时间步长非常小，则 $p \approx \beta$。这个方程式被称为 Reed-Frost 方程式，由 Lowell Reed 和 Wade Hampton Frost 在 20 世纪 20 年代所建立[2-3]。它可以通过应用以下逻辑得出：

1）为使得被感染（并且具有传染性），一个个体必须与至少一名患病者个体发生接触。这种情况发生的概率等于 1 –（一个个体避免与所有 I_t 个患病者个体接触的概率）。

2）一个个体避免与所有 I_t 个患病者个体接触的概率由表达式 $(1-p)^{I_t}$ 给出。这是因为如果在每个时间段内，$(1-p)$ 是一个个体避免与一名患病者个体接触的概率，则 $(1-p) \times (1-p)$ 是一个个体避免与 2 个患病者个体接触的概率，$(1-p) \times (1-p) \times (1-p)$ 是一个个体避免与 3 个患病者个体接触的概率，以此类推。

3）结合第 1）步和第 2）步的逻辑就可以得出 Reed-Frost 方程式。

如图 6.2 所示，对于总人群中的少数患病者个体，Reed-Frost 方程式和方程

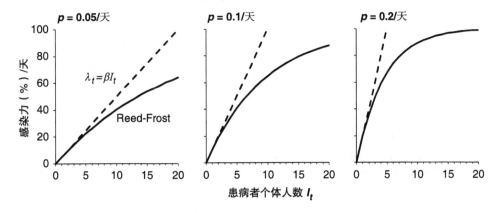

图 6.2 假设感染风险（力）随患病者人数的增加而线性增加（$\lambda_t = \beta I_t$）或感染风险（力）根据 Reed-Frost 方程式而得，在两个特定个体之间有效接触的概率 / 天（p）的取值在 5% ~ 20% 变化时，对感染力 / 天的预测情况进行比较。在这些计算过程中，β 等于 p

式 6.1 给出了非常相近似的 λ_t 值。附录 A.4.1 节提供了一个数学证明，表明当 p 较小（如在大量人口规模中的情况）或患病者个体数量较少时，两个方程式给出了相近似的 λ_t 值。

我们现在将回到 6.2 节中讨论的示例，并考虑我们如何应用方法 1 来预测暴发的过程。

专栏 6.1　Reed-Frost 方程式的扩展

Reed-Frost 方程式可以扩展到描述因总人群中不同亚组之间的接触而导致的感染风险。例如，如果我们希望对家庭内和社区内接触导致的感染进行区分，我们需要有两个不同的 p 值，例如 p_h 反映了家庭中两个特定个体在每个时间步长有效接触的概率，p_c 反映了社区中两个特定个体在每个时间步长之间有效接触的概率。

分别用 $I_{h,t}$ 和 $I_{c,t}$ 表示在 t 时刻时家庭和社区中的患病者人数，我们得到以下关于感染风险的方程式：

$$\lambda_t = 1 - (1 - p_h)^{I_{h,t}} (1 - p_c)^{I_{c,t}} \qquad \text{方程式 6.3}$$

如果我们想进一步分层来描述工作场所中的接触，则方程式如下：

$$\lambda_t = 1 - (1 - p_h)^{I_{h,t}} (1 - p_c)^{I_{c,t}} (1 - p_w)^{I_{w,t}} \qquad \text{方程式 6.4}$$

其中 p_w 是每个时间步长工作场所中两个特定个体之间有效接触的概率，$I_{w,t}$ 是在时间 t 时工作场所中的患病者人数。这个方程构成了文献中大多数基于个体的模型的基础。

虽然方程式相对容易写下来，但 p_h、p_c 和 p_w 的实际值并不总是很容易获得。最早的基于个体的模型，例如 20 世纪 70 年代 Elveback 所使用的模型 [15]，描述了家庭、社区、学校和学前班人群之间的流感传播情况，仅使用了一些特定的值，这些参数值使得模型预测得到的特定年龄组的疾病发病率、二次发病率和流行曲线与观测到的数据相一致。其他更近期的研究 [16,20] 使用了统计模型与家庭水平的数据拟合而获得的估计参数值。例如，根据 20 世纪 70 年代流感季节收集到的数据，此类研究表明，（流感）季前抗体水平低的个体在流行期间有 16% 的概率从社区获得感染，而被其他家庭成员（在该个体的传染或患病期内）感染的概率为 26% [26]。

6.3.3 示例：基于个体的方法的说明——方法 1

为了说明方法 1，我们将使用一种简单的方法，采用一个序列间隔作为时间步长，使得个体在感染后的一个时间步长之后具有传染性，并且在随后的一个时间步长之后，他们进展为免疫者状态。我们将考虑一个由 10 个个体组成的人群，其中引入了一名流感患病者（$R_0 = 2$），并假设个体间随机混合接触，因此人群中所有个体的感染风险相同。我们将时间 t 和 $t+1$ 之间的这种风险称为 λ_t。

调整方程式 2.7，使用一个序列间隔作为时间步长，p 与 R_0 和人口规模 N 相关联，关联方程式如下：

$$p = R_0/N = 0.2/ \text{时间步长} \qquad\qquad \text{方程式 6.5}$$

我们现在将完成前面列出的步骤。

迭代步骤 1

步骤 1：应用 Reed-Frost 方程式可以得到一个易感者个体在时间 $t = 0$ 和 $t = 1$ 之间被感染的风险 λ_0，为 $1 - (1 - 0.20)^1 = 0.20$。

步骤 2 和步骤 3：针对 10 个易感者个体中的每一个抽取一个随机数后，我们得到了在 $t = 1$ 时刻每个个体的状态，如下表所示：

个体序号	随机数	在 $t = 1$ 时的状态
1	0.764571	易感者
2	0.0067925	患病者
3	0.304373	易感者
4	0.462942	易感者
5	0.762053	易感者
6	0.331372	易感者
7	0.61417	易感者
8	0.975166	易感者
9	0.312151	易感者
10	0.850425	易感者

在这种情况下，只有一个个体即个体 2 所对应抽取到的随机数小于感染风险 $\lambda_0 = 0.20$，因此只有个体 2 被感染并且在时间 $t = 1$ 时具有传染性（即 $I_1 = 1$）。

迭代步骤 2

步骤 1：将 $I_1 = 1$ 代入 Reed-Frost 方程式，可以得出在时间 $t = 1$ 和 $t = 2$ 之间的感染风险，即 $\lambda_1 = 1 - (1 - 0.20)^1 = 0.20$。

（续）

步骤 2 和步骤 3：这些操作得到下表，列出了在时间 $t = 2$ 时的患病者人数：

个体序号	随机数	在 $t = 2$ 时的状态
1	0.239757	易感者
2	—	免疫者
3	0.863884	易感者
4	0.412843	易感者
5	0.737687	易感者
6	0.039088	患病者
7	0.094879	患病者
8	0.020703	患病者
9	0.535499	易感者
10	0.347521	易感者

在这种情况下，三个随机数小于（或 = 0.20），因此抽取这些随机数所对应的个体被感染，并且在时间 $t = 2$ 时具有传染性，因此 $I_2 = 3$。个体 2，在上一时间（$t = 1$）时具有传染性，而现在进展为免疫者状态。

迭代步骤 3

步骤 1：将 $I_2 = 3$ 代入 Reed-Frost 方程式得到 $\lambda_2 = 1 - (1 - 0.20)^3 = 0.488$。

步骤 2、3a 和 3b：我们在时间 $t = 3$ 时获得下表，在步骤 4 中 $I_3 = 4$：

个体序号	随机数	在 $t = 3$ 时的状态
1	0.215361	患病者
2	—	免疫者
3	0.270405	患病者
4	0.862182	易感者
5	0.696761	易感者
6	—	免疫者
7	—	免疫者
8	—	免疫者
9	0.098544	患病者
10	0.012308	患病者

（续）

迭代步骤 4

步骤 1：$\lambda_3 = 1 - (1 - 0.15)^4 = 0.478$。

步骤 2 和 3：在时间 $t = 4$ 时得到下表：

个体序号	随机数	在 $t = 4$ 时的状态
1	—	免疫者
2	—	免疫者
3	—	免疫者
4	0.751125	易感者
5	0.602339	易感者
6	—	免疫者
7	—	免疫者
8	—	免疫者
9	—	免疫者
10	—	免疫者

在这种情况下，为所有易感者个体抽取的随机数均不小于 λ_3，因此没有个体被感染，因此 $I_4 = 0$。因此传播在时间 $t = 4$ 时停止，因此在这个模拟中暴发的总规模由 $I_1 + I_2 + I_3 = 1 + 3 + 4 = 8$ 给出。

在线文件中的模型 6.2 说明了如何在电子表格中设置该模型。

6.3.4 解释由随机模型得到的发现或结果

由于方法 1 依赖于随机抽取的数字，因此再次重复方法 1（参见 6.3.1 节）的各个步骤通常会导致得到不同于前一次的暴发规模，如图 6.3 所示。这说明了一个事实，即使用随机模型，由单个模拟得到的结果通常较难解释。专栏 6.2 中讨论了从随机模型的单次运行迭代中解释结果的风险性。

取而代之的是，每次运行迭代的结果通常汇集在一起以提供出我们感兴趣结果的分布情况，并且这种结果以类似于任何流行病学研究的方式进行总结，例如，显示研究结果的平均值和结果发生的 95% 的置信区间等。

因为每次运行的结果取决于随机性，所以暴发规模或其他感兴趣的结果的分布情况，或者它发生的 95% 置信区间取决于已经执行的运行迭代次数。一般来说，如果运行迭代次数很少，例如 20 次或 50 次，分布情况将高度可变且难以解

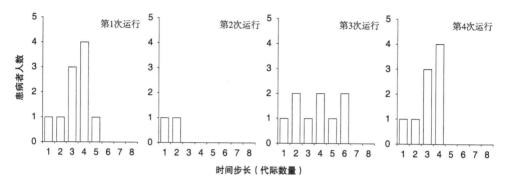

图 6.3 在将一名患病者引入由 10 个易感者个体组成的人群中后，根据 6.3.1 节中所述四次运行步骤对每个时间步的患病者数量进行预测。每个患病者个体都有可能导致产生两个患病者（即 $R_0 = 2$，因此 $p = 0.2/$ 序列间隔）。需要注意的是，由于时间步长为 1 个序列间隔，因此在每个时间步长预测得到的患病者人数等于在每一代际的患病者人数

释（图 6.6）。对于随机建模研究，我们通常会不断增加运行迭代次数，直到进一步增加迭代次数对表观分布情况没有影响为止。例如，对于 6.3.3 节中所讨论的模型，模型运行次数为 500 或更多时，暴发规模的分布都较为相似、不再发生较大变化（图 6.6）。

专栏 6.2　解释由随机模型得到的发现或结果

Cooper 等[1] 的工作说明了从随机模型的单次运行中得出相关结论的难度，该工作分析了医院内手部传播（携带）病原体（如金黄色葡萄球菌）在普通内科病房中医护人员（health care workers, HCWs）和患者之间的传播情况（见图 6.4）。平均而言，假设病房中人员由 3 名医护人员（HCWs）和 20 名患者组成，平均住院时间为 10 天，1% 的患者在入院时已经被感染（定植）。平均而言，假设护理人员每天洗手的频次为 14 次（去除手上的病原体污染），并且每天与单个患者接触 5 次。

该模型是使用随机建模方法 3（6.6 节）建立的。在模拟开始时，假设所有患者和所有 HCWs 分别是未被感染（定植）和未受污染的。病房内的暴发只有在一个被感染或定植的患者进入病房时才会发生。

图 6.5 显示了考虑在 365 天时长内的三个模型（拟）运行的结果，这些模型基于相同的平均参数，但对医院病房中医院内病原体的持续存在情况给出了不同的预测。具体来说，在运行 A 中，被感染（定植）患者在一年中的大部分时间持续存于病房中。在运行 B 中，一年内病房中很少见到被感染（定植）患者。在运行 C 中，在第 230 天左右发生了一次大暴发。鉴于随机性变化对这些预测情况的影响，在多次运行模型并计算出导致得到某一给定场景的运行次数所占比例后，将得出医院内传染病（病原体）持续存在时间的结论。

（续）

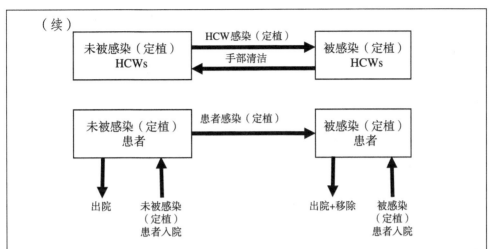

图 6.4 Cooper 等描述的医院内病原体在患者和 HCWs 之间传播的模型流程图。（Reproduced with permission from Cooper *et al*，1999.）[1]

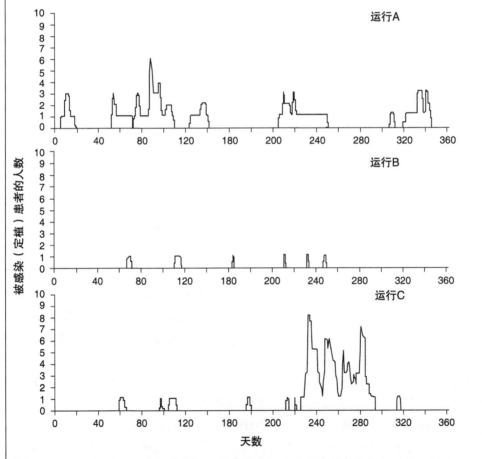

图 6.5 Cooper 等的模型中抽样模拟运行结果。所有输入参数都相同，且 $R_0 = 0.57$。（Reproduced with permission from Cooper *et al*，1999.）[1]

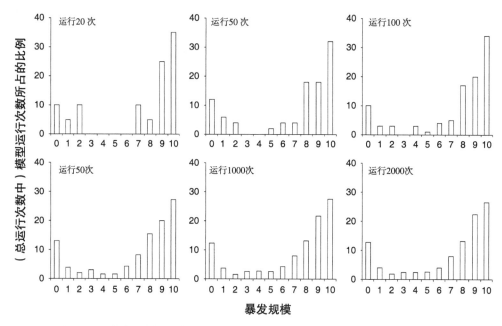

图 6.6　对于 6.3.3 节中所描述的模型，方法 1 的不同运行次数所得到的不同暴发规模的分布情况

专栏 6.3　我们需要从随机模型中运行多少次?

6.3 节中描述的小型模型描述了小规模人群的情形并且模型输入参数很少，通常只需要几秒钟就能在标准的台式计算机上运行，因此运行此类模型数百或数千次通常都很简单。

然而，对于大型模型（例如 2000 年代初期开发的一些模型）来说，这可能难以预测不同干预措施对大流行性流感的影响或作用[16,18,20-21]。例如，Germann 等和 Ferguson 等的模型[18,21]描述了美国人口并模拟了大约 3 亿人的情况。他们还结合了家庭、工作场所、长途旅行等详细的移动模式，以及学校、教堂和工作场所中的接触模式。在撰写本书时，需要大量的计算资源或能力来运行模型并以此获得可解释的结果。Ferguson 等[21]的模型的每一次实现都需要 1 ~ 2 小时的运行（在具有 8 个 CPU Opteron 854 的服务器上），而对不同策略的影响进行预测需要耗费 20,000 个 CPU 小时数，该项成果发表在相关文献[21]中。一些我们感兴趣的结果（例如，累积发病率和给定情景下所需要的抗病毒剂量）在不同模拟之间会发生不到 0.1% 的变动或浮动，并且可以通过使用 5 ~ 20 次模拟运行来确定总体平均的结果。

Ferguson 等的早期工作[20]（于 2005 年发表）对遏制某一流感大流行的策略的影响或作用进行了研究，研究发现，假定它（流感大流行）出现在东南亚，通过对给定的控制策略运行多达 1,000 次模拟来限制计算负担，并在运行50 次时控制策略发生了失败，模拟随即停止。

6.4 离散时间随机仓室模型（方法 2）——允许随机性来确定每一代病例产生的第二代病例数

6.4.1 方法 2 的概述

这种方法比基于个体的方法 1 稍微省力一些。它不像方法 1 那样需要跟踪每个个体的状态，而是跟踪每个时间步的易感者和患病者个体的总数。随机数用于确定每一代易感者中被患病者感染的总数，其中假设该随机数服从某种分布。

方法 2 的步骤与方法 1 的步骤相同，只是我们使用人群中可能被感染的个体数量的分布情况来确定下一个时间步有多少个体被感染。使用一个序列间隔作为时间步长，模拟某一暴发过程的步骤如下。

方法 2 的步骤总结

步骤 1：使用 λ_t 的 Reed-Frost 方程式 $\lambda_t = 1 - (1 - p)^{I_t}$ 计算下一个序列间隔内的感染风险（力）。

步骤 2：计算易感者人群中可能被 t 时刻存在的患病者所感染的人数分布。

步骤 3：从第 2 步计算得到的分布中抽取一个介于 0 和 1 之间的随机数 n_i，以确定 k_i，即易感者人群中被感染的个体数量。I_{t+1} 然后由 k_i 给出，而 S_{t+1} 由 $S_t - k_i$ 给出。符号 k_i 和 n_i 中的下标用于表示感染的过程。需要注意的是，许多软件包提供了用于从给定分布中抽取随机数的内置例程或程序；这样做的机制在专栏 6.4 中进行讨论。

步骤 4：如果 $I_{t+1} = 0$，则传播停止，并且暴发的规模由在时间 $t = 1, 2, 3, 4, \cdots, t$ 时的患病者人数（项）之和给出；否则返回到步骤 1。

在说明这些步骤之前，我们将讨论如何计算易感者人群中可能被感染的人数分布。

6.4.2 计算给定时间步长内易感者人群中可能被感染的人数分布

假设我们有一个简单的场景，其中有两个易感者个体；我们将这两个人称为约翰（John）和奈杰尔（Nigel）。为了计算下一个时间步易感者人群中可能被感染的人数分布，我们首先考虑可能发生的结果以及发生这些结果的概率。为简单起见，我们假设在时间 t 和 $t+1$ 之间的感染风险 λ_t 为 0.8。

对于这种情况，下一个时间步将会有三种可能的结果，每种结果都取决于感染风险 λ_t：

A．两个易感者都仍然保持易感状态。每个个体保持易感状态的概率为（1 –

λ_t)；两个个体都保持易感状态的概率为 $(1-\lambda_t)^2$。例如，如果感染风险为 0.8，那么 John 仍然保持易感的概率为 0.2；同样，Nigel 仍然保持易感的概率是 0.2。John 和 Nigel 两者都仍然保持易感的概率是这两个概率的乘积，即 $0.2 \times 0.2 = 0.04$。

专栏 6.4　从某一分布中抽样（抽取）随机数

许多软件包提供了用于从分布中抽样随机数的内置例程或程序。例如，在 Excel 2007 中，此例程可通过 "数据分析"（Data Analysis）选项获得。我们来描述它如何工作的一种可能机制。

例如，如果易感者人群中可能被感染的人数分布遵循图 6.7a 中的模式，即没有、有 1 个或有 2 个个体被感染的概率分别为 0.04、0.32 和 0.64，那么我们可以指定，如果随机数落在 $0 \sim 0.04$、$0.04 \sim 0.36$ 和 $0.36 \sim 1$ 范围内，则分别没有、有 1 个或有 2 个个体被感染。

这些范围可以通过首先计算人群中被感染个体数量的累积概率分布来获得。每个结果（0、1 个或 2 个个体被感染）然后在此分布中被分配一个百分位数，其宽度等于该结果发生的概率。那么，某一给定结果发生所对应的随机数应该位于的范围等于累积概率分布中该结果所占据的百分位数。例如，考虑到图 6.7a，这些百分位数可以是 $0 \sim 0.04$、$0.04 \sim 0.36$ 和 $0.36 \sim 1$，分别对应于没有、有 1 个或有 2 个个体被感染。因此，如果我们的随机数是 0.3，那么如图 6.7b 所示，0.3 位于对应于有 1 个易感者个体被感染的百分位数范围内。

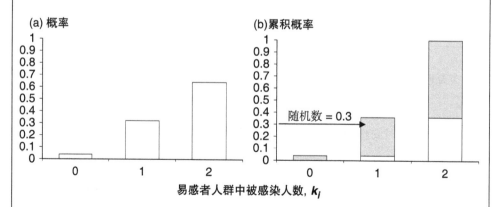

图 6.7　（a）在由两个易感者个体组成的人群中，假设每个时间步的感染风险等于 0.8，使用方程式 6.6 计算，得到的下一个时间步中易感者人群中可能被感染的人数分布。（b）对应于（a）所示概率分布的累积概率分布。灰色区域反映了某一百分位数，某一随机抽取的数字必须位于其中，从而才能导致产生给定数量的感染个体

B．两个易感者中只有一个个体被感染。这一事件发生的概率为 $2\lambda_t(1-\lambda_t) = 2 \times 0.8 \times 0.2 = 0.32$。可以使用以下逻辑得出该概率：

（两个易感者中只有一个个体被感染的概率）＝（一个特定个体被感染而另一个个体仍然保持易感状态的概率）×（选择一个个体保持易感状态而另一个个体被感染的方法的数量）

John 在下一个时间步被感染的概率等于 $\lambda_t = 0.8$；Nigel 仍然保持易感状态的概率等于 $1 - \lambda_t = 0.2$。John 被感染而 Nigel 仍然保持易感的概率等于这两个概率的乘积，即 $\lambda_t(1-\lambda_t) = 0.8 \times 0.2 = 0.16$。

由于有两个个体，我们可以有两种方法来选择一个特定的个体被感染，另一个个体保持易感状态。因此，John 或 Nigel 其中一个被感染而另一个仍然保持易感的总体概率由 $2\lambda_t(1-\lambda_t) = 2 \times 0.16 = 0.32$ 给出。

C．两个易感者个体都被感染。John 和 Nigel 单独被感染的概率均为 $\lambda_t = 0.8$；因此，两个个体同时被感染的概率是 $\lambda_t^2 = 0.8 \times 0.8 = 0.64$。

图 6.7（a）绘制了在下一个时间步中易感者人群中被感染者人数分布的结果。专栏 6.4 中讨论了用于从该分布中抽样以确定下一时间步中被感染的个体数量的方法。

用于计算两个易感者个体中只有一个个体被感染（结果 B）的概率的方程式是 S_t 次试验中有 1 次获得成功的概率的标准二项式表达式。我们可以扩展这个逻辑来考虑存在 S_t 个易感者个体时的一般情况。如专栏 6.5 所示，S_t 个个体中恰好有 k_i 个个体将在下一个时间步被感染的概率方程式由 S_t 次试验中 k_i 个获得成功的概率的标准二项式表达式所给出：

$$P\,(S_t \text{ 个易感者个体中恰好有 } k_i \text{ 个个体将在}$$
$$\text{下一个时间步被感染}) = \binom{S_t}{k_i} \lambda_t^k (1-\lambda_t)^{S_t - k_i} \qquad \text{方程式 6.6}$$

其中 $\binom{S_t}{k_i}$ 是二项式系数，反映了从 S_t 个易感者个体中选择 k_i 个个体被感染的方式的数量。

6.4.3 方法 2 的一个说明

表 6.1 显示了对方法 1 所考虑的 10 个易感者个体的群体，使用方法 2 所进行的一次模拟运行的结果，并使用相同的 p 值（0.2/ 序列间隔）。这凸显了这样一个事实，即随着易感者和患病者个体数量的变化，每个患病者接触的个体数量的分布（以及暗示在下一代中所预测的患病者数量）的分布也发生变化。在线模

型 6.3 说明了如何在 excel 电子表格中设置此模型。

专栏 6.5 S_t 个个体中恰好有 k_i 个个体在下一个时间步被感染的概率的一般方程式的推导过程

如果有 S_t 个易感者个体，则有 $S_t + 1$ 个可能的结果：

结果 1：所有 S_t 个易感者个体仍然保持易感。这种情况发生的概率等于 $(1 - \lambda_t)^{S_t}$。

结果 2：S_t 个易感者个体中的 1 个仍然保持易感，而其他 $S_t - 1$ 个易感者个体被感染。

结果 3：S_t 个易感者个体中的 2 个仍然保持易感，而其他 $S_t - 2$ 个易感者个体被感染。

...

结果 $k_i + 1$：S_t 个易感者个体中的 k_i 个仍然保持易感，而其他 $S_t - k_i$ 个易感者个体被感染。

...

结果 $S_t + 1$：所有 S_t 个易感者个体都被感染。这种情况发生的概率等于 $\lambda_t^{S_t}$。

结果 k_i 的概率一般可以表示为如下：

（S_t 个易感者个体中的 k_i 个个体被感染，而其他 $S_t - k_i$ 个易感者个体仍然保持易感的概率）×（选择 k_i 个个体仍然保持易感和剩余 $S_t - k_i$ 个个体被感染的方法的数量）

一组给定的 k_i 个个体被感染的概率等于 $\lambda_t^{k_i}$；一组给定的 $S_t - k_i$ 个个体仍然保持易感的概率等于 $(1 - \lambda_t)^{S_t - k_i}$。一组给定的 k_i 个个体被感染和一组给定的 $S_t - k_i$ 个个体仍然保持易感的概率等于这两个概率的乘积，即 $\lambda_t^{k_i}(1 - \lambda_t)^{S_t - k_i}$。

从 S_t 个易感者个体中选择 k_i 个个体被感染的方法的数量由二项式系数 $\binom{S_t}{k_i}$ 给出，也可以写为 $S_t C_{k_i}$ 或 $\dfrac{s_t!}{(s_t - k_i)!k_i!}$。

因此，S_t 个易感者个体中 k_i 个个体被感染的总体概率由下式给出：

$$p\,(S_t \text{个易感者个体中恰好有 } k_i \text{ 个个体被感染}) = \binom{S_t}{k_i}\lambda_t^{k_i}(1 - \lambda_t)^{S_t - k_i} \quad \text{方程式 6.7}$$

该方程式是 S_t 次试验中 k_i 次获得成功概率的标准二项式表达式。

表 6.1 使用方法 2 进行的一次模拟运行结果的总结。该模拟研究将一名患者引入包括 10 个个体的完全易感者人群中的效果或影响。$I_0 = 1$, $S_0 = 10$。该模拟在第三次迭代时结束，暴发规模为 $I_1 + I_2 = 7$ 个患病者个体

	迭代 1	迭代 2	迭代 3
步骤 1: 估计 λ_t	$\lambda_0 = 1 - (1 - 0.2)^1 = 0.2$	$\lambda_1 = 1 - (1 - 0.2)^4 = 0.5904$	$\lambda_2 = 1 - (1 - 0.2)^3 = 0.4880$
步骤 2: 计算下一个时间步中可能被感染的易感者人数分布			
步骤 3: 选择随机数 n_i 来确定 k_t, 即易感者人群中被感染的人数。I_{t+1} 然后由 k_t 给出, S_{t+1} 由 $S_t - k_t$ 给出	$n_i = 0.891479$。应用在专栏 6.4 中讨论的方法，n_i 位于由 $k_t = 4$ 所占据的百分位数范围内，因此 $I_1 = 4$, $S_1 = S_0 - 4 = 6$	$n_i = 0.331408$。应用在专栏 6.4 中讨论的方法，n_i 位于由 $k_t = 3$ 所占据的百分位数范围内，因此 $I_2 = 3$, $S_2 = S_1 - 3 = 6 - 3 = 3$	$n_i = 0.098033$。应用在专栏 6.4 中讨论的方法，n_i 位于由 $k_t = 0$ 所占据的百分位数范围内，因此 $I_3 = 0$, $S_3 = S_2 - 0 = 3 - 0 = 3$，即传播停止

6.5 方法 1 和方法 2 的扩展

我们针对方法 1 和方法 2 所考虑的示例相对简单，因为只包含了一种状态转换类型，亦即易感者个体被感染并具有传染性。它们没有明确描述患病者个体恢复和进展为免疫状态。此外，转换被假设为发生在固定时间步长之后，通常被隐含地假设为一个序列间隔。方法 1 和方法 2 都可以进行调整从而适用于处理其他状态转换，例如，允许随机性确定患病者病例人群中康复并获得免疫的人数数量，或允许时间步长小于一个序列间隔（例如大小 δt）。

例如，考虑方法 2 时，患病者病例人群中在时间 t 和之后的一段小时间间隔 $t+\delta t$ 之间恢复的个体数量，可以通过使用与用于计算易感者人群中每个时间段间隔内被感染的人数类似的方法来计算。从二项式分布中抽取一个位于 0 ~ 1 范围内的随机数，用于确定患病者人群中在该时间间隔内恢复的个体数量 k_r。在该时间间隔内，在 I_t 个患病者人群中，k_r 个个体恢复的概率表达式类似于方程式 6.6：

$$P\,(\text{在} I_t \text{个患病者人群中，恰好有} k_r \text{个个体恢复}) = \binom{I_t}{k_r} r_t^k (1-r_t)^{I_t-k_r} \qquad \text{方程式 6.8}$$

其中 r_t 定义为一个患病者个体在时间 t 和 $t+\delta t$ 之间恢复的风险比例。对于大多数实际情况，在计算过程中统筹使用小时间步长，并且 r_t 近似为个体从患病者状态中恢复的率乘以时间步长 δt 的大小。6.4.1 节中总结的方法 2 的步骤现在将被修改调整为如下：

方法 2 的步骤总结，对其进行扩展以允许随机性确定患病者人群中在每个时间步中恢复的个体数量

步骤 1a：使用 Reed-Frost 方程式 $\lambda_t = 1 - (1 - p)^{I_t}$，计算下一个时间间隔内的感染风险。

步骤 1b：使用表达式 $r_t = r\delta t$ 计算患病者人群中应在下一个时间间隔内恢复的个体人数的平均比例，其中 δt 是时间间隔的大小，r 是患病者从患病者状态中恢复的率 [由（1/传染性持续时间）这一表达式给出——见 2.7.2 节]。

步骤 2a：计算易感者人群中可能被 t 时刻现存的患病者所感染的人数分布。

步骤 2b：计算患病者人群中在下一个时间步应该恢复的人数分布。

步骤 3a：从步骤 2a 中计算所得的分布中抽取一个位于 0 ~ 1 范围内的随机数 n_i 以确定 k_i，即易感者人群中在下一个时间步被感染（并进展为具有传染性）的人数（这是如何完成的有关机制，请参见专栏 6.4）。

步骤 3b：从步骤 2b 中计算所得的分布中抽取一个位于 0 ~ 1 范围内的随机数 n_r 以确定 k_r，即患病者人群中在下一个时间步中恢复个体的人数（这是如何完成的有关机制，请参见专栏 6.4）。

（续）

步骤 4：$I_{t+\delta t}$ 然后由 $I_t + k_i - k_r$ 给出，而 $S_{t+\delta t}$ 由 $S_t - k_i$ 给出。

步骤 5：如果 $I_{t+\delta t} = 0$，则停止传播；否则返回到步骤 1。

6.6 连续时间（"到下一个事件的时间"）仓室模型（方法 3）

方法 1 和方法 2 都假设所有状态转换都发生在相同的固定时间步 δt 之后，并且被称为离散时间随机模型。它们类似于确定性差分方程组。第三种方法使用随机性来确定下一个事件何时发生（即 δt 的大小）；如果考虑到不止一种状态转换情况，例如，易感者成为感染者或患病者恢复为免疫者，则一并所发生的转换的类型是什么。因为时间步长的大小是可变的，基于这种方法的模型被称为连续时间或"到下一个事件的时间"模型，并且可以被认为是微分方程组的随机化实现。图 6.8 提供使用这种方法获得的预测情况的示例。

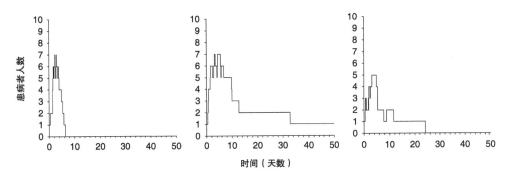

图 6.8 使用方法 3 获得的，在将 1 名患病者引入包括 10 个个体的完全易感者人群中后，对流感患病者流行率的不同预测情况的示例。参见模型 6.4，在线资源

该方法可以在 excel 电子表格中实施（参见模型 6.4，在线资源），但仅适用于描述感染在小规模人群中的传播情况。

在实践中，我们通常使用编程语言来实现它。计算的关键步骤如下。

方法 3 的步骤总结

步骤 1：计算个体可以改变其当前状态（即进展为被感染状态、从患病状态中恢复、死亡等）的率（M_t）。

M_t 被称为危险率，因为它给出了给定事件在小时间间隔内发生的危险或可能性。在数学上，任何事件导致在一个小的时间间隔 δt 内状态变化的机会 / 风险大约由 $M_t \delta t$ 给出。通过为 δt 选择足够小的值，可以使近似值与我们所选择的一样精确。

（续）

在以下模型中，仅明确描述了两种状态转换类别，即易感者个体被感染并变得具有传染性，以及患病者个体恢复并变得具有免疫力。

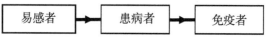

我们将使用以下微分方程组

$$\frac{\mathrm{d}S}{\mathrm{d}t} = -\beta S(t)I(t)$$

$$\frac{\mathrm{d}I}{\mathrm{d}t} = \beta S(t)I(t) - rI(t)$$

$$\frac{\mathrm{d}R}{\mathrm{d}t} = rI(t)$$

其中 β 是单位时间内两个特定个体之间有效接触的比率，r 是患病者个体恢复的比率。在这个例子中，个体可以改变其当前状态的总比率由个体被感染并变得具有传染性和患病者个体恢复并变得具有免疫力的比率的总和所给出：

$$M_t = \beta S(t)I(t) + rI(t) \qquad \text{方程式 6.9}$$

步骤 2：在 0 和 1 之间抽取一个随机数 n_1 并计算下一次转换发生（后）的时间，由下式给出：

$$T = -\ln(n_1)/M_t \qquad \text{方程式 6.10}$$

T 的这个表达式源于这样一个事实：当事件以恒定的率随机发生时，直到事件发生（事件发生之前）的时间遵循指数分布（参见 2.7.2 节）。假设危险率为 M_t，可以证明在时间 T 之前没有事件发生的概率 p_T 由以下方程式所给出：

$$p_T = \mathrm{e}^{-M_t T} \qquad \text{方程式 6.11}$$

相关参考文献[4]和该文献中所引用的其他参考文献提供了更多细节。将 p_T 替换为随机数 n_1，并重新排列我们所得到的方程式，得到方程式 6.10。

步骤 3：计算每种转换类型（例如易感者→感染或患病状态→免疫状态）发生的概率。使用它来计算随机抽取的数字必须位于的范围，使得此时给定的转换才能够发生。

在上面的例子中，一个易感者个体在下一个时间步内被感染（然后具有传染性）的概率由 $\beta S(t)I(t)/M_t$ 给出；一个患病者个体在下一个时间步内恢复的概率是 $r(t)I(t)/M_t$。

（续）

因此，如果抽取的随机数位于区间 $[0, \beta S(t)I(t)/M_t]$ 中，则一个易感者个体被感染（并具有传染性）；否则的话，一名患病者个体会康复并获得免疫力。

步骤 4：抽取一个随机数 n_2 来确定接下来发生的状态转换事件。

步骤 5：使用第 4 步所得到的结果更新人群中易感者、患病者和免疫者个体的数量，然后返回到步骤 1。

附录 A.4.2 节提供了方法 3 的详细说明。读者可能希望参考 Keeling 和 Rohani 的相关文献[4] 以了解实现这些步骤的不同方法的技术细节讨论。

6.7 哪种方法最好?

上述用于建立随机模型的每种方法都有其优点和缺点。例如，基于个体的方法 1 比方法 2 在计算能力上的要求更高。如果人口规模很大或有很多事件，方法 3 的计算能力要求也更高，但它具有较大的吸引力，因为它允许时间步长的大小变化并能够使得模型接近于描述连续时间发生的事件。另一方面，与差分方程组的情况一样，我们可以使用方法 1 和方法 2 并通过使用足够小的时间步长来近似在连续时间发生的事件。因此，开发随机模型时使用的方法通常取决于（问题的）人口规模大小和可用的计算资源或能力。

6.8 随机模型的一些见解和应用

6.8.1 从暴发规模的分布情况推断再生数

图 6.3 所示的模型运行情况突出显示了确定性模型和随机性模型之间的重要性区别。正如第 4 章所讨论的，对于确定性模型，当一个患病者被引入完全易感者人群中并且该传染病的再生数大于 1 时，该模型总是预测会发生疫情暴发。相反，当再生数小于 1 时，模型总是预测该传染病的传播会消失或消退。

相比之下，对于一个随机模型，即使再生数大于 1，也预测到仅在一部分次数的模型运行中会发生疫情暴发。同样的，在一个随机模型中，即使再生数小于 1，也有可能会发生疫情暴发，这是由于随机性变化所带来的影响。然而，某一疫情暴发出现的可能性，除其他因素外，（仍然）取决于再生数量的大小。这在图 6.9 中进行了说明，该图显示了通过使用不同的 R_0 值运行 6.3 节中所讨论的模型，所预测得到的暴发规模分布情况。例如，对于 R_0 处于低值的情况，大规模的暴发发生在一小部分次数的模拟运行中；对于 $R_0 = 2$，超过 50% 的模拟运行预

表 6.2 示例：如使用方法 3 进行预测，假设 $p=0.1/$ 天且恢复率为 $0.5/$ 天，将 1 个患病者个体引入由 10 个易感者个体组成的群体后，在不同仓室中观察到的预测个体数量。对于这些参数，$R_0=2$。有关计算的更多详细信息，请参见附录 A.4.2 部分

时间	易感者	患病者	免疫者	M_t	随机数 n_1	T	下一个事件发生的概率		随机数 n_2	下一个事件
							感染事件	恢复事件		
0.000	10	1	0	1.5	0.46	0.518	0.667	0.333	0.56	S—>I
0.518	9	2	0	2.8	0.81	0.077	0.643	0.357	0.73	I—>R
0.595	9	1	1	1.4	0.22	1.079	0.643	0.357	0.05	S—>I
1.674	8	2	1	2.6	0.07	1.004	0.615	0.385	0.93	I—>R
2.678	8	1	2	1.3	0.85	0.128	0.615	0.385	0.25	S—>I
2.806	7	2	2	2.4	0.18	0.725	0.583	0.417	0.32	S—>I
3.531	6	3	2	3.3	0.42	0.264	0.545	0.455	0.13	S—>I
3.795	5	4	2	4	0.53	0.161	0.500	0.500	0.39	S—>I
3.956	4	5	2	4.5	0.06	0.609	0.444	0.556	0.22	S—>I
4.564	3	6	2	4.8	0.66	0.087	0.375	0.625	0.61	I—>R
4.651	3	5	3	4	0.44	0.205	0.375	0.625	0.39	I—>R
4.857	3	4	4	3.2	0.95	0.018	0.375	0.625	0.41	I—>R
4.874	3	3	5	2.4	0.32	0.480	0.375	0.625	0.84	I—>R
5.355	3	2	6	1.6	0.43	0.525	0.375	0.625	0.73	I—>R
5.879	3	1	7	0.8	0.86	0.183	0.375	0.625	0.42	I—>R
6.0062	3	0	8	0	0.85	无相关事件	无相关事件	无相关事件	0.62	无相关事件

测到会发生涉及 7 人或更多人数的疫情暴发。

　　鉴于与基本再生数的不同取值相互关联的暴发规模的不同分布情况，目前已经有学者开发了根据观察到的暴发规模分布情况来估计基本再生数或净再生数的方法 [6-7]。根据过于复杂而无法在此处进行重现的相关理论（有关更多详细信息，请参见 De Serres 等的文献 [6]），某一给定人群中暴发规模的分布情况与再生数（用 R 表示，因为它可能是净再生数或基本再生数）通过以下方程式相互关联：

$$P（暴发规模 = k）= \frac{R^{k-1}e^{-Rk}k^{k-2}}{(k-1)!} \quad k = 1,2,3,\cdots \qquad 方程式 6.12$$

　　这一相应的分布如图 6.12 所示。方程式 6.12 进一步假设再生数小于 1。

　　该理论最初是为了估计某种特殊类型人群中传染病的净再生数，在该种特殊类型人群中由于成功的疫苗接种计划而几乎没有本土传播。在这样类型的人群中，从控制措施不太成功的地区引入一名患病者可能会导致疫情的暴发。对净再生数及其小于 1 的相关程度的估计，应该会有助于我们了解是否有需要进一步开展干预措施或传播是否会自行停止。

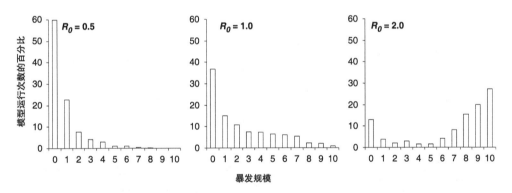

图 6.9 使用 6.3 节中针对方法 1 所讨论的模型，所得到的暴发规模人数分布情况，其中 R_0 = 0.5、1 和 2（相当于 p = 0.05、0.1 和 0.2/ 序列间隔）。分布情况基于 500 次模型运行次数

　　例如，在 1995—1998 年，在英国（并在一个全国性的疫苗接种计划之后）发生了大约 14 次、4 次、2 次和 1 次疫情暴发，暴发规模分别涉及 3 ~ 4 个、5 ~ 9 个、10 ~ 24 个和 ≥ 100 个个体（病例）[6]。这些暴发规模与 0.5 和 0.6 之间的净再生数相符，这与使用其他方法获得的估计值相一致，并表明不太可能会有疫情的持续传播 [6]。

　　可以使用类似的方式分析新发的或急性的传染病（例如一种新型的流感毒株）的暴发规模数据，以此来估计其基本再生数，这可以为我们了解大型暴发的风险提供相关信息 [7]。

6.8.2 模拟小规模人群中的传染病传播和传染病流行的持续性

确定性模型的一个弱点或缺点是，即使在模型人群中存在分数个（非整数个，小于 1）的个体，它们也可能会预测该传染病的传播总是会继续下去。相比之下，这种情况通常不会出现在随机性模型中，随机性模型往往只处理整数个个体。对于此，根据定义，一旦患病者人数下降至 1 以下（例如零），传播就会停止。这使得随机性模型更为适用于解决涉及小规模群体的问题，例如包括 10 个或 100 个个体的人群，例如医院病房或者学校，在其中随机性的影响可能导致出现较少数量的患病者并且传播随之出现停止。这也使得它们更为适用于解决与给定规模人群中传染病的持续性有关的问题。我们使用确定性模型无法解决此类问题。

例如，有研究应用随机性模型来阐明为什么在某些人群中麻疹病例数量下降到低水平，并且在小岛屿人群中几个月都没有发现病例（"地方性消退"），直到重新引入感染[8-10]（见图 4.27）。这些研究分析表明，人口规模需要超过 250,000 个个体时才能使得该传染病传播持续下去；随后的分析强调，传染性持续时间的分布情况[5] 和出生率[11] 也强烈影响人口规模的临界值。

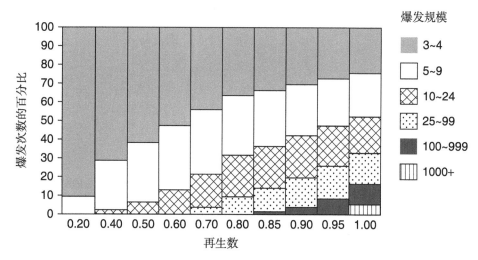

图 6.10 由输入性病例所引起的疾病暴发规模大小的分布情况。Reproduced with permission from De Serres *et al*, 2000.[6] 鉴于小规模暴发相比大规模暴发得到报告的可能性较低，这种分布情况仅与涉及 3 个或更多个体（病例）的疫情暴发有关

具有实际意义的是，在 20 世纪 90 年代有研究应用了随机性模型（基于方法 3）来探索与脊髓灰质炎持续存在的相关问题，并计算如果在不同时间段内没有观察到病例的情况下脊髓灰质炎可能被根除的概率[12]。不到 1% 的感染会导致瘫痪，该研究表明，如果在三年内未观察到任何麻痹性脊髓灰质炎病例，在此之后

我们才能够有 95% 的信心确定该病毒已在当地灭绝。

6.8.3 基于个体的微观模拟模型

顾名思义，这些模型通常使用不同方法的组合来跟踪人群中每个个体的状态，有或没有纳入一些确定性元素。最早的基于个体的微观模拟模型之一是Elveback 等 [15] 所建立的模型，该模型是在 20 世纪 70 年代建立开发的，旨在探索流感干预措施对 254 个家庭的 1,000 个个体人群的影响。所有个体被分到五个年龄群组（学前、小学、高中、年轻成人和中老年成人）中，每个学龄前儿童都被分到 30 个游戏小组之一，并与各游戏小组和其他社会群体（由给定的集群或群组所定义）的个体之间混合接触。在 21 世纪初期开发建立的用于探索对大型流行性流感干预措施的影响的模型 [16-21] 使用了类似的方法，但所考虑的人口规模更大，并且接触或人口流动模式比 Elveback 模型中的模型更为详细（参见专栏 6.3）。

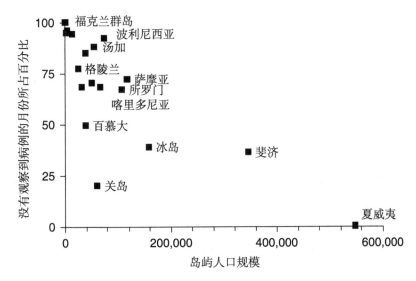

图 6.11　直到 1966 年，岛屿人口中的麻疹持续时间长达 15 年。（Adapted from Anderson and May，1992. [13] Data from Black 1966. ）[14]

ONCHOSIM 模型是专门为解决与控制防控措施相关的问题而开发的微观模拟模型的另一个示例。这是在 20 世纪 80 年代后期相关学者与盘尾丝虫病控制计划（Onchocerciasis Control Programme）合作开发的，用以评估在不同环境中停止杀幼虫行动对盘尾丝虫病传播动力学特征的影响或作用 [22]。它使用上述方法 1 和方法 2 的组合，描述了不同村庄人口中每个个体和每种寄生虫的感染进展过程，同时考虑了不同的媒介暴露水平、叮咬密度、苍蝇的寿命、寄生虫的寿命等因素。正是在 ONCHOSIM 模型开发建立的基础上，有学者针对 HIV

（SIMULAIDS 模型和 STDSIM 模型）和血吸虫病（SCHISTOSIM 模型）开发了其他大规模的模拟模型[23-25]。

这种高度结构化的模型的明显缺点是它们难以设置或建立且运行速度慢（参见专栏 6.3）。另一个挑战是构建更为详细的模型需要更多的输入参数（其中一些并不容易获得）。随着输入参数数量的增加，我们想要阐明某一给定输入参数对整体结果的贡献度将会变得越来越困难，因此可能需要运行许多次数的模拟才能获得有用的预测情况。另外，随着高速计算机的发展，这些缺点在未来几年应该不会成为较大的问题。

与结构较少或较为简单的确定性模型相比，这些模型的一个优势是它们可用于探索针对家庭、学校或工作场所的干预策略措施的影响。例如，上述流感模型已经能够探索向家庭场景中流感病例接触者提供抗病毒药物的影响或作用的情况。另一个优势是，通过尝试尽可能地描述现实场景，它们相比确定性模型更容易被直观地理解，因为它们跟踪到人口中所有个体的状态，而不是作为一个群体的集体的状态。此外，通过跟踪某一人群中每个个体的经历，它们在描述某些传染病传播方面比确定性模型更为有利，因为该类传染病的风险或其他结果取决于个体以前的接触史。

6.9 小结

在本章中，我们讨论了建立随机性模型的关键方法以及这些模型为我们所提供的相关见解和应用领域范围。

随机性模型纳入随机性对结果的影响，并且可以提供结果可能发生的范围的估计情况（可能性程度）。随机性模型通常使用以下三种方法中的一种或多种来进行建立：(i) 跟踪某一人群中每个个体的情况，并允许随机性确定每个个体是否被感染；(ii) 将易感者人群视为一个单独的仓室，并允许随机性确定易感者人群中被上一代患病者所感染的总人数；(iii) 将易感者人群视为一个单独的仓室，并允许随机性确定下一个事件（即一个个体的发生感染或一个患病者的康复）何时发生。

一般来说，由于随机性方法所固有的随机性变化的特质，模型运行的数量通常被整理成一个分布情况，该分布提供了关于可能发生的结果的范围（可能性程度）及其相应可能性（置信区间）的相关信息。模型运行的次数需要与计算机的计算负担或能力相协调。

随机性模型提供了关于如何使用暴发规模分布情况来估计再生数量的相关信息或技巧。除了对小规模群体中的传播进行建模外，随机性模型也已被用于解决与传染病持续性和人口规模临界值有关的问题。快速（超级）计算机的发展导致涌现出了越来越多的随机性微观模拟模型，这些模型已被用于探索各类干预措施的效果。

参考文献

1 Cooper BS, Medley GF, Scott GM. Preliminary analysis of the transmission dynamics of nosocomial infections: stochastic and management effects. *J Hosp Infect* 1999; 43(2): 131–147.

2 Abbey H. An examination of the Reed–Frost theory of epidemics. *Hum Biol* 1952; 24: 201–233.

3 Fine PE. A commentary on the mechanical analogue to the Reed–Frost epidemic model. *Am J Epidemiol* 1977; 106(2):87–100.

4 Keeling MJ, Rohani P. *Stochastic dynamics in Modeling infectious diseases in humans and animals*. Princeton, NJ and Oxford: Princeton University Press; 2008, pp. 190–232.

5 Keeling MJ, Grenfell BT. Understanding the persistence of measles: reconciling theory, simulation and observation. *Proc Biol Sci* 2002; 269(1489):335–343.

6 De Serres G, Gay NJ, Farrington CP. Epidemiology of transmissible diseases after elimination. *Am J Epidemiol* 2000; 151(11):1039–1048.

7 Ferguson NM, Fraser C, Donnelly CA, Ghani AC, Anderson RM. Public health. Public health risk from the avian H5N1 influenza epidemic. *Science* 2004; 304(5673):968–969.

8 Bartlett MS. Measles periodicity and community size. *J R Statist Soc* 1957; A120:48–70.

9 Bartlett MS. The critical community size for measles in the United States. *J R Statist Soc* 1960; 123:37–44.

10 Anderson RM, May RM. The invasion, persistence and spread of infectious diseases within animal and plant communities. *Philos Trans R Soc Lond B Biol Sci* 1986; 314(1167): 533–570.

11 Conlan AJ, Grenfell BT. Seasonality and the persistence and invasion of measles. *Proc Biol Sci* 2007; 274(1614):1133–1141.

12 Eichner M, Dietz K. Eradication of poliomyelitis: when can one be sure that polio virus transmission has been terminated? Am J Epidemiol 1996; 143(8):816–822.

13 Anderson RM, May RM. *Infectious diseases of humans. Dynamics and control*. Oxford: Oxford University Press; 1992.

14 Black FL. Measles endemicity in insular populations: critical community size and its evolutionary implication. *J Theor Bio* 1966; 11(2):207–211.

15 Elveback LR, Fox JP, Ackerman E, Langworthy A, Boyd M, Gatewood L. An influenza simulation model for immunization studies. *Am J Epidemiol* 1976; 103(2):152–165.

16 Longini IM, Jr., Halloran ME, Nizam A, Yang Y. Containing pandemic influenza with antiviral agents. *Am J Epidemiol* 2004; 159(7):623–633.

17 Longini IM, Jr., Nizam A, Xu S *et al.* Containing pandemic influenza at the source. *Science* 2005; 309(5737):1083–1087.

18 Germann TC, Kadau K, Longini IM, Jr., Macken CA. Mitigation strategies for pandemic influenza in the United States. *Proc Natl Acad Sci USA* 2006; 103(15):5935–5940.

19 Halloran ME, Ferguson NM, Eubank S *et al.* Modeling targeted layered containment of an influenza pandemic in the United States. *Proc Natl Acad Sci USA* 2008; 105(12):4639–4634.

20 Ferguson NM, Cummings DA, Cauchemez S *et al.* Strategies for containing an emerging influenza pandemic in Southeast Asia. *Nature* 2005; 437(7056):209–214.

21 Ferguson NM, Cummings DA, Fraser C, Cajka JC, Cooley PC, Burke DS. Strategies for mitigating an influenza pandemic. *Nature* 2006; 442(7101):448–452.

22 Plaisier AP, van Oortmarssen GJ, Habbema JD, Remme J, Alley ES. ONCHOSIM: a model and computer simulation program for the transmission and control of onchocerciasis. *Comput Methods Programs Biomed* 1990; 31(1):43–56.

23 Vlas SJ, van Oortmarssen GJ, Gryseels B, Polderman AM, Plaisier AP, Habbema JD. SCHISTOSIM: a microsimulation model for the epidemiology and control of schistosomiasis. *Am J Trop Med Hyg* 1996; 55(5 Suppl):170–175.

24 Korenromp EL, Van VC, Grosskurth H *et al.* Model-based evaluation of single-round mass treatment of sexually transmitted diseases for HIV control in a rural African population. *AIDS* 2000; 14(5):573–593.

25 Robinson NJ, Mulder D, Auvert B, Whitworth J, Hayes R. Type of partnership and heterosexual spread of HIV infection in rural Uganda: results from simulation modelling. *Int J STD AIDS* 1999; 10(11):718–725.

26 Longini IM, Jr., Koopman JS, Haber M, Cotsonis GA. Statistical inference for infectious diseases. Risk-specific household and community transmission parameters. *Am J Epidemiol* 1988; 128(4):845–859.

第七章

模型如何处理不同的接触模式?

7.1 概述和目标

本章说明了人群中个体之间的接触模式对传染病的传播和控制措施的重要作用。它还描述了将具有年龄依赖特征的接触模式纳入模型以及使用再生数预测干预措施作用的方法。

在本章结束时,您应该:

◆ 注意到关于具有年龄依赖特征的混合接触模式的一些证据(或实证性现象);

◆ 能够定义和设置"谁从谁那里获得感染"(who acquires infection from whom,WAIFW)矩阵来描述人群中个体之间的非随机("具有异质性的")混合接触模式;

◆ 能够使用感染力估计值来计算 WAIFW 矩阵;

◆ 理解人群中个体之间非随机混合接触模式对传染病传播动力学特征和防控措施的可能影响;

◆ 能够计算得到考虑到非随机混合接触模式的基本再生数或净再生数,并使用它们来预测干预措施的影响作用。

7.2 为什么混合接触模式很重要?

到目前为止,在本书中,我们假设人群中个体之间的接触是随机混合的,例如,儿童(未成年人)与其他儿童和儿童与其他成人接触的可能性相同,或者不同社会经济群体中的个体之间相互接触的可能性相同。然而,在探索控制策略的作用时,尤其是针对人群中特定亚人群的控制策略,建模研究需要考虑非随机混合接触模式的影响作用。

例如,图 7.1 展示了两个人群中假定的接触模式:

1)在人群 A 中,儿童的接触次数比成人多得多(7 vs. 3),而且儿童的大部分接触是与其他儿童的接触;

2)在人群 B 中,儿童与成人有同样多的接触次数(4 个),并且儿童主要接触成人,而成人主要接触其他儿童。

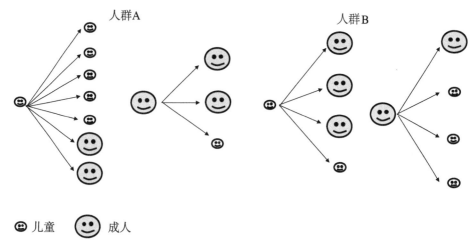

😀 儿童　😊 成人

图 7.1　两种假定的接触模式的示例

如果在这两个人群中儿童群体中相同比例的个体接种了针对某种新型传染病的疫苗，例如大流行性流感疫苗，那么随后的总体发病率在哪个人群中最（更）低？

这个问题的一个直观答案可能是群体 A，因为群体 A 中的儿童比群体 B 中的儿童接触的人数要更多。另一方面，群体 A 中的儿童比群体 B 中的儿童与其他儿童的接触人次数更多。因此，与人群 B 中的成人相比，人群 A 中的成人，因接种疫苗引入而导致减少的总人群中儿童发病率，将会得到更少的益处，因为 B 人群中儿童和成人之间的接触数量较多。这些不同的因素使得我们很难单独使用直觉方法来预测儿童接种疫苗对总体发病率的影响。

回答诸如此类的问题，对于预测控制或遏制疫情传播所需要的干预措施应达到的覆盖水平很重要，并且我们可以使用模型来做到这一点。在描述将关于非随机（具有异质性的）混合接触的假设纳入模型的方法之前，我们首先回顾了关于具有年龄依赖特征的接触模式确实存在的证据（或实证性现象）。

7.3 通过呼吸道传播的传染病具有年龄依赖特征的接触模式的证据是什么？

7.3.1 假定与传播存在相互关联的病例群体中的年龄依赖特征

图 7.2a 显示了 1993 年至 1996 年期间荷兰肺结核病例对的年龄数据[1]，从他们（病例对）的痰液中分离出来的结核分枝杆菌菌株具有相同的 DNA 指纹图谱。尽管这个病例对中的两个病例有可能是由另一个（同一个）个体所感染的，该个体在我们的研究期间以外发病，我们仍可以合理地假设这些病例对分别由原

发病例和继发病例组成。

　　总的来说，这（病例对的）两个病例的年龄高度相关，强烈表明个体最有可能将感染传染给与之年龄相近的其他个体（图 7.2a）。例如，（病例对的）两个病例之间的平均年龄差为 13.9 岁（标准差为 12.2 岁），这在统计学上显著小于在所有（可能的）病例对的随机样本中预测的平均差值（25.5 岁；95% CI，21.5 ～ 29.5 岁）。

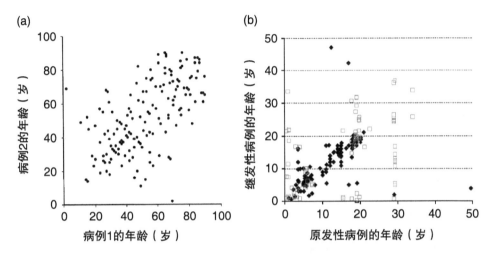

图 7.2　（a）1993—1996 年荷兰流行病学相关的荷兰（型）结核病患者病例对的年龄散点图，通过使用限制性片段长度多态性方法（插入片段 IS 6110 作为探针的）对患者病例对进行定义。使用富含多态性 GC 的序列探针（polymorphic GC-rich sequence probe，PGRS）对指纹模式少于 5 个 IS 6110 拷贝的菌株进行进一步的亚型分析[3]。每对病例对在图中用两个点表示，同时每个病例都在 X 轴和 Y 轴上表示。Reproduced with permission from Borgdorff *et al*，1999.[1]（b）1995—1998 年英格兰和威尔士地区麻疹（空心方块）和脑膜炎球菌性脑膜炎（实心菱形）的假定原发性病例和继发性病例（由发病的日期推定是否原发或者继发）年龄的散点图。（Reproduced with permission from Edmunds *et al*，2006.）[2]

　　在英国也有研究报告了假定的原发性和继发性麻疹和脑膜炎球菌性脑膜炎病例中类似的年龄模式[2]（图 7.2b）。

7.3.2 （重新）引入某一病原体后的发病（率）趋势

　　图 7.3 显示，在 1957 年（亚洲）流感大流行期间，儿童人群的全科医生诊所咨询率相比成人更高，并且比成人更早达到峰值[4]。在儿童人群中观察到的高峰和早期出现高峰的现象可能部分反映出具有年龄依赖特征的混合接触模式。例如，一旦在儿童人群中出现一个病例，由于在学校存在着较高程度的混合接触，感染会在到达成人群体之前迅速传播给其他儿童个体。儿童人群和成人人群就诊率的差异也可能部分反映了这两类人群之间寻求健康（就医咨询）行为的差异

性，例如，父母在孩子生病时比在他们自己感到身体不适时更有可能或更愿意去看医生。

相较之下，对偏远岛屿人群中麻疹和风疹暴发的回顾性研究发现，在这些岛屿上，如果这些传染病（麻疹和风疹）在长时间基本消除后重新引入，儿童人群和成人人群的发病率大致相似[5]。这些人群与今天我们看到的许多人群不同，因为他们通常由大规模家庭所组成，生活在拥挤的环境中，并且由于气候寒冷而常年在室内度过很多时间。

这些因素将导致成年人群会被高水平地暴露于由儿童所引入的传染病环境中。

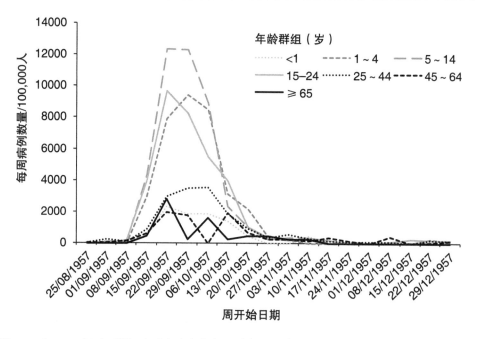

图 7.3 在 1957 年（亚洲）流感大流行期间，威尔士一家全科医生诊所中不同年龄群组的每周报告的每 100,000 人中流感病例人数情况

7.3.3 感染力的年龄依赖特征

正如我们在第 5 章中看到的，儿童人群中的感染力通常高于成年人群（5.2.3.5.2 节）。虽然对于这种差异目前有几种看似合理的解释，但最合理的（也是最为受到关注的）解释是人群中个体之间的接触模式具有年龄依赖的特征。

7.3.4 社会接触模式调查

很少有研究试图直接测量人群中个体与其他年龄组中的个体接触的次数。截至目前，这些研究中的大多数都相对规模较小，或者涉及年龄范围较窄的个体人群，例如学童[6]、大学教职员工或学生等[7-9]。1986 年在乌得勒支进行的最大规模（截至本书成书时）的早期研究调查了 1,813 个个体（占最初受邀者的 59%）[9]。这项研究询问了每个个体在典型的一周内的对话次数，并指出人群中个体之间的接触强烈依赖于年龄特征，个体最有可能与年龄相近的其他个体交谈接触（图 7.4）。

　　迄今最大规模的关于接触模式的研究发表于 2008 年[10]。在该研究中，来自 8 个欧洲国家的人群被要求各自完成一份日记，记录他们在 2005 年 5 月至 2006 年 9 月之间的每一天内的身体（物理）和非身体（物理）接触情况[10]。该研究总共收集了有 7,290 份日记，从各个国家收集到的日记数量不一，从荷兰的 267 篇日记到德国的 1,328 篇日记。身体（物理）接触被定义为皮肤接触（例如亲吻或握手）；非身体（物理）接触被定义为在另一个人身体（物理）存在的情况下用两个或多个单词进行的双向对话，但没有发生身体（物理）接触。这些接触足以传播感染的程度尚不清楚，并且可能因不同的传染病而异。

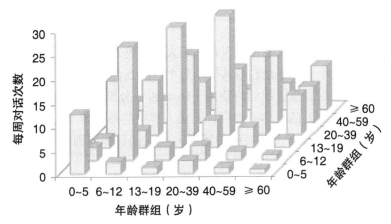

图 7.4　1986 年乌得勒支人群随机调查中，人群中个体与不同年龄组的个体进行的每周对话次数的数据情况（data extracted from Wallinga et al.）[9]

　　在每个国家 / 地区观察到的接触模式也大体相似，例如人群中个体最有可能与年龄相近的其他个体相互联系接触（图 7.5）。正如我们所预期的那样，尽管弱于相同年龄个体之间的混合接触程度，30 ～ 39 岁人群和幼儿群体之间以及中年成人群体和年龄较大的儿童群体之间的混合接触（反映父母和孩子之间的混合接触）也很强烈。即使只考虑身体（物理）接触，也可以看到类似的年龄模式，尽管此时成人个体之间的接触量大大减少，这可能反映了成人群体主要在工作场景中相互接触的事实，而这种接触通常是非身体（物理）接触的。

　　考虑到不同国家场景下研究设计之间的差异，我们很难解释不同国家人群个体接触的平均数量之间的差异（例如，与德国或英国相比，意大利的人群中个体接触的个体数量更多——见图 7.5）。在一些国家，针对有很多接触人数的受访者，例如公共汽车司机或店员等，该研究仅仅要求他们提供接触人数的估计值，而不是实际的接触人数。

7.4 我们如何将具有年龄依赖特征的混合接触模式嵌入到模型中？

7.4.1 关于感染力的表达式

如 2.7.1 节和 3.4.1 节所述，当我们假设人群中个体之间随机混合接触时，易感个体被感染的比率［即感染力 $\lambda(t)$］与 β（两个特定个体单位时间内有效接触的率）和在给定时间 t 时的患病者个体数量（$I(t)$）通过如下方程式相互联系：

$$\lambda(t) = \beta I(t)$$

方程式 7.1

当我们假设人群中个体之间不是随机混合接触时，人群中不同亚群中的个体将以不同的率被（发生）感染，这取决于他们与自己所属亚群中和其他亚群中的其他个体的互动接触方式。

例如，如果我们假设接触模式仅在儿童人群和成人群体之间有所不同，那么儿童人群被感染的率取决于他们与其他儿童个体的混合接触程度以及他们与成人个体互动接触的密切程度。我们将使用下标 y 和 o 分别指代较年轻（儿童人群）和较年长（成年人群）的个体。然后，儿童人群中的总体感染力 ［$\overline{\lambda_y(t)}$］ 可以表示为归因于与其他儿童个体接触的感染力［$\lambda_{yy}(t)$］和归因于与成年人个体接触的感染力 ［$\lambda_{yo}(t)$］ 的总和，如下：

$$\overline{\lambda_y(t)} = \lambda_{yy}(t) + \lambda_{yo}(t)$$

方程式 7.2

我们将使用符号 $\lambda_y(t)$ 上的划线来表示我们正在考虑的某一人群亚组（在本例中为儿童人群亚组）中的"总体"感染力这一事实。

类似的，成人（"较年长"）在给定时间 t 时所经历的感染力 ［$\overline{\lambda_o(t)}$］ 由归因于与儿童个体接触的感染力［$\lambda_{oy}(t)$］和归因于与成人个体接触的感染力 ［$\lambda_{oo}(t)$］之和所给出，相应的方程如下：

$$\overline{\lambda_o(t)} = \lambda_{oy}(t) + \lambda_{oo}(t)$$

方程式 7.3

$\lambda_{yy}(t)$、$\lambda_{yo}(t)$、$\lambda_{oy}(t)$ 和 $\lambda_{oo}(t)$ 中的每一个成分都难以进行直接测量；然而，我们可以依据方程式 7.1 中的逻辑来表示它们（参见专栏 7.1）：

$$\lambda_{yy}(t) = \beta_{yy} I_y(t)$$

方程式 7.4

$$\lambda_{yo}(t) = \beta_{yo} I_o(t)$$

方程式 7.5

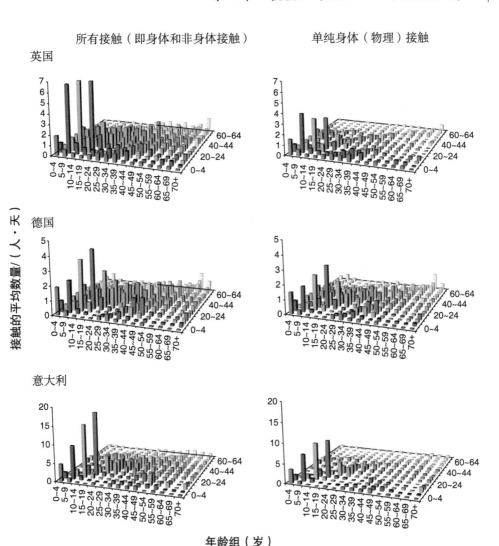

图 7.5　在英国、德国和意大利，人群中每人每天报告的所有接触（即身体和非身体接触）的平均数量以及单纯身体接触的平均数量估计值，由 Mossong 等研究所得（2008 年）[10]。请注意，这些图的纵轴上的比例标度因场景设置而不同。用于横轴的年龄组都是相同的

$$\lambda_{oy}(t) = \beta_{oy}I_y(t) \qquad \text{方程式 7.6}$$

$$\lambda_{oo}(t) = \beta_{oo}I_o(t) \qquad \text{方程式 7.7}$$

在这里

$I_y(t)$ 和 $I_o(t)$ 是在时间 t 时的儿童和成人患病者的数量；

β_{yy} 是单位时间内两个特定儿童个体进行有效接触的比率；

β_{yo} 是单位时间内特定（易感）儿童个体和特定患病者成人个体有效接触的比率；

β_{oy} 是单位时间内特定（易感）成人个体和特定患病者儿童个体有效接触的比率；

β_{oo} 是单位时间内两个特定成人个体有效接触的比率。

将 $\lambda_{yy}(t) = \beta_{yy}I_y(t)$ 和 $\lambda_{yo}(t) = \beta_{yo}I_o(t)$ 代入方程式 7.2，我们得到以下结果：

$$\overline{\lambda_y(t)} = \beta_{yy}I_y(t) + \beta_{yo}I_o(t) \qquad \text{方程式 7.8}$$

使用同样的逻辑，我们可以得到成人群体中感染力的表达式：

$$\overline{\lambda_o(t)} = \beta_{oy}I_y(t) + \beta_{oo}I_o(t) \qquad \text{方程式 7.9}$$

专栏 7.2 讨论了这些方程中所使用的符号。

专栏 7.1　方程式 $\lambda_{yy}(t) = \beta_{yy}I_y(t)$ 和 $\lambda_{yo}(t) = \beta_{yo}I_o(t)$ 的推导过程

表达式 $\lambda_{yy}(t) = \beta_{yy}I_y(t)$ 可以通过考虑儿童人群中单位时间内因与其他儿童接触导致的新发感染者人数的两个表达式得出。

第一个表达式可以通过使用这样的论点来获得：如果有 $S_y(t)$ 个易感者儿童，那么易感儿童可以与 $I_y(t)$ 个患病者儿童总共有 $S_y(t) \times I_y(t)$ 个可能的接触数量。其中，一小部分（比例为 β_{yy}）的接触数量将是有效接触数量，因此儿童人群中每单位时间内因与其他儿童接触而导致的新发感染者总数由以下方程式给出：

$$\beta_{yy}S_y(t)I_y(t) \qquad \text{方程式 7.10}$$

儿童人群中单位时间内因与其他儿童接触导致的新发感染者总人数也由以下表达给出：

$$\lambda_{yy}(t)S_y(t) \qquad \text{方程式 7.11}$$

将方程式 7.10 等于方程式 7.11，我们得到以下结果：

$$\lambda_{yy}(t)S_y(t) = \beta_{yy}S_y(t)I_y(t) \qquad \text{方程式 7.12}$$

对方程式两边同时消去 $S_y(t)$，我们得到方程式 $\lambda_{yy}(t) = \beta_{yy}I_y(t)$。

通过类似的论证方法，我们可以得到方程式 $\lambda_{yo}(t) = \beta_{yo}I_o(t)$。

方程式 7.8 和方程式 7.9 可以使用矩阵表示法简明地概括如下（见基本数学部分 B.7.1 节以了解矩阵的定义）：

$$\begin{pmatrix} \overline{\lambda_y(t)} \\ \overline{\lambda_o(t)} \end{pmatrix} = \begin{pmatrix} \beta_{yy} & \beta_{yo} \\ \beta_{oy} & \beta_{oo} \end{pmatrix} \begin{pmatrix} I_y(t) \\ I_o(t) \end{pmatrix} \qquad \text{方程式 7.13}$$

矩阵 $\begin{pmatrix} \beta_{yy} & \beta_{yo} \\ \beta_{oy} & \beta_{oo} \end{pmatrix}$ （或当接触模式在人群中分成两个以上的亚组时的等效矩阵——参见专栏 7.3）通常被称为"谁从谁那里获得感染"[5] 的矩阵，或者最常见的被称为 WAIFW 矩阵（发音为"WAYFU""WHYFU"或"WAYFWER"）。正如我们将看到的，使用矩阵表示法的优点是它可以更容易地识别某些类型的接触模式，特别是当假定接触模式在人口中两个以上的亚组之间存在差异时。矩阵通常以图 7.5 所示的形式以图形的方式进行表示。

7.4.2　我们如何计算参数 β？

如 2.7.1 节所述，在单位时间内两个特定个体之间有效接触的比率（即 β）取决于与某一给定年龄组中其他个体接触的频率（即图 7.5 中所绘制的值）以及所有接触中"有效"接触的比例，即如果接触发生在一个易感个体和一个患病个体之间，则足以传播感染的"有效"接触。这个比例因不同传染病而异。例如，足以传播麻疹感染的接触类型可能不同于传播脑膜炎球菌或结核分枝杆菌感染所需要的接触类型。正如我们将在下一章中所看到的，性传播传染病的 β 参数通常被分成这些部分。然而，对于直接传播的传染病，迄今为止很少有已发表的研究这样做。

专栏 7.2　关于 β_{yy}、β_{yo}、β_{oy}、β_{oo} 的符号

请注意下标与 β 一起使用的方式——下标的第一个组成部分反映了被感染者的年龄；第二个下标反映了感染源的年龄。

例如，β_{yo} 反映了一个特定的年轻易感者和一个老年患病者单位时间内有效接触的比率，而 β_{oy} 反映了一个易感的老年人和一个年轻患病者单位时间内有效接触的比率。

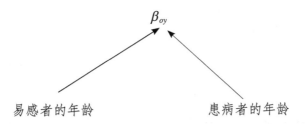

因此，在 $\overline{\lambda_y(t)}$ 或 $\overline{\lambda_o(t)}$ 的方程式中，每个 β 参数的第一个下标用于匹配感染力的下标（即，如果我们考虑儿童人群中的感染力，则为"y"），而第二个下标用于匹配患病者的下标，如下所示：

（续）

$$\overline{\lambda_o(t)} = \beta_{oy}I_y(t) + \beta_{oo}I_o(t)$$

β 参数的第二个下标用于匹配患病者个体的下标。

构建再生数表达式时使用的下标符号（参见 7.5.1 节）是类似的。

该符号在传染病建模中按惯例沿袭使用，源于数学中使用矩阵编写方程组的惯例，其中矩阵中第 i 行和第 j 列中的元素首先具有行的下标，然后是列的下标。

专栏 7.3　假设接触模式在人群中多个亚组之间存在差异时的感染力表达式

如果我们想假设人群中三个年龄亚组人群（例如青年群、中年人群和老年人人群）之间的感染力不同，青年（儿童）人群、中年人群和老年人群中的感染力方程分别为如下：

$$\overline{\lambda_y(t)} = \beta_{yy}I_y(t) + \beta_{ym}I_m(t) + \beta_{yo}I_o(t)$$
$$\overline{\lambda_m(t)} = \beta_{my}I_y(t) + \beta_{mm}I_m(t) + \beta_{mo}I_o(t) \qquad \text{方程式 7.14}$$
$$\overline{\lambda_o(t)} = \beta_{oy}I_y(t) + \beta_{om}I_m(t) + \beta_{oo}I_o(t)$$

使用矩阵表示法，方程可以写成如下：

$$\begin{pmatrix} \overline{\lambda_y(t)} \\ \overline{\lambda_m(t)} \\ \overline{\lambda_o(t)} \end{pmatrix} = \begin{pmatrix} \beta_{yy} & \beta_{ym} & \beta_{yo} \\ \beta_{my} & \beta_{mm} & \beta_{mo} \\ \beta_{oy} & \beta_{om} & \beta_{oo} \end{pmatrix} \begin{pmatrix} I_y(t) \\ I_m(t) \\ I_o(t) \end{pmatrix} \qquad \text{方程式 7.15}$$

如果我们有 n 个年龄组群并且每个年龄组群之间的感染力不同，则可能使用的符号或方程式如下：

$$\begin{aligned} \overline{\lambda_i(t)} &= \beta_{i1}I_1(t) + \beta_{i2}I_2(t) + \beta_{i3}I_3(t) + ... + \beta_{in}I_n(t) \\ &= \sum_{j=1}^{n} \beta_{ij}I_j(t) \end{aligned} \qquad \text{方程式 7.16}$$

式中 $\overline{\lambda_i(t)}$ 为第 i 个年龄组群的感染力，β_{ij} 为第 i 个年龄组群的易感个体与第 j 个年龄组群的患病者个体在单位时间内有效接触的比率，$I_j(t)$ 是第 j 个年龄组群的患病者个体数量。使用矩阵表示法，方程式 7.16 可以被写成如下：

（续）

$$\begin{pmatrix} \overline{\lambda_1(t)} \\ \overline{\lambda_2(t)} \\ \overline{\lambda_3(t)} \\ \cdots \\ \overline{\lambda_{n-1}(t)} \\ \overline{\lambda_n(t)} \end{pmatrix} = \begin{pmatrix} \beta_{11} & \beta_{12} & \beta_{13} & \cdots & \beta_{1n-1} & \beta_{1n} \\ \beta_{21} & \beta_{22} & \beta_{23} & \cdots & \beta_{2n-1} & \beta_{2n} \\ \beta_{31} & \beta_{32} & \beta_{33} & \cdots & \beta_{3n-1} & \beta_{3n} \\ \cdots & \cdots & \cdots & \cdots & \cdots \\ \beta_{n-1\,1} & \beta_{n-1\,2} & \beta_{n-1\,3} & \cdots & \beta_{n-1\,n-1} & \beta_{n-1\,n} \\ \beta_{n1} & \beta_{n2} & \beta_{n3} & \cdots & \beta_{n\,n-1} & \beta_{nn} \end{pmatrix} \begin{pmatrix} I_1(t) \\ I_2(t) \\ I_3(t) \\ \cdots \\ I_{n-1}(t) \\ I_n(t) \end{pmatrix}$$

相反，β 参数通常是从流行病学数据中间接推断出来的，即或者根据特定年龄组群的平均感染力估计值，例如第 5 章中讨论的那些，如果传染病是地方性的；或者从特定年龄组群中随着时间的推移关于新发患病者或病例数量的数据中推断出来，如果该种传染病是新出现的或重新出现的。请注意，通常不清楚什么构成一次接触；但是，如果 β 参数是通过间接估计出来的，则并不需要明确的定义。我们讨论下面所使用的各种方法。

7.4.2.1 在给定各群组中平均感染力估计值的情况下，估计地方性传染病的接触参数

如第 5 章所示，对于地方性传染病，我们可以根据先前感染（流行）的特定年龄群组流行率的横断面数据估计得到特定年龄组中某一特定传染病的平均感染力。使用这一感染力估值，我们可以估计特定年龄群组中的平均患病者人数（参见专栏 7.4）。

例如，根据人群中具有风疹抗体的个体比例的分年龄组数据，20 世纪 80 年代英国儿童人群和成人人群（分别为 0 ~ 15 岁和 ≥ 15 岁）的平均每年（年均）风疹感染力为 13% 和 4%（见 5.2.3.5.2 节），并且分别有 18,956 名和 2,859 名年轻患病者和老年患病者（见专栏 7.4）。如果我们将这些关于感染力和患病者儿童和患病者成人的人数代入方程式 7.8 和方程式 7.9，我们得到以下方程式：

$$0.13 = 18{,}956\,\beta_{yy} + 2{,}859\,\beta_{yo} \qquad \text{方程式 7.17}$$

$$0.04 = 18{,}956\,\beta_{oy} + 2{,}859\,\beta_{oo} \qquad \text{方程式 7.18}$$

我们可以使用这些方程式来计算 β 参数。但是，在它们当前的形式中，我们无法计算所有四个未知的 β 参数 β_{yy}、β_{yo}、β_{oy}、β_{oo} 的不同值，因为我们有两个方程式，却具有四个未知参数（请注意，我们只能从两个方程计算两个未知参数）。

为了克服这个问题，我们可以约束 WAIFW 矩阵的结构，使上述方程式简化为具有两个未知数的两个方程。同样，如果我们考虑将人群分层为三个年龄群

组，我们将有三个方程，这三个方程将三个年龄群组的感染力和九个未知的 β 参数相互关联；然后，我们需要约束 WAIFW 结构，以便我们得到具有三个未知 β 参数的三个方程。

有几种方法可以用来约束这些矩阵。一个常见的约束方法是假设接触是对称的，亦即一个儿童接触一个成人并将感染传播给该成人的率等于一个成人接触一个儿童并将感染传播给该儿童的率，即 $\beta_{oy} = \beta_{yo}$。由于这个约束将我们的具有四个未知数的两个方程简化为具有三个未知数的两个方程，我们需要再应用一个约束条件。以下是我们可以用于进一步表示矩阵 $\begin{pmatrix} \beta_{yy} & \beta_{yo} \\ \beta_{oy} & \beta_{oo} \end{pmatrix}$ 的可能矩阵结构，其中 β_1 和 β_2 是不同的值：

专栏 7.4　计算特定年龄群组中易感者和患病者人数的方法

一般来说，患病者个体的数量可以使用以下关系式来近似获得：

患病者人数 ≈ 单位时间内新发患病者人数 × 传染性的持续时间

对于人群中所有个体在感染后不久即具有传染性的急性传染病，患病（传染）前期较短就意味着新发患病者人数与新发感染者人数大致相等。对于给定的年龄群组，后者等于感染力与该年龄群组易感个体数量的乘积（见 5.2.3.4 节）。使用上述近似方法并假设 D 是传染性的持续时间，我们可以得到以下关于患病者儿童和患病者成人的平均数量（分别用 I_y 和 I_o 表示）：

$$I_y \approx \overline{\lambda_y} S_y D \qquad\qquad \text{方程式 7.19}$$

$$I_o \approx \overline{\lambda_o} S_o D \qquad\qquad \text{方程式 7.20}$$

这里，$\overline{\lambda_y}$ 和 $\overline{\lambda_o}$ 分别是儿童人群和成人人群中的平均感染力，S_y 和 S_o 分别是易感者儿童和易感者成人的平均人数。需要注意的是，我们已经从符号中删除了括号中的"t"，因为我们正在考虑的是这些变量的平均值。对于可免疫传染病，a 岁易感个体的数量遵循图 7.6a 所示的模式，该图中的阴影区域和非阴影区域分别反映易感儿童（年龄 $< a_y$）和成人（$a_y \sim L$ 岁）的总体人数。这些面积可以通过对关于年龄 a 的易感个体的数量表达式积分（参见基本数学部分 B.6）而得到，积分范围分别为 $0 \sim a_y$ 和 $a_y \sim L$，积分方程式如下所示：

$$S_y = \int_0^{a_y} N(a)s(a)da \qquad\qquad \text{方程式 7.21}$$

$$S_o = \int_{a_y}^{L} N(a)s(a)da \qquad\qquad \text{方程式 7.22}$$

（续）

式中，$N(a)$ 为 a 岁个体的总人数，$s(a)$ 为 a 岁个体人群中易感者个体者的比例，因此 $N(a)s(a)$ 为 a 岁个体易感个体的总人数。我们在下面提供了 $N(a)$ 和 $s(a)$ 的表达式。

对于具有矩形年龄分布和预期寿命 L 的规模大小为 N 的人口，给定年龄群组中的个体数量等于总人口规模乘以总人群中在该年龄组中的人口比例。因此，在某一单年年龄群组 a 中的个体数量（$N(a)$）为 N/L，并且儿童和成人的数量（分别表示为 N_y 和 N_o）由以下方程式所给出：

$$N_y = \frac{Na_y}{L} \text{ 和 } N_0 = \frac{N(L-a_y)}{L} \quad \text{（图 7.6b）。}$$

如果感染力仅在儿童人群和成人人群之间存在差异，则 $s(a)$ 由以下方程式给出（参见专栏 5.2）：

$$s(a) = \begin{cases} e^{-\bar{\lambda}_y a}, & 0 \leqslant a \leqslant a_y & \text{方程式 7.23} \\ e^{-\bar{\lambda}_y a_y} e^{-\bar{\lambda}_o (a-a_y)}, & a_y \leqslant a \leqslant L & \text{方程式 7.24} \end{cases}$$

使用表达式 $N(a) = N/L$ 以及方程式 7.19 ~ 7.24，我们最终（经过一些操作）能够得出以下表达式，表示人口中儿童和成人的总人数，或易感者个体或患病者个体的人数。

	总人数	易感者人数	患病者人数
儿童（未成年人）	$N_y = \dfrac{Na_y}{L}$	$S_y = \dfrac{N(1-e^{-\bar{\lambda}_y a_y})}{\bar{\lambda}_y L}$	$I_y = \dfrac{N(1-e^{-\bar{\lambda}_y a_y})D}{L}$
成人	$N_0 = \dfrac{N(L-a_y)}{L}$	$S_o = \dfrac{Ne^{-\bar{\lambda}_y a_y}(1-e^{-\bar{\lambda}_o(L-a_y)})}{\bar{\lambda}_o L}$	$I_o = \dfrac{Ne^{-\bar{\lambda}_y a_y}(1-e^{-\bar{\lambda}_o(L-a_y)})D}{L}$

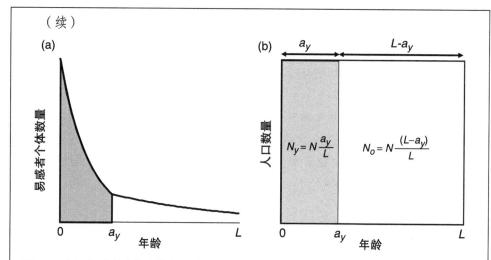

图 7.6 （a）易感者个体人数如何随年龄变化的示例。阴影和非阴影区域分别对应于儿童（年龄 $< a_y$）和成人（年龄 $a_y \sim L$）。（b）具有矩形年龄分布的人口中儿童人群和成人人群人数表达式的图形表示。儿童人群的数量（N_y）等于阴影矩形的面积，计算为（总人口规模）×（总人口中年轻人口所占的比例）。后一个比例等于 a_y/L（阴影矩形的宽度 ÷ 整个矩形的宽度），因此 $N_y = Na_y/L$

工作示例：

20 世纪 80 年代英国儿童人群和成人人群（分别为 < 15 岁和 15 岁以上）中的风疹平均感染力分别为每年 $\overline{\lambda_y} = 13\%$ 和 $\overline{\lambda_o} = 4\%$（见 5.2.3.5.2 节）。

假设人口包括 5,500 万人（$N = 55{,}000{,}000$），预期寿命（L）为 75 年，传染性的持续时间为 11 天（$D = 11/365$ 年），并取 a_y 等于 15 年，我们获得以下患病者儿童和成人的平均人数：

$$I_y = \frac{55{,}000{,}000 \times (1 - e^{-0.13 \times 15}) \times 11}{75 \times 365} = 18{,}965$$

$$I_o = \frac{55{,}000{,}000 \times e^{-0.13 \times 15} \times [1 - e^{-0.04 \times (75-15)}] \times 11}{75 \times 365} = 2{,}859$$

1) $\begin{pmatrix} \beta_1 & \beta_2 \\ \beta_2 & \beta_2 \end{pmatrix}$，这假设一个成人接触和感染一个儿童的可能性同一个成人接触和感染一个成人的可能性、一个儿童接触和感染一个成人的可能性一样（即 $\beta_{oy} = \beta_{oo} = \beta_{yo} = \beta_2$）。儿童个体之间的接触不同于成人个体之间的接触，以及与成人个体和儿童个体之间的接触也不同。

2) $\begin{pmatrix} \beta_1 & \beta_1 \\ \beta_1 & \beta_2 \end{pmatrix}$，这假设一个儿童接触和感染另一个儿童的可能性与一个儿童

接触和感染一个成人的可能性一样（即 $\beta_{yy} = \beta_{yo} = \beta_{oy} = \beta_1$），并且成人之间的接触不同于成人个体和儿童个体之间或儿童个体之间的接触（即 $\beta_{oo} = \beta_2 \neq \beta_{yy}$）。根据图 7.5，这个假设是不现实的。

3) $\begin{pmatrix} \beta_1 & k\beta_2 \\ k\beta_2 & \beta_2 \end{pmatrix}$，对于这种结构，一个成人接触和感染一个儿童的率与一个

成人接触和感染一个成人的率相差一个假设因子 k（即 $\beta_{yo} = \beta_{oy} = k\beta_{oo}$）。当 $k = 1$ 时，该矩阵等价于 1）中所描述的矩阵——见上文；$k = 0$ 表示儿童个体和成人个体之间没有接触（这是不现实的）；如果 $k > 1$，成人个体与儿童个体之间的接触多于成人个体本身之间的接触。

上述每个矩阵都是对称的。按照矩阵中的惯例，从左上角到右下角的线是对称线，如下面的虚线所示：

$$\begin{pmatrix} \beta_1 & \beta_2 \\ \beta_2 & \beta_1 \end{pmatrix}$$

使用数学符号，对于 $i \neq j$ 的所有值，如果 $\beta_{ij} = \beta_{ji}$，我们会说这一矩阵是对称的。

以下是非对称矩阵的示例：

$$\begin{pmatrix} \beta_1 & \beta_2 \\ \beta_1 & \beta_2 \end{pmatrix} \begin{pmatrix} \beta_1 & \beta_1 \\ \beta_2 & \beta_2 \end{pmatrix} 和 \begin{pmatrix} 0 & \beta_2 \\ \beta_1 & 0 \end{pmatrix}$$

对于许多传染病来说，不对称矩阵被认为是不现实的，因为它们假设，例如，一个儿童接触和感染一个成人的率不同于一个成人接触和感染一个儿童的率。另一方面，不对称矩阵可能适用于描述通过粪口途径传播的传染病、性传播传染病（假设模型中的两组群体是异性性行为的男性群组和女性群组，见第 8 章）或媒介传播的传染病（这两个群组反映的是人类和传播媒介）的传播过程。

7.4.2.1.1 β 参数的计算过程示例

回到风疹示例，如果我们假设 WAIFW 矩阵具有以下结构 $\begin{pmatrix} \beta_1 & \beta_2 \\ \beta_2 & \beta_2 \end{pmatrix}$，那么我们需要求解以下方程：

$$0.13 = 18{,}956\,\beta_1 + 2{,}859\,\beta_2 \qquad \text{方程式 7.25}$$

$$0.04 = 18{,}956\,\beta_2 + 2{,}859\,\beta_2 \qquad \text{方程式 7.26}$$

方程式 7.26 等价于以下方程式：

$$0.04 = 21{,}815\,\beta_2 \qquad \text{方程式 7.27}$$

（续）

我们可以直接从方程式 7.27 中计算得到 β_2，得到 $\beta_2 = 0.04/21,815 = 1.83 \times 10^{-6}$/ 年。将该方程式除以 365 得到以每天为单位的 β_2，我们得到 $\beta_2 = 5.02 \times 10^{-9}$/ 天。

通过将我们得到的 β_2 值代入方程式 7.25，并重新排列所得到的方程式，我们得到 $\beta_1 = (0.13 - 2,859\beta_2)/18,956 = 6.58 \times 10^{-6}$/ 年或 1.80×10^{-8}/ 天。

我们的 WAIFW 矩阵，其中 β 参数以每天为单位，如下所示：

$$\begin{pmatrix} 1.80 \times 10^{-8} & 5.02 \times 10^{-9} \\ 5.02 \times 10^{-9} & 5.02 \times 10^{-9} \end{pmatrix}。$$ 或者，如果我们假设采取以下矩阵结构：

$$\begin{pmatrix} \beta_1 & 0.5\beta_2 \\ 0.5\beta_2 & \beta_2 \end{pmatrix},$$

我们将获得以下 WAIFW 矩阵：

$$\begin{pmatrix} 1.81 \times 10^{-8} & 4.44 \times 10^{-9} \\ 4.44 \times 10^{-9} & 8.88 \times 10^{-9} \end{pmatrix}（参见习题 7.3）。$$

如图 7.7 所示，对于两个矩阵（分别用 R1 和 R2 表示），两个特定儿童个体之间的有效接触率都非常高；两个矩阵之间的主要区别在于，矩阵 R2 的成人个体之间的接触量高于矩阵 R1 中相应的量。

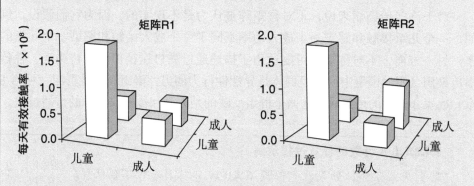

图 7.7 使用从 Farrington（1990 年）相关文献[11] 中提取到的数据以及 20 世纪 80 年代英国儿童群体和成人群体风疹感染力估计值，获得的两种不同 WAIFW 矩阵

需要注意的是，在某些情况下，求解方程式 7.25 和 方程式 7.26 等方程式会得到 β 参数的结果为负值，这是不现实的。在这种情况下，要么完全放弃矩阵结构，要么采用替代方法，例如在 Kanaan 和 Farrington 的相关文献中讨论的方法[12]。

一般来说，如果同一群组中的个体之间接触较多，而不同群组中的个体之间接触较少，则该类型的混合接触模式，如矩阵 R2 所反映的混合接触模式，被称为"相类似的"或"相聚合的"混合接触模式。如图 7.5 所示，不同年龄群组之间的混合接触模式似乎非常趋于"相类似的"属性。

相反，如果同一群组中的个体之间的接触很少但不同群组中的个体之间的接触很多，则该类型的混合接触模式被称为"不相类似的"（图 7.8）。一般来说，"不相类似的"的混合接触模式适用于描述按性别异性的性接触的情况，即男性优先与女性混合接触，反之亦然（见第 8 章）。

上面讨论的矩阵较为简单，在其中假设接触模式仅在儿童人群和成人人群之间有所不同。建模研究可以进一步对这些假设进行完善，例如，假设婴儿、学前儿童、小学生、中学生、工作年龄的成人和老年人之间的接触模式不同。这些可能纳入关于中年父母与其子女之间或老人与其孙辈之间的接触模式等的详细假设（见相关文献[13-16]）。我们将在 7.4.3 节讨论如何在不同的矩阵之间进行选择。专栏 7.5 描述了如何扩展逻辑以处理接触模式中的其他类型的异质性。

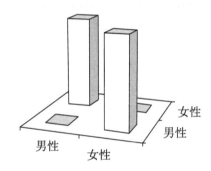

图 7.8 "不相类似的"的混合接触模式的示例

专栏 7.5　扩展相关逻辑以处理不同类型的非随机混合接触模式

本章的大部分重点是描述处理具有年龄依赖特征的混合接触模式的方法。但是，这些方法可以扩展到用于处理其他类型的混合接触模式，例如考虑不同社会经济群体的个体之间或位于不同地点的个体之间的混合接触模式。例如，为了描述城市和农村地区个体之间的混合接触，我们可以使用如下的一个矩阵：

$$
\begin{array}{cc}
 & \begin{array}{cc} \text{城市} & \text{农村} \end{array} \\
\begin{array}{c} \text{城市} \\ \text{农村} \end{array} & \begin{pmatrix} \beta_{uu} & \beta_{ur} \\ \beta_{ru} & \beta_{rr} \end{pmatrix}
\end{array}
$$

在这里：

β_{rr} 是农村地区两个特定个体之间在单位时间内有效接触的比率；

（续）

β_{uu} 是城市地区两个特定个体之间在单位时间内有效接触的比率；

β_{ur} 反映了城市地区一个特定（易感者）个体与农村地区一个特定（患病者）个体之间在单位时间内有效接触的比率；

β_{ru} 反映了农村地区一个特定（易感者）个体与城市地区一个特定（患病者）个体之间在单位时间内有效接触的比率。

β_{ur} 可能是部分比例 k 的农村地区个体之间的接触率，例如 $\beta_{ur} = k\beta_{rr}$，其中 $k < 1$。同样，我们可以适当地对结构施加约束条件，例如 $\beta_{ur} = \beta_{ru}$。

近年来开发建立的大流行性流感传播模型使用上述矩阵的详细版本来描述不同城市的个体之间的接触模式，以此来研究传染病的空间传播[25-27]。同样的，口蹄疫疾病的传播模型使用上述矩阵的详细扩展版本来描述不同农场之间的传播情况，其中接触概率取决于农场之间的距离[28]。

在某些情况下，可以通过使用通过类似途径传播的传染病数据来更好地选择矩阵结构。例如，由于流行性腮腺炎和风疹通过相似的途径传播，因此选择与两种传染病的特定年龄群组感染力估计值相兼容的矩阵结构是合理的。

迄今为止，只有少数研究试图估计与两种传染病数据兼容的经呼吸道传染病的 WAIFW 矩阵[17,18]。这种方法的一个复杂之处在于，由于数据的随机变化情况，很难获得与两种传染病的数据相匹配的单一矩阵结构。Farrington 等开创了处理这种情况的贝叶斯方法，在相关文献[12,17]中有讨论。根据某些标准，这些方法涉及识别被称为"封闭"的矩阵中的参数值。

专栏 7.6　使用接触模式数据和血清学数据来估计 β 参数

据我们所知，Wallinga 等的一项研究[9]是第一个被报道的相关研究，该研究试图通过将 β 分成反映不同年龄群组的个体之间接触频率和给定接触的传播概率的不同分量来计算经呼吸道感染传染病的 β 参数。鉴于该研究的创新性以及其他研究正在使用 Mossong 等描述的数据进行类似分析研究的事实[10]（见图 7.5），我们概述了 Wallinga 等使用的方法。

该研究使用了以下数据：

1. 1986 年在荷兰进行的对话接触调查中不同年龄群组的个体之间每周对话次数的分布情况（图 7.4）。这些在图 7.9 中有详细的再现。

2. 根据酶联免疫吸附试验显示，本次调查中不同年龄群组受访者中的具有腮腺炎抗体者的比例数据。因为在该研究时还尚未引入常规麻疹-腮腺炎-风疹疫苗，这些数据反映了既往感染腮腺炎病毒的情况。

（续）

　　Wallinga 等首先调整了不同年龄群组的个体之间的接触次数分布，以（补偿性地）确保相关群组个体之间的对话接触次数相等，例如年龄组 i 中的群体与年龄组 j 中的群体的接触次数等于年龄组 j 中的群体与年龄组 i 中的群体的接触次数。例如，青少年人群报告的与年轻成人群体的对话接触次数少于年轻成人群体报告的与青少年人群地对话接触次数（分别为每周 18,899,430 次和每周 32,590,670 次）。这种差异经常出现在接触调查中。例如，在性行为调查中，出于多种原因，女性群体报告的与男性群体的性伴关系数量往往少于男性群体报告的与女性群体的性伴关系数量。正如 Wallinga 等所讨论的，荷兰研究中的不一致可能反映了青少年人群少报（低估）了他们与年轻成人群体接触的次数。它也可能反映了参与者偏倚，例如，如果，与青少年人群接触的年轻成人比没有此类接触的年轻成人更有可能或愿意针对调查做出回应。

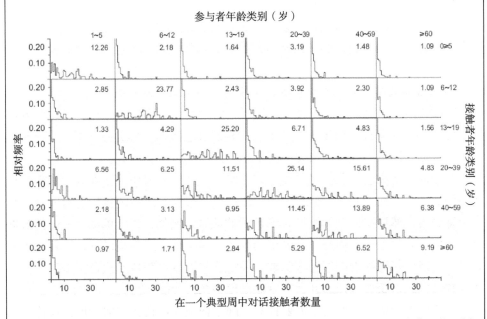

图 7.9　根据荷兰乌得勒支一项研究中的自我报告数据估计，在 1986 年一个典型的一周内研究参与者所遇到的不同对话接触者数量的相对频率（占比）。数据按参与者的年龄类别（水平方向）和他们的接触者年龄类别（垂直方向）进行分层。每个直方图上方的数字表示平均值。（Reproduced with permission from Wallinga *et al*, 2006.）[9]

　　与表达式 2.11 类比，我们假设反映年龄组 i 和 j 中的两个特定个体之间的有效接触率 β 参数与年龄组的大小（w_i）和年龄组 i 和 j 个体之间每周平均接触次数（m_{ij}）相互关联，关系式如下：

（续）

$\beta_{ij}=$ ［年龄组 i 和 j 个体之间每周平均接触次数（m_{ij}）］ ×（某一给定接触的传播概率,q）÷（i 年龄组中的人口数量,　　　　**方程式 7.28**

N_i），即 $\beta_{ij}=\dfrac{qm_{ij}}{N_i}$

然后，作者将这些 β 参数用在类似于方程式 7.8 和方程式 7.9 的表达式中，用于表示某一给定年龄组中的感染力 λ_i，然后将其用于表示不同年龄群组中对腮腺炎感染的累积暴露量。然后将后一个表达式拟合到不同年龄群组中人群中的具有流行性腮腺炎抗体个体的比例，以获得未知参数 q。我们发现该值为 0.16，这表明在一次对话式接触的情况下传播腮腺炎的概率约为 16%。

Kanaan 和 Farrington 的一篇论文 [12] 对通常用于建模研究中的 WAIFW 矩阵的结构类型进行了有益的回顾，其中一些矩阵在表 7.1 中进行了总结。尽管目前有研究正在使用欧洲国家的接触模式数据进行类似的分析 [10]，但在撰写本文时，只有一项已发表的研究试图使用观察到的社会接触数据以专栏 7.6 中所描述的方式来计算 β 参数 [9]。

7.4.2.2 估计新发传染病或新近引入人群中的传染病的接触参数

7.4.2.1 节中描述的方法不能用于获得新近引入人群中的（因此不是地方性的）传染病的 β 参数。对于此类传染病，我们可能能够获得类似于图 7.3 中所示情况的数据，即每天或每周出现的新发感染人数或新发病例数。

对于此类传染病，我们可以通过首先建立一个模型来估计 β 参数，该模型描述传染病随时间在不同年龄群组中的传播过程，根据不同特定年龄群组的 β 参数表示感染力，然后将模型预测拟合到可用的数据。例如，当考虑图 7.3 中的数据时，我们可以建立一个模型，在给定的个体之间接触模式的假设下，计算几个不同年龄群组中每周报告的流感病例数，并将这些模型预测情况拟合到每周的流感病例数，以此来获得未知的 β 参数（参见模型 7.1，在线资源）。

对于此类分析，我们通常需要针对矩阵结构施加比在我们估计地方性传染病的未知参数的情况下更少的限制。例如，对于 7.4.2.1 节中讨论的场景，我们需要针对矩阵施加足够的约束，以便我们可以得到两个具有两个未知参数的方程。另一方面，在将某一个传播模型拟合到数据时，我们需要针对未知参数的数量有所限制，使其小于（或等于）数据点的数量。

例如，图 7.3 中的数据提供了 19 个星期内每周报告的 7 个年龄群组中每个年龄群组的病例人数，即有 $7×19=133$ 个数据点。原则上，如果我们将 WAIFW 矩阵分层为 7 个年龄组，其中有 $7×7=49$ 个未知的 β 参数，我们可以

表 7.1　Kanaan 和 Farrington 回顾的一些常见矩阵结构的示例[12]。参数 β_1、β_2、β_3、β_4、β_5 反映了 β 参数的不同值，并假设接触在 0～3 岁、3～8 岁、8～13 岁、13～20 岁、20 岁以上人群之间存在差异

矩阵	结构　年龄群组（岁）	相关假定
A	<table><tr><td></td><td>0-<3</td><td>3-<8</td><td>8-<13</td><td>13-<20</td><td>20+</td></tr><tr><td>0-<3</td><td>β_1</td><td>β_1</td><td>β_3</td><td>β_4</td><td>β_5</td></tr><tr><td>3-<8</td><td>β_1</td><td>β_2</td><td>β_3</td><td>β_4</td><td>β_5</td></tr><tr><td>8-<13</td><td>β_3</td><td>β_3</td><td>β_3</td><td>β_4</td><td>β_5</td></tr><tr><td>13-<20</td><td>β_4</td><td>β_4</td><td>β_4</td><td>β_4</td><td>β_5</td></tr><tr><td>20+</td><td>β_5</td><td>β_5</td><td>β_5</td><td>β_5</td><td>β_5</td></tr></table>	假设学龄前儿童与其他学龄前儿童接触的可能性与接触 3～8 岁儿童的可能性相同。3～8 岁儿童与同一年龄组的其他个体有效接触的比率不同于其他任何两个年龄组的个体之间彼此有效接触的比率。 假设 8～13 岁、13～20 岁和 20 岁以上人群中的个体与同一年龄组的个体接触的可能性与这类人群中的个体与同一年龄组中个体接触的个体接触的可能性相同。这种接触发生率也相同。8～13 岁、13～20 岁和 20 岁以上的年龄群组之间有所不同。
B	<table><tr><td></td><td>0-<3</td><td>3-<8</td><td>8-<13</td><td>13-<20</td><td>20+</td></tr><tr><td>0-<3</td><td>β_1</td><td>β_1</td><td>β_1</td><td>β_4</td><td>β_5</td></tr><tr><td>3-<8</td><td>β_1</td><td>β_2</td><td>β_2</td><td>β_4</td><td>β_5</td></tr><tr><td>8-<13</td><td>β_1</td><td>β_2</td><td>β_3</td><td>β_4</td><td>β_5</td></tr><tr><td>13-<20</td><td>β_4</td><td>β_4</td><td>β_4</td><td>β_4</td><td>β_5</td></tr><tr><td>20+</td><td>β_5</td><td>β_5</td><td>β_5</td><td>β_5</td><td>β_5</td></tr></table>	这一矩阵类似于矩阵 A，除了： (a) 假设学龄前儿童与 3～8 岁和 8～13 岁儿童混合接触的可能性与这类人群（学龄前儿童人群）中个体与其他个体混合接触的可能性一样大。 (b) 3～8 岁以下的儿童同龄接触其他个体的可能性与他们接触 8～13 岁儿童个体的可能性相同。 (c) 8～13 岁儿童个体与同一年龄组的其他个体有接触此有效接触的比率不同于任何其他个体组中的个体彼此有效接触的比率。

续表

矩阵	结构	相关假定
C	年龄群组（岁） 矩阵（行/列：0-<3, 3-<8, 8-<13, 13-<20, 20+）： |	0-<3	3-<8	8-<13	13-<20	20+ | |---|---|---|---|---|---| | 0-<3 | β_1 | β_5 | β_5 | β_5 | β_5 | | 3-<8 | β_5 | β_2 | β_5 | β_5 | β_5 | | 8-<13 | β_5 | β_5 | β_3 | β_5 | β_5 | | 13-<20 | β_5 | β_5 | β_5 | β_4 | β_5 | | 20+ | β_5 | β_5 | β_5 | β_5 | β_5 |	假设所有个体都以某种背景率 (β_5) 与不同年龄群组中的个体接触。 假设同一年龄组中的个体之间有效接触的比率在所有年龄群组中都不同，但 20 岁以上人群的个体除外，我们假定他们与同一年龄群组的其他个体接触的可能性与同年龄群组的其他个体接触的可能性一样大。
D	年龄群组（岁） 矩阵（行/列：0-<3, 3-<8, 8-<13, 13-<20, 20+）： |	0-<3	3-<8	8-<13	13-<20	20+ | |---|---|---|---|---|---| | 0-<3 | β_1 | β_5 | β_5 | β_5 | β_1 | | 3-<8 | β_5 | β_2 | β_5 | β_5 | β_5 | | 8-<13 | β_5 | β_5 | β_2 | β_5 | β_5 | | 13-<20 | β_5 | β_5 | β_5 | β_3 | β_5 | | 20+ | β_1 | β_5 | β_5 | β_5 | β_4 |	这类似于矩阵 C，除了： (a) 假定学龄前儿童个体与 20 岁以上人群中个体接触的可能性与学龄前儿童个体与其他个体接触的可能性一样大； (b) 假设 3 ~ 8 岁儿童个体与同一年龄群组中的其他个体接触的可能性与 8 ~ 13 岁儿童个体与同一年龄群组中的其他个体接触的可能性一样。

通过将报告病例数的模型预测情况拟合到观察数据来估计所有的 49 个未知 β 参数。然而，在实践中，对 β 参数施加一些约束（例如接触模式是对称的情形）是明智的，以确保获得的数值在生物学上是合理的。

7.4.3 我们应该使用哪种 WAIFW 矩阵结构？

对于给定的感染力值，通常可以计算得到几个不同的 WAIFW 矩阵，这些矩阵与观察到的数据相符合。例如，以下两个 WAIFW 矩阵（β 参数以每天为单位）可以使用英国儿童人群和成人人群的风疹感染力估计值获得（参见 7.4.2.1.1 节）：

$$\begin{pmatrix} 1.80\times10^{-8} & 5.02\times10^{-9} \\ 5.02\times10^{-9} & 5.02\times10^{-9} \end{pmatrix} \begin{pmatrix} 1.81\times10^{-8} & 4.44\times10^{-9} \\ 4.44\times10^{-9} & 8.88\times10^{-9} \end{pmatrix}$$

矩阵 R1   矩阵 R2

如果我们希望使用模型来估计不同干预措施的影响，我们应该使用哪个矩阵？

如果我们通过将报告病例人数的模型预测情况拟合到观察数据来估计这些矩阵，亦即使用一些拟合优度统计量来衡量使用每个矩阵而得到的模型预测情况与观察数据的拟合程度，那么使用能够使得预测情况与数据最为拟合的矩阵是合理的。另一方面，对于使用地方性传染病的研究方法（7.4.2.1 节）计算而得到的矩阵，如何选择比前述要稍微复杂一些，因为在这里所有矩阵的计算结果都是基于他们得到了相同感染力的预测情况，因此，所有这些都同样能够很好地拟合于数据。

在实践中，如专栏 7.7 所示，因为人们通常对人群中的潜在接触模式知之甚少，并且某些年龄群组的 β 参数难以估计，建模研究在探索干预措施的影响时通常使用许多不同的合理的矩阵结构。对于常见的地方性传染病，如麻疹、风疹、腮腺炎等，有时很难估计青少年人群和成人人群中的 β 参数。例如，青少年和成年人群中既往感染这些传染病的比例很高（参见 5.2.3.5.2 节），意味着这些年龄群组的感染力估计过程将基于少量的新发感染人数，因此不甚可靠。因此，对这些年龄组中患病者个体数量和 β 参数的估计可能不可靠。

在使用模型预测来指导政策决策时，探索几种不同矩阵结构的影响尤为重要，因为不同的矩阵结构往往会导致不同的预测结果。例如，考虑到我们在 7.4.2.1.1 节中计算得到的矩阵 R1 和 R2，并且使用相同的数据时，我们看到，假设个体之间根据矩阵 R1 相互混合接触，则预计有效覆盖 72% 新生儿的疫苗接种足以控制风疹传播（图 7.11）。然而，假设个体之间根据矩阵 R2 相互混合接触时，这样的疫苗接种覆盖率是不够的（模型 7.2，在线资源）。

为什么这些矩阵会导致不同的预测情况？

原因在于矩阵 R2 两个特定成人个体有效接触的比率（β_{oo}）比矩阵 R1 的 β_{oo} 值要高得多。正如我们在 5.3.3 节中看到的，新生儿接种疫苗会导致平均感染年龄增加，从而导致涉及成人人群的传播量将会增加。这一事实，连同矩阵 R2 的 β_{oo} 值高于矩阵 R1 的 β_{oo} 值，意味着如果人群中个体之间根据矩阵 R2 相互混合接触，那么在引入疫苗接种后，成人之间的传播量将大于人群中个体之间根据矩阵 R1 相互混合接触的情况。因此，控制根据矩阵 R2 混合接触的人群中疫情传播所需要的疫苗接种覆盖率需要大于根据矩阵 R1 混合接触的人群中的相应覆盖率。事实上，正如我们稍后将看到的，如果假设个体之间根据矩阵 R2 相互混合接触，新生儿的接种有效覆盖率需要超过 78% 才能控制传播。

不同年龄群组之间的混合接触数量，例如儿童人群和成人人群之间，也强烈影响着控制策略的作用。一般而言，不同年龄群组之间的接触数量越小（即相类似的混合接触程度越高），针对某一特定年龄群组的控制措施对总体人群的作用就越小（参见专栏 7.7）。因此，原则上，在流感大流行期间向学龄儿童人群提供疫苗接种或抗病毒药物，总体发病率的最大降低情形可能会发生在儿童人群与其他年龄群组之间有大量混合接触的场景中。

我们可以通过计算（基本）再生数和每个儿童或成人个体产生的儿童或成人继发患病者的数量来印证这些论点，这反过来又取决于潜在的混合接触模式。

专栏 7.7　对加拿大水痘疫苗接种影响的分析——探究模型预测情况对假定混合接触模式的敏感性的示例

Brisson 等的研究 [15] 使用一个具有年龄结构的模型来研究加拿大几种不同的水痘（水痘）疫苗接种策略的潜在影响，例如针对 1 岁儿童人群进行常规疫苗接种，同时在接种计划的不同阶段针对 11 岁儿童人群进行或不进行常规疫苗接种。水痘是由水痘带状疱疹病毒引起的；发生感染后，病毒仍潜伏在个体体内，并在多年后重新激活，导致出现水痘带状疱疹（"带状疱疹"）。关于水痘疫苗接种计划有几个需要考虑的问题：

◆ 通过降低患病者的患病率，疫苗接种减少了个体被暴露的机会，并可能导致成人人群中新发感染人数的增加，这些成人在发生感染后并发症的风险增加。

◆ 它可能导致所谓的"突破性水痘"的发生率增加，该类病症被定义为一种温和的水痘形式，发生在疫苗接种失败个体感染后的情形。

◆ 在成年生活经历中接触水痘但并没有激活感染状态的个体可能会面临更高的带状疱疹风险。因此，疫苗接种计划导致（总体社会面）水痘病毒流通量的减少，从而可能导致带状疱疹新发病例数量的增加。

（续）

◆ 使用的疫苗是由减毒活病毒制成的，具有潜伏期。若疫苗接种者中潜伏感染重新激活，疫苗接种计划的引入可能导致发病率的增加。

该研究使用了表 7.2 中所示的五种矩阵结构。

如图 7.10 所示，为婴儿群体接种疫苗的影响（作用）在很大程度上取决于所假设的 WAIFW 矩阵结构，假设个体之间的接触模式为成比例混合接触模式，将能够预测新发水痘病例数量的最大减少情况（图 7.10a）。这可以通过以下事实来解释：对于这一假设，不同年龄群组的个体之间存在大量接触，因此任何一个年龄群组中患病者人数的减少都会极大地使其他年龄群组的个体受益。

在针对所有关于接触模式的假设（图 7.10e）的情形下，在引入疫苗接种后，病例的年龄分布情况预计都将发生变化，同时病例的平均年龄会增加，反映为感染病例中 25 岁或以上人员的比例增加。假设个体之间的混合接触模式是类似的，将预测得到最小的增加量。这是因为儿童人群和成人人群之间几乎没有接触，因此由于疫苗接种计划而发生的患病者儿童患病率的降低，对成人人群中新发感染人数的影响相对较小，至少在疫苗接种者自己成年之前保持。

表 7.2 汇总：Brisson 等的研究分析中所假设的 WAIFW 矩阵[15]。β 参数以每 100 天为单位。请注意这些图形的纵轴的不同标度比例。用于横轴的年龄群组是相同的

矩阵名称（由作者命名）	结构	相关假设
基础矩阵	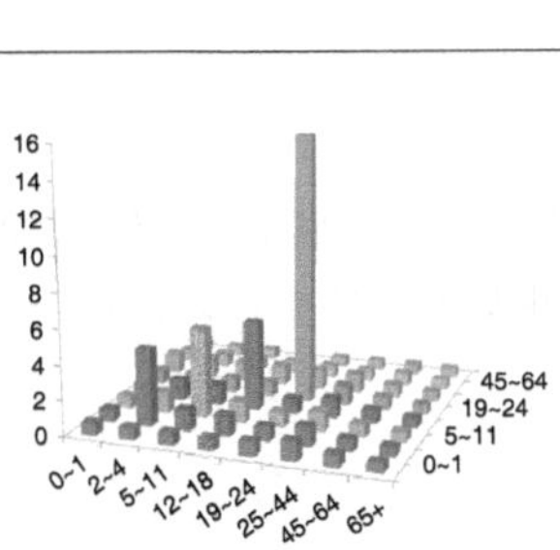	学前、小学、高中和大学年龄群组的个体与同一年龄群组的其他个体之间的接触率很高，其中 19 ~ 24 岁群组中个体之间的接触率最高。婴儿群体与 25 ~ 44 岁群组之间的接触率略高于其他年龄组，反映了父母与孩子之间的接触。成人个体接触儿童个体的可能性与接触其他成人个体的可能性一样大。儿童个体与其他年龄不同的儿童个体的接触率不同于任何其他年龄群组之间的接触率

（续）

矩阵名称（由作者命名）	结构	相关假设
矩阵 1		与基础矩阵相同，只是它假设 19 ~ 24 岁群组的个体之间以基本矩阵中假设的率的 2/3 相互混合接触
矩阵 2		与基础矩阵相同，只是假设 25 ~ 44 岁群组的个体与 0 ~ 1 岁、2 ~ 4 岁、5 ~ 11 岁和 25 ~ 44 岁群组的个体有效接触的比率相同，但相比于基础矩阵的相应值还是较低。 19 ~ 24 岁群组和 25 ~ 44 岁群组之间的个体有大量的接触，这可能会发生，例如由于工作等原因
成比例的		该矩阵具有以下的结构：$$\begin{pmatrix} \beta_1\beta_1 & \beta_1\beta_2 & \beta_1\beta_3 & \cdots & \beta_1\beta_7 & \beta_1\beta_8 \\ \beta_2\beta_1 & \beta_2\beta_2 & \beta_2\beta_3 & \cdots & \beta_2\beta_7 & \beta_2\beta_8 \\ \beta_3\beta_1 & \beta_3\beta_2 & \beta_3\beta_3 & \cdots & \beta_3\beta_7 & \beta_3\beta_8 \\ \cdots & \cdots & \cdots & \cdots & \cdots & \cdots \\ \beta_7\beta_1 & \beta_7\beta_2 & \beta_7\beta_3 & \cdots & \beta_7\beta_7 & \beta_7\beta_8 \\ \beta_8\beta_1 & \beta_8\beta_2 & \beta_8\beta_3 & \cdots & \beta_8\beta_7 & \beta_8\beta_8 \end{pmatrix}$$
相类似的（相聚合的）		同一年龄群组的个体之间有大量的混合接触。不同年龄群组的个体之间以较低的（背景）比率相互接触

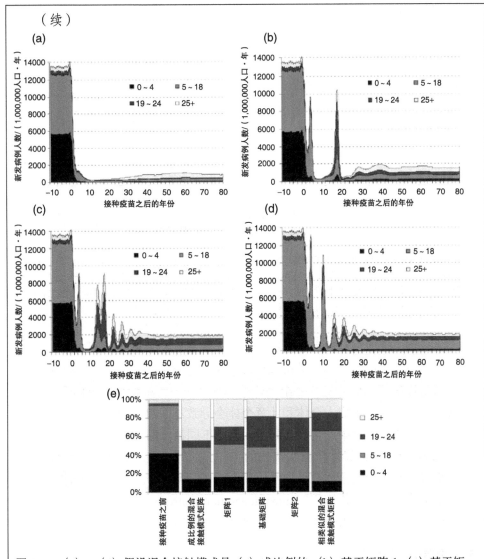

图 7.10 （a）～（d）假设混合接触模式是（a）成比例的；（b）基于矩阵 1；（c）基于矩阵 2；（d）相类似的（见表 7.2）。假设 90% 的婴儿接种疫苗，并且疫苗接种的保护期平均为 32 年，93% 的个体在接种后得到保护（更多详情见相关文献[15]），预测得到的自然水痘新发病例数量；（e）显示了这种情况下处于平衡状态的病例的年龄分布。阴影区域反映了不同年龄群组的发病率。（Reproduced with permission from Brisson *et al.*) [15]

7.5 假设混合接触模式是非随机的，我们如何计算 R_0？

到目前为止，我们已经熟悉了基本再生数的口头上的定义，即"单个患病者进入完全易感者人群后所产生的二次（代）患病者的平均数量"。R_0 还具有所谓的"阈值特性"，即如果它大于或小于 1，当单个患病者进入完全易感人群时，

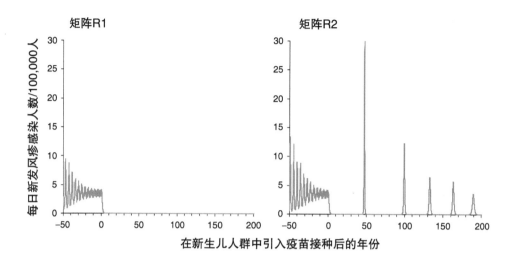

图 7.11 假设个体之间根据 WAIFW 矩阵 R1 和 R2 相互混合接触（参见 7.4.2.1.1 节），在新生儿人群中引入覆盖率为 72% 的有效疫苗接种后，每 100,000 人中每日新发风疹感染人数的预测情况。预测是使用专栏 5.4 中讨论的具有年龄结构的模型获得的，经过调整以允许纳入具有年龄依赖特征的接触模式（模型 7.2，在线资源）

发病率将分别出现增加和减少的现象。

当我们假设个体之间不是随机混合接触时，每个患病者产生的二次（代）患病者的数量取决于他们所属的亚组是什么。举例来说，根据矩阵 R1 所描述的混合接触模式，通常每个成人个体和儿童个体会导致不同数量的患病者，并且每个成人个体会在成人人群中产生与在儿童人群中不同数量的患病者。

正如 Heesterbeek 等 [19,29] 首次描述的那样，这种情况下的基本再生数是所有这些二次（代）感染者个体数量的平均值。为了计算这个平均值，我们首先需要建立一个被称为"下一代矩阵"（next generation matrix，NGM）的矩阵，总结人群中每个儿童个体或成人个体产生的二次（代）患病者的数量。

7.5.1 构造下一代矩阵

正如我们在 2.7.1 节和 4.2.2.1 节中所看到的，当我们假设个体之间随机混合接触时，R_0 由以下表达式所给出：

$$R_0 = \beta N D \qquad \text{方程式 7.29}$$

其中 β 是单位时间内两个特定个体之间有效接触的比率，N 是总人口规模，D 是传染性的持续时间。

我们可以通过调整这个方程式来表示某一给定群组中由另一个群组中的个体产生的患病者的数量。例如，对于我们的人群中儿童人群和成人人群接触的人数不同，将一名患病者儿童引入完全易感人群中后产生的患病者儿童人数由下式给出：

$$R_{yy} = \beta_{yy} N_y D \qquad\qquad 方程式\ 7.30$$

其中 N_y 是人口中的儿童总数。

同样的，将一名患病者儿童引入完全易感人群所产生的患病者成人人数由下式给出：

$$R_{oy} = \beta_{oy} N_o D \qquad\qquad 方程式\ 7.31$$

其中 N_o 是人口中的成人总数。

每个患病者成人个体产生的继发患病者儿童个体人数（R_{yo}）和每个患病者成人个体产生的继发患病者成人个体数（R_{oo}）的表达式相类似：

$$R_{yo} = \beta_{yo} N_y D \qquad\qquad 方程式\ 7.32$$

$$R_{oo} = \beta_{oo} N_o D \qquad\qquad 方程式\ 7.33$$

这些数字通常使用矩阵表示法编写：

$$\begin{pmatrix} R_{yy} & R_{yo} \\ R_{oy} & R_{oo} \end{pmatrix} = \begin{pmatrix} \beta_{yy} N_y D & \beta_{yo} N_y D \\ \beta_{oy} N_o D & \beta_{oo} N_o D \end{pmatrix} \qquad\qquad 方程式\ 7.34$$

这个矩阵被称为"下一代矩阵"。注意下标是如何使用的：R_{yy}、R_{yo}、R_{oy} 和 R_{oo} 的下标与 β 参数的下标相互匹配（参见专栏 7.2）。

7.5.1.1 示例：下一代矩阵的计算

在 7.4.2.1.1 节中，我们计算了以下 WAIFW 矩阵：

$$\begin{pmatrix} 1.80 \times 10^{-8} & 5.02 \times 10^{-9} \\ 5.02 \times 10^{-9} & 5.02 \times 10^{-9} \end{pmatrix}$$

其中 β 参数以每天为单位，使用的是来自英国的风疹感染力估计值。

假设人口具有矩形年龄分布，包括 5500 万人，预期寿命为 75 岁，a_y（儿童阶段的最大年龄）等于 15 岁，我们可以使用方程式 $N_y = \dfrac{N a_y}{L}$ 和 $N_0 = \dfrac{N(L - a_y)}{L}$（参见专栏 7.4）来计算得到人口中儿童（$N_y$）和成人（$N_o$）的数量，分别约为 1100 万 $\left(\approx \dfrac{55 \times 10^6 \times 15}{75} \right)$ 和 4400 万 $\left[\approx \dfrac{55 \times 10^6 \times (75 - 15)}{75} \right]$。

将 $N_y = 11 \times 10^6$，$\beta_{yy} = 1.80 \times 10^{-8}/天$，$\beta_{yo} = 5.02 \times 10^{-9}/天$ 和 11 天的传染性持续时间（D）代入方程式 7.30 和方程式 7.32，得出以下关于 R_{yy} 和 R_{yo} 的结果值：

（续）

$$R_{yy} = 1.80 \times 10^{-8} \times 11 \times 10^6 \times 11 = 2.18$$
$$R_{yo} = 5.02 \times 10^{-9} \times 11 \times 10^6 \times 11 = 0.61$$

类似的，将 $N_o = 44 \times 10^6$，$\beta_{oy} = \beta_{oo} = 5.02 \times 10^{-9}$/ 天，并将传染性持续时间为 11 天代入方程式 7.31 和方程式 7.33，得到以下关于 R_{oy} 和 R_{oo} 结果值：

$$R_{oy} = R_{oo} = 5.02 \times 10^{-9} \times 44 \times 10^6 \times 11 = 2.43$$

对应的下一代矩阵如下所示：

	儿童	成人
儿童	2.18	0.61
成人	2.43	2.43
总计	4.61	3.04

总体而言，根据该矩阵我们可以看出，每个患病者儿童有效接触了 4.61 个个体，其中 2.18 人为儿童，2.43 人为成人。同样，每个成人有效接触了 3.04 个个体，其中 0.61 人是儿童，2.43 人是成人。1 名儿童个体和 1 名成人个体的继发患病者平均数为 3.85 [= (4.61 + 3.04) /2] 人。

针对矩阵 R2 的类似计算可以得到以下下一代矩阵：

	儿童	成人
儿童	2.19	0.54
成人	2.15	4.30
总计	4.34	4.84

如图 7.12 所示，矩阵 R1 和 R2 之间的主要区别在于，矩阵 R2 中每个成人产生的成人群中继发患病者人数几乎是矩阵 R1 的两倍。

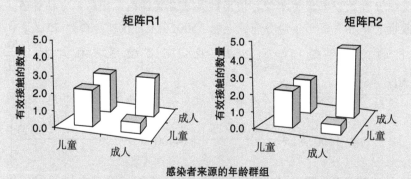

图 7.12 汇总：针对风疹接触矩阵 R1 和 R2 计算得到的下一代矩阵

7.5.2 计算 R_0

我们如何从下一代矩阵计算 R_0？一种简单的方法可能是对每个患病者儿童个体产生的继发患病者的数量和每个患病者成人个体产生的继发患病者的数量进行平均。

为了确定该平均值是否等于 R_0，我们可以针对所给定的下一代矩阵，模拟将患病者个体引入完全易感者人群中的情况，并检查如果该平均值大于或小于1，则每一代中的患病者数量是否会增加。

在使用 7.5.1.1 节中计算得到的矩阵进行此操作之前，我们将首先使用下面的下一代矩阵（矩阵 A 和 B）进行此操作，其中每个患病者个体有效接触的平均人数略高于 1（1.7）或低于 1（0.95）。为了简单起见，我们将使用一个序列间隔作为单位时间步长。

矩阵 A

	儿童	成人
儿童	0.1	0.1
成人	3	0.2
总计	3.1	0.3

平均值 =（3.1 + 0.3）/2 = 1.7

矩阵 B

	儿童	成人
儿童	1.6	0.1
成人	0.1	0.1
总计	1.7	0.2

平均值 =（1.7 + 0.2）/2 = 0.95

基于这些平均值，如果由矩阵 A 给出下一代矩阵，我们可以预期一旦患病者进入完全易感者人群，每一代的患病者数量会增加，如果由矩阵 B 给出下一代矩阵，则每一代的患病者数量可能会减少。事实上，如图 7.13 所示 [专栏 7.8 和模型 7.3（在线资源）]，却会发生相反的情况：假设个体之间根据矩阵 A 相互混合接触，则每一代的患病者数量会减少，而对于矩阵 B 来说每一代的患病者数量会增加，并且无论开始时引入的患病者个体的数量是多少，都是这样的情况。这表明一名儿童个体和一名成人个体产生的患病者人数的平均值不等于 R_0。

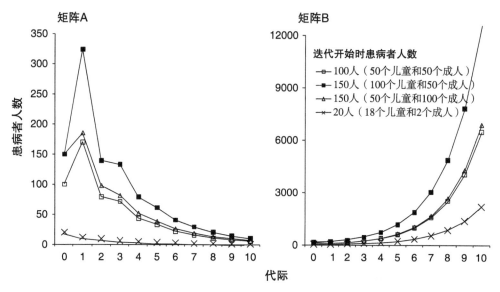

图 7.13 在将不同数量的患病者个体引入完全易感者人群（其中下一代矩阵为矩阵 A 或 B）后，对后续每一代患病者数量的预测情况。参见模型 7.3，在线资源

专栏 7.8　将患病者引入某一完全易感人群后，使用给定的下一代矩阵计算得到的每一代预测的个体数量

　　假设将 50 名患病者儿童个体和成人个体引入到个体之间根据矩阵 A 相互混合接触的完全易感者人群中。第一代患病者儿童个体和成人个体的数量（分别用 $I_{y,1}$ 和 $I_{o,1}$ 表示）可以使用以下矩阵方程式计算得到：

$$\begin{pmatrix} I_{y,1} \\ I_{o,1} \end{pmatrix} = \begin{pmatrix} 0.1 & 0.1 \\ 3 & 0.2 \end{pmatrix} \begin{pmatrix} 50 \\ 50 \end{pmatrix}$$

可以写出并计算得到如下：

$$I_{y,1} = 0.1 \times 50 + 0.1 \times 50 = 10$$
$$I_{o,1} = 3 \times 50 + 0.2 \times 50 = 160$$

　　即第一代应该有 10 个患病者儿童和 160 个患病者成人，总共有 10 + 160 = 170 个患病者个体。

　　我们可以对上述表达式进行修改，使用第 k 代患病者人数从而得到第 $k+1$ 代患病者人数的表示式如下：

$$I_{y,k+1} = 0.1 \times I_{y,k} + 0.1 \times I_{o,k} \qquad \text{方程式 7.35}$$
$$I_{o,k+1} = 3 \times I_{y,k} + 0.2 \times I_{o,k} \qquad \text{方程式 7.36}$$

（续）

或者，使用矩阵表示法如下：

$$\begin{pmatrix} I_{y,k+1} \\ I_{o,k+1} \end{pmatrix} = \begin{pmatrix} 0.1 & 0.1 \\ 3 & 0.2 \end{pmatrix} \begin{pmatrix} I_{y,k} \\ I_{o,k} \end{pmatrix}$$

我们现在将使用这些方程式来计算第二代和第三代的患病者人数。

第二代

将我们上面估计得到的第一代患病者儿童和成人的数量（$I_{y,1} = 10$ 和 $I_{o,1} = 160$）代入方程式 7.35 和方程式 7.36，可以得出以下第二代患病者儿童和成人的数量方程式：

$$I_{y,2} = 0.1 \times I_{y,1} + 0.1 \times I_{o,1} = 0.1 \times 10 + 0.1 \times 160 = 17$$
$$I_{o,2} = 3 \times I_{y,1} + 0.2 \times I_{o,1} = 3 \times 10 + 0.2 \times 160 = 62$$

第二代中患病者个体总数 = $I_{y,2} + I_{o,2} = 17 + 62 = 79$

第三代

将我们上面估计得到的第二代患病者儿童和成人的数量（$I_{y,2} = 17$ 和 $I_{o,2} = 62$）代入方程式 7.35 和 方程式 7.36，得出以下第三代患病者儿童和成人的数量方程式：

$$I_{y,3} = 0.1 \times I_{y,2} + 0.1 \times I_{o,2} = 0.1 \times 17 + 0.1 \times 62 = 7.9$$
$$I_{o,3} = 3 \times I_{y,2} + 0.2 \times I_{o,2} = 3 \times 17 + 0.2 \times 62 = 63.4$$

第三代中患病者个体总数 = $I_{y,3} + I_{o,3} = 7.9 + 63.4 = 71.3$

为什么给定的下一代矩阵中所有数字的平均值与将患病者引入完全易感者人群后每一代患病者数量的趋势不一致？

原因在于平均值没有考虑到每一代患病者人群中儿童和成人所占的比例，因为它隐含地假设每一代患病者人群中儿童和成人所占的比例都相等。在实践中，当我们将患病者引入完全易感者人群中时，每一代患病者的年龄分布取决于下一代矩阵。例如，如果我们将 50 名患病者儿童和成人引入到其中下一代矩阵与矩阵 A 相同的人群中，那么在下一代中，我们将有 10 名儿童个体和 160 名成人个体（专栏 7.8）。再下一代中应该会有 17 名和 62 名患病者儿童个体和成人个体，并且患病者的总人数将比上一代的相应值要少。事实上，正如我们稍后将看到的，年龄分布收敛到每个矩阵所特有的某一个值。

遵循 Heesterbeck 等[19,29] 开创的方法，我们可以通过研究图 7.13 中的患病者数量如何随每一代发生变化的趋势来深入了解计算 R_0 的方法。

如果我们只是将某一代的患病者人数除以上一代的患病者人数，可以看到，对于矩阵 A，将患病者引入一个完全易感者人群中后每一代患病者人数会呈下降趋势（见图 7.13），这个比率最初会发生变化，但最终会收敛到大约为 0.7 的值（图 7.14）。对于矩阵 B，患病者进入完全易感者人群后，每一代的患病者数量会持增加趋势（图 7.13），该比率最终会收敛到大约为 1.6 的值（图 7.14）。

有趣的是，这个比率收敛的值与一开始就被引入人群的患病者个体的数量或年龄无关。事实上，每个下一代矩阵都有一些值，这个比率会收敛到这个值，这个值是每个矩阵唯一的，也是每个矩阵的基本属性。这个值的正式数学术语是矩阵的"特征值"，或者最常见被称为是"主要特征值"，原因在 7.5.3 节中有相关讨论。这些模拟的另一个有趣特征是，每一代中儿童和成人的分布情况也收敛到某个值，例如对于与矩阵 A 相关的模拟，大约 14% 和 86% 分别是儿童和成人（图 7.15）。这个年龄分布对于每个矩阵也是唯一的，在数学术语中，它被称为矩阵的特征向量，或者最常见的是矩阵的"主要特征向量"。特征值和特征向量在基本数学部分 B.7.3 中有相关讨论。

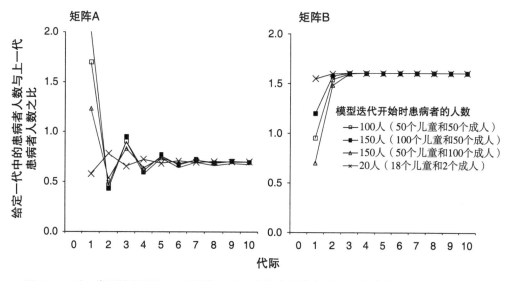

图 7.14 下一代矩阵为矩阵 A 或矩阵 B 时，在将患病者个体引入完全易感者人群后，给定一代中的患病者人数与上一代患病者人数之比（参见模型 7.3，在线资源）

Heesterbeek 等 [19,29]，使用优雅的数学理论证明了对于任何下一代矩阵和传染病来说，连续代际的人群规模大小之间的比率，如在将患病者引入完全易感者人群（有一些限制，见下文）后，具有基本再生数的一些特性。具体而言，如果将患病者引入完全易感者人群后，若要使得该相应传染病的发病率会增加，该比率必须超过 1。同样，若要使得该相应传染病的发病率会降低，该比率必须

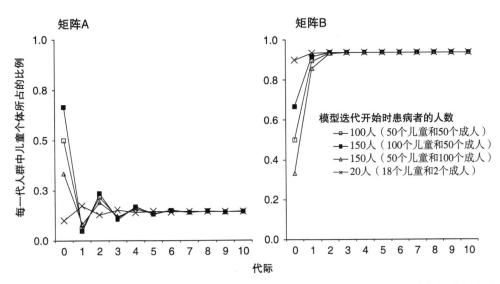

图 7.15　假设个体之间根据矩阵 A 和 B 相互混合接触时，预测将患病者引入完全易感者人群后的每一代人群中儿童个体所占的比例。参见模型 7.3，在线资源

小于 1。最后，也是最重要的，我们可以使用它来计算群体免疫的阈值，就像我们假设个体之间随机混合接触时计算该值的方法一样，使用关系式 $1-1/R_0$（见 1.3 节）。

例如，我们在 7.4.2.1.1 节和 7.5.1.1 节中讨论的风疹矩阵 R1 和 R2 的基本再生数分别等于 3.53 和 4.75（图 7.16），这反过来意味着至少分别需要 72%[$=100×(1-1/3.53)$] 和 79%[$=100×(1-1/4.75)$] 的人口有效接种疫苗，我们才能够控制传染病的传播。这些有效疫苗接种的覆盖率水平与图 7.11 所显示的值较为一致（参见模型 7.2，在线资源）。

为了具有 R_0 的所有属性，必须在假定易感者人群没有被逐渐耗尽的情况下计算连续代际患病者人数之间的比率[19]。这似乎有悖常理，在真实人群中，易感者人群会逐渐枯竭，因为易感者人群会与患病者接触，被感染并随后转归为免疫状态。然而，这个假设只是为了识别得到下一代矩阵的潜在（重要的）特征值，它等于 R_0。

由于 R_0 计算为连续代际之间患病者数量之比，"基本再生数"一词也常被称为"基本再生率（比率）"[19]。虽然该比率有明确的数学定义，但其生物学解释需要进一步的研究。Diekmann 和 Heesterbeek 提出的生物学定义是"一个典型的患病者在被引入完全易感者人群后产生的二次（代）患病者的平均数量[19]。"

这个定义与我们假设个体之间随机混合接触时通常使用的 R_0 的定义相同，只是它专门指的是"典型的"患病者。在随机混合接触人群的 R_0 定义中，有时会省略对典型患病者的提及。我们在专栏 7.9 会讨论典型患病者的定义。

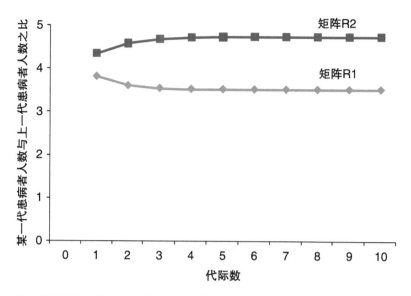

图 7.16 某一代患病者人数与上一代患病者人数之比，在引入患病者进入完全易感者人群后，在该人群中其下一代矩阵为风疹矩阵 R1 或 R2（有关它们的定义参见 7.5.1.1 节和模型 7.3，在线资源）

7.5.3 当我们假设混合接触模式是非随机的，计算 R_0 的方法机制

从下一代矩阵计算 R_0 至少有三种方法。

1. 模拟方法

上述方法可用于计算任何下一代矩阵的 R_0：我们模拟将患病者个体引入一个群体，其中不同亚组中的个体产生的二次（代）患病者的数量由该下一代矩阵确定，并且人群中有无限量（不会枯竭）的易感者个体。然后，R_0 可以计算为 G_{k+1}/G_k，其中 G_k 是第 k 代中的患病者人数，一旦发生了足够多的代数就可以使得该比率稳定下来。

专栏 7.9 在 R_0 定义中的典型患病者是什么？

Heesterbeek 等[19,29] 在他们对 R_0 的定义中将典型的患病者定义为分别每个部分属于人群中每个亚组的虚构个体。

当我们将患病者引入某一完全易感者人群时，通过研究患病者的年龄分布如何从一代到下一代发生变化的情况，我们可以了解到这个假设的患病者属于不同亚组的比例，在其中个体之间根据某一个下一代矩阵发生混合接触。如图 7.15 中矩阵 A 和 B 所示，每一代人群中儿童或成人所占的比例会收敛到某种分布，例如对于矩阵 A，收敛至每一代人群中 15% 和 85% 的个体分别是儿童和成人，对于矩阵 B，相应的比例分别为 94% 和 6%。

（续）

我们还看到，一旦这个年龄分布发生收敛，某（该）一代患病者人数与上一代患病者人数的比值也发生收敛了。根据 Heesterbeek 等的说法，这个矩阵的典型患病者是具有这种年龄分布的个体（即对于矩阵 A 来说，15% 年轻人和 85% 老年人的属性特点），因为如果我们要将这个"个体"引入到一个完全易感的人群中，"它"将产生的二次（代）患病者的数量等于 R_0。

这种方法的优点是在电子表格中设置建立起来相对容易（参见模型 7.3，在线资源），并且与下面描述的方法不同，它总是能够得到基本再生数的正确值（即下一代矩阵的主要特征值——参见基本数学部分 B.7.4）。

2."数学"方法

R_0 也可以通过使用以下两种数学方法来进行计算：

（a）联立方程法：找到 R_0 和 x 的值，使得以下方程式（或当接触参数被分成两个以上的亚组时的等效方程式，见下文）成立：

$$R_{yy}x + R_{yo}(1-x) = R_0 x \qquad \text{方程式 7.37}$$

$$R_{oy}x + R_{oo}(1-x) = R_0(1-x) \qquad \text{方程式 7.38}$$

使用矩阵表示法，这些方程式也可以被写成如下：

$$\begin{pmatrix} R_{yy} & R_{yo} \\ R_{oy} & R_{oo} \end{pmatrix} \begin{pmatrix} x \\ 1-x \end{pmatrix} = R_0 \begin{pmatrix} x \\ 1-x \end{pmatrix} \qquad \text{方程式 7.39}$$

这种方法等效于模拟方法（见附录 A.5.1.1 节）；模型 7.4（在线资源）说明了我们如何在实践中从这些方程式中估计得到 R_0 的值。

（b）矩阵行列式方法：找到满足以下方程式（或当总体被分为两个以上的亚组时的等价方程式，见下文）的 R_0 的最大值。

$$(R_{yy} - R_0)(R_{oo} - R_0) - R_{oy}R_{yo} = 0 \qquad \text{方程式 7.40}$$

这个方程式可以通过重新排列方程式 7.37 和方程式 7.38 得到（见附录 A5.1.2 节）。对数学感兴趣的读者可能会认出来这个方程式是矩阵 $\begin{pmatrix} R_{yy} - R_0 & R_{yo} \\ R_{oy} & R_{oo} - R_0 \end{pmatrix}$ 的"行列式"，而 R_0 是下一代矩阵 $\begin{pmatrix} R_{yy} & R_{yo} \\ R_{oy} & R_{oo} \end{pmatrix}$ 的"特征值"（有关矩阵的更多详细信息，请参见基本数学部分 B.7.2 和 B.7.3 关于行列式和特征值的内容）。因此，我们将这种计算 R_0 的方法称为"矩阵行列式"方法。

专栏 7.10 提供了扩展这些方法以处理分成两个以上亚组的人群的方法。

许多统计或数学相关得软件包，例如 Stata、Mathematica、Maple 和 Matlab，都具有用于计算矩阵的行列式或特征值的内置函数。在撰写本书时，excel 还没有计算特征值的函数，但其用于计算矩阵行列式的函数 [mdeterm（）] 可用于此目的（参见模型 7.4，在线资源）。

如以下示例所示，有时可以找到"R_0"的两个值，它们同时满足方程式 7.40以及给定下一代矩阵的方程式 7.37 和方程式 7.38。正如 Heesterbeek 等[19,29] 所证明的，应该为 R_0 取定的值应该是满足方程式 7.40 的最大值。这解释了为什么 R_0在数学上被称为下一代矩阵的"主导或主要"（即最大）特征值。基本数学部分B.7.3 中提供了为什么将 R_0 视为最大特征值的数学解释。

7.5.3.1 示例：应用矩阵行列式方法来计算 R_0

对于风疹矩阵 R1 $\begin{pmatrix} 2.18 & 0.61 \\ 2.43 & 2.43 \end{pmatrix}$，将 $R_{yy} = 2.18$、$R_{yo} = 0.61$、$R_{oy} = 2.43$ 和

$R_{oo} = 2.43$ 代入方程式 7.40，我们得到以下方程：

$$(R_0 - 2.18)(R_0 - 2.43) - 2.43 \times 0.61 = 0$$

或等效的：

$$R_0{}^2 - 4.61 R_0 + 3.82 = 0$$

使用 $ax^2 + bx + c$ 形式的方程式的解由 $\dfrac{-b \pm \sqrt{b^2 - 4ac}}{2a}$ 给出的结论，我们可以得到结果：

$$R_0 = \frac{4.61 \pm \sqrt{(-4.61)^2 - 4 \times 1 \times 3.82}}{2} = 1.08 \text{ 或 } 3.53$$

专栏 7.10 将计算 R_0 的方法扩展到分层为两个以上亚组的人群中

上述用于计算 R_0 的方法可以相对容易地扩展到用于处理包含两个以上亚组的人群中。例如，如果总人群包括三个亚组，则典型患病者的一小部分（比例）x、y 和 $1-x-y$ 可以被认为是分别属于第 1 亚组、第 2 亚组和第 3 亚组。

对于像 $\begin{pmatrix} 1 & 5 & 4 \\ 2 & 3 & 6 \\ 3 & 7 & 8 \end{pmatrix}$ 这样的下一代矩阵，通过使用电子表格中的模拟方法可

以相对容易地计算得到基本再生数。

或者，它可以通过使用以下数学方法之一获得：

（续）

1. 求解以下矩阵方程式：

$$\begin{pmatrix} 1 & 5 & 4 \\ 2 & 3 & 6 \\ 3 & 7 & 8 \end{pmatrix} \begin{pmatrix} x \\ y \\ 1-x-y \end{pmatrix} = R_0 \begin{pmatrix} x \\ y \\ 1-x-y \end{pmatrix}$$

该方程式也可以写成：

$x + 5y + 4(1-x-y) = R_0 x$

$2x + 3y + 6(1-x-y) = R_0 y$

$3x + 7y + 8(1-x-y) = R_0(1-x-y)$

2. 确定 R_0 值，以使得以下矩阵的行列式为零（有关行列式的定义，请参见基本数学部分 B.7.2）：

$$\begin{pmatrix} 1-R_0 & 5 & 4 \\ 2 & 3-R_0 & 6 \\ 3 & 7 & 8-R_0 \end{pmatrix}$$

对于这两种数学方法，R_0 是满足这些方程式的最大值。

对于为什么 R_0 是满足方程式 7.39 或方程式 7.40 的最大值的一个"挥手"（或简略的）解释是，它导致（使得）控制传播所需要的免疫人口比例的值更大（通过方程 $H = 1 - 1/R_0$），因此即使在最高风险组中也必须足够高才能够得以（使得）控制传播。另一个"挥手"（或简略的）解释是，每个生物系统都与几个特征值相关联，这取决于种群中亚群的数量。由于每种病原体都倾向于传播给尽可能多的个体，因此这将根据与该系统相关的最大特征值发生。

7.5.4 计算净再生数的方法

我们可以调整上述逻辑来估计一个群体的净再生数，该群体一些个体由于自然感染或疫苗接种而（已经）转归为免疫状态。在这种情况下，我们将用与计算 R_0 相同的方式写下下一代矩阵，但每个年龄组（或亚组）中的人口规模需要用易感个体的数量替换。例如，考虑到儿童和成人人群之间接触模式不同，我们的下一代矩阵将写成如下：

$$\begin{pmatrix} R_{yy} & R_{yo} \\ R_{oy} & R_{oo} \end{pmatrix} = \begin{pmatrix} \beta_{yy} S_y D & \beta_{yo} S_y D \\ \beta_{oy} S_o D & \beta_{oo} S_o D \end{pmatrix} \qquad \text{方程式 7.41}$$

其中 S_y 和 S_o 是人口中易感的年轻人和老年人的数量。

类似的，为了估计针对某一特定年龄群组的干预措施的短期影响或作用，我们可以使用下一代矩阵计算该干预措施引入后的再生数，该矩阵使用每个年龄群组中易感个体的数量作为干预作用的结果（见习题7.5）。

使用通过这种方法计算得到的净再生数估计干预措施的影响作用，通常比开发详细的传播模型更快，并且在任何情况下，它都有助于检查来自此类模型的预测是否合理。如下图所示，英格兰目前使用上述方法计算得到的净再生数估计值，以监测麻疹发生流行的可能性并指导疫苗接种政策的制定。

7.5.4.1 示例：使用净再生数的估计值来推断英格兰发生麻疹流行的可能性

到1991年，英格兰的麻疹病例报告数量比以往任何时候都要低（见图5.12a）。这主要是因为在1988年引入了常规MMR疫苗接种，并同时伴以针对学龄前儿童的疫苗加强针接种行动。1968年英格兰开始引入接种麻疹疫苗，但直到1980年之前覆盖率都还很低（约50%）。1994年上半年，英格兰的麻疹病例报告数量略有增加，其中39%的病例报告数量发生在＞10岁的儿童人群中。1993年至1994年，苏格兰西部地区发生了涉及约5,000例麻疹病例的一次流行，此时人们担心英格兰的麻疹流行也将迫在眉睫[20]。

Gay 等[21]于1995年发表的一项研究使用每年收集的特定年龄群组的麻疹血清学数据（例如，参见图5.18），通过计算关于个体之间混合接触的不同假设情况下的净再生数，来预测一场麻疹流行发生的可能性。该研究使用了以下两个 WAIFW 矩阵，这两个矩阵都类似于表7.1中的矩阵 B。

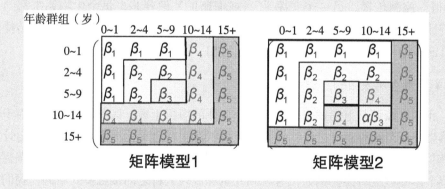

（续）

　　这些矩阵的 β 参数是使用 1968 年英格兰引入麻疹疫苗之前的感染力估计值计算得到的（见表 7.3），这是通过将催化模型拟合到 1956—1965 年的报告病例数据而获得的 [14]。由于 10 岁或以上人群的感染力估计值存在不确定性（该年龄群组的免疫率很高），因此无法可靠地计算这些年龄群组的 β 参数。因此，（该研究的）作者使用了反映 10 ~ 14 岁儿童个体之间接触的 β 参数的范围值，并假设该值与 5 ~ 9 岁人群中个体之间接触的系数相差 α（在 1 和 2 之间变动）。

表 7.3 英格兰麻疹感染力的估计值，使用 1956—1965 年的病例报告数据（Nigel Gay，个人报告）和引入麻疹疫苗接种前的易感者人群平均人数计算得到。计算易感者人群的平均人数的过程中，假设每个单岁年龄群组中有 650,000 人，母体提供的免疫力平均持续时间为 3 个月

年龄群组（岁）	0 ~ 1	2 ~ 4	5 ~ 9	10 ~ 14	15 ~ 74
1968 年引入接种疫苗前的平均感染力（%/ 年）	7.7	23.7	51.7	25.5	9.9
易感者人群的平均人数（接种前）	1,062,861	1,216,541	493,355	59,269	59,182
1994—1995 年的易感者人群的平均人数*	730,557	317,850	529,750	353,600	204,922

* 对 1973—1974 年至 1984—1985 年出生的队列的估计是基于 1986—1987 年至 1991 年期间收集得到的血清学数据，并假设 1991 年之后的感染力在 1988 年引入 MMR 疫苗后可以忽略不计；假定 1985—1987 年期间或之后出生的人群中有 16.3% 的个体易感；假定 0.05% 的 1973—1975 年之前出生的人易感。对 0 ~ 1 岁儿童人群的估计是基于个体在 15 个月大时进行接种疫苗的假设 [21]

　　使用得到的 β 参数估计值（见习题 7.4），作者随后针对每个年龄群组人群中易感者个体不同比例的不同情景，计算了 1989—1997 年的净再生数。例如，使用表 7.3 中 1994—1995 年对麻疹感染易感者个体数量的估计值，得出以下 WAIFW 模型 2（$\alpha=1.5$）的下一代矩阵，估计到 1994—1995 的时候净再生数约为 1。

$$
\begin{array}{l}
 \ \ 0 ~ 1 \quad 2 ~ 4 \quad 5 ~ 9 \quad 10 ~ 14 \ \ 15+ \\
\begin{array}{r}
年龄群组\quad 0 ~ 1 \\
（岁）：\ \ 2 ~ 4 \\
5 ~ 9 \\
10 ~ 14 \\
15+
\end{array}
\left(
\begin{array}{ccccc}
0.087 & 0.087 & 0.087 & 0.087 & 0.112 \\
0.038 & 0.129 & 0.129 & 0.129 & 0.049 \\
0.063 & 0.215 & 0.796 & 0.218 & 0.081 \\
0.042 & 0.143 & 0.145 & 0.797 & 0.054 \\
0.031 & 0.031 & 0.031 & 0.031 & 0.031
\end{array}
\right)
\end{array}
$$

（续）

如图 7.17 所示，对于作者考虑到的所有混合接触假设，估计 1992—1997 年的净再生数非常接近 1，因此预计很有可能会出现超过 100,000 例麻疹病例的流行[22]。这些结果得到当时建立的其他动力学模型的结果的支持[14]，英国政府于 1994 年 11 月开展了大规模的麻疹 - 风疹疫苗接种行动，该接种计划针对（覆盖）700 万 5 ~ 16 岁儿童中的 95% 的个体[23]。

自这些首次分析以来，英格兰继续使用类似方法评估麻疹流行的可能性[24]。

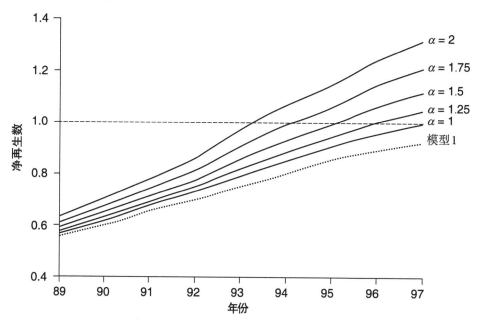

图 7.17 1989—1997 年英格兰麻疹净再生数的估计[21]。有关易感者比例的假设，请参见表 7.3 的脚注。Reproduced with permission from Gay *et al*，1995.[2]

7.6 小结

本章强调了这样一个事实，即接触模式在很大程度上决定了干预措施对传染病的影响或作用，但人们对其知之较少。因此，建模研究需要探索多个关于混合接触的假设的影响，如果它们旨在指导政策决策。

用于计算接触参数的方法取决于我们手头可用的数据，可以总结如下。

计算"谁从谁那里获得感染"矩阵的步骤

地方性传染病

a）在引入任何干预措施之前，计算特定年龄群组中的感染力。

b）使用感染力的估计值来计算不同年龄群组中易感者个体的数量。

c）使用感染力和易感者个体数量的估计值来计算患病者个体的数量。

d）确定 WAIFW 矩阵的结构。

e）使用感染力和患病者个体数量的估计值来计算所选定的 WAIFW 矩阵的 β 参数。

新发或重新出现的传染病

a）建立一个传播模型，其中感染力用所选定的 WAIFW 矩阵的 β 参数来表示。

b）将特定年龄群组中随时间推移的发病率（或数据中反映的统计量）预测情况与可用数据相拟合。

一般来说，混合接触模式的相类似的程度越高，针对特定年龄群组的干预措施对总体人群的影响或作用就越小。相反，不同年龄群组中（间）的混合接触模式的不相类似的程度越高，针对特定年龄群组的干预措施对总体人群的影响或作用就越大。

控制传播所需的控制措施水平或级别取决于基本再生数，基本再生数可以根据给定的混合接触模式假设从下一代矩阵中计算得到。这包括模拟将患病者引入完全易感者人群中，其中易感者个体的数量不受限制（不会枯竭），并且一旦发生了足够的代际，就取得连续代际的患病者数量之间的比率。R_0 也可以使用其他"数学方法"来计算得到。这些方法可以经过调整后用于估计净再生数，并被反复用于预测英格兰发生麻疹流行的可能性。

7.7 习题

习题 7.1 调整 7.4.1 节和专栏 7.1 中的逻辑，以获得以下关于老年人人群中感染力的方程 $\overline{\lambda_0(t)} = \beta_{oy}I_y(t) + \beta_{oo}I_o(t)$ 。

习题 7.2 假设一个人群中分别有 20 名和 50 名具有传染性的儿童个体和成人个体，WAIFW 矩阵中的每个 β 参数反映了两个特定儿童 / 成人个体每天有效接触的每天比率，如下所示：

$$\begin{array}{cc} & \begin{array}{cc} 儿童 & 成人 \end{array} \\ \begin{array}{c} 儿童 \\ 成人 \end{array} & \begin{pmatrix} 2\times10^{-4} & 8\times10^{-4} \\ 3\times10^{-4} & 7\times10^{-5} \end{pmatrix} \end{array}$$

计算以下类型人群中的感染力：

（a）儿童人群，因接触以下人群而导致的：

(i) 其他儿童；

(ii) 成人；

(iii) 儿童和成人。

（b）成人人群，因接触以下人群而导致的：

(i) 儿童；

(ii) 其他成人；

(iii) 儿童和成人。

习题 7.3　计算 β_1 和 β_2 的值，假设使用 WAIFW 矩阵 $\begin{pmatrix} \beta_1 & 0.5\beta_2 \\ 0.5\beta_2 & \beta_2 \end{pmatrix}$ 描述

儿童和成人之间的混合接触模式，并使用 7.4.2.1 节中展示的儿童和成人人群中风疹感染力的估计值以及患病者个体数量。

习题 7.4　表 7.3 显示了在英格兰引入麻疹疫苗接种之前麻疹感染力的估计值，以及易感者个体的数量（Nigel Gay，个人报告）。

a）假设传染性的持续时间为 7 天，使用这些估计值来计算在引入疫苗接种之前每个年龄群组中的患病者个体的平均数量。

b）使用这些患病者个体平均人数的估计值来计算：

(i) 矩阵模型 2 的 β 参数（参见 7.5.4.1 节），其中假设 $\alpha = 1$；

(ii) R_0，其中假设每个单岁年龄群组中有 50,000 人；

(iii) 群体免疫阈值。

改变模型 2 中的 α 的大小，而不改变 β 的大小。

c）α 的大小如何影响关于个体之间混合接触的假设和群体免疫阈值？

d）使用 1994—1995 年的表 7.3 中易感者个体数量的值来探索 α 如何影响 R_n 的估计值，以及这是否与图 7.17 中给出的值相一致。

习题 7.5　以下 WAIFW 矩阵描述了年龄 < 15 岁群组和 15 岁以上群组之间的接触，通过将每日报告的流感病例人数的模型预测情况与图 7.3 中所示的数据拟合获得（参见模型 7.1，在线资源），其中 β 参数以每天为单位：

$$
\begin{array}{c}
\text{年龄群组} \\
\begin{array}{cc}
\text{（岁）} < 15 & \geqslant 15
\end{array} \\
\begin{array}{c} < 15 \\ \geqslant 15 \end{array}
\begin{pmatrix}
3.38 \times 10^{-4} & 3.57 \times 10^{-5} \\
3.57 \times 10^{-5} & 7.14 \times 10^{-5}
\end{pmatrix}
\end{array}
$$

a）假设人口中有 2,639 名儿童和 5,361 名成人，传染期为 2 天，写下相应的

下一代矩阵并计算 R_0。

b）假设在大流行开始之前只有 2500 人份的足够疫苗接种剂量可供使用，使用净再生数的估计值来决定将疫苗提供给以下人群是否能够达到最好效果：

　　　　(i) 仅限儿童人群；

　　　　(ii) 仅限成人人群；

　　　　(iii) 儿童和成人人群中比例相同；

　　　　(iv) 儿童和成人人群中人数相等。

参考文献

1　Borgdorff MW, Nagelkerke NJ, van SD, Broekmans JF. Transmission of tuberculosis between people of different ages in The Netherlands: an analysis using DNA fingerprinting. *Int J Tuberc Lung Dis* 1999; 3(3):202–206.

2　Edmunds WJ, Kafatos G, Wallinga J, Mossong JR. Mixing patterns and the spread of close-contact infectious diseases. *Emerg Themes Epidemiol* 2006; 3:10.:10.

3　van Soolingen D, Borgdorff MW, de Haas PE et al. Molecular epidemiology of tuberculosis in the Netherlands: a nationwide study from 1993 through 1997. *J Infect Dis* 1999; 180(3):726–736.

4　Ministry of Health. The influenza pandemic in England and Wales 1957–58. 100. 1960. London, Her Majesty's Stationery Office. Reports on Public Health and Medical Subjects.

5　Anderson RM, May RM. Infectious Diseases of Humans. Dynamics and control. Oxford: Oxford University Press; 1992.

6　Mikolajczyk RT, Akmatov MK, Rastin S, Kretzschmar M. Social contacts of school children and the transmission of respiratory-spread pathogens. *Epidemiol Infect* 2008; 136(6):813–822.

7　Beutels P, Shkedy Z, Aerts M, van DP. Social mixing patterns for transmission models of close contact infections: exploring self-evaluation and diary-based data collection through a web-based interface. *Epidemiol Infect* 2006; 134(6):1158–1166.

8　Edmunds WJ, O'Callaghan CJ, Nokes DJ. Who mixes with whom? A method to determine the contact patterns of adults that may lead to the spread of airborne infections. *Proc Biol Sci* 1997; 264(1384):949–957.

9　Wallinga J, Teunis P, Kretzschmar M. Using data on social contacts to estimate age-specific transmission parameters for respiratory-spread infectious agents. *Am J Epidemiol* 2006; 164(10):936–944.

10　Mossong J, Hens N, Jit M et al. Social Contacts and Mixing Patterns Relevant to the Spread of Infectious Diseases. *PLoS Medicine* 2008; 5(3).

11　Farrington CP. Modelling forces of infection for measles, mumps and rubella. *Stat Med* 1990; 9(8):953–967.

12　Kanaan MN, Farrington CP. Matrix models for childhood infections: a Bayesian approach with applications to rubella and mumps. *Epidemiol Infect* 2005; 133(6):1009–1021.

13　Anderson RM, May RM. Age-related changes in the rate of disease transmission: implications for the design of vaccination programmes. *J Hyg (Lond)* 1985; 94(3):365–436.

14　Babad HR, Nokes DJ, Gay NJ, Miller E, Morgan-Capner P, Anderson RM. Predicting the impact of measles vaccination in England and Wales: model validation and analysis of policy options. *Epidemiol Infect* 1995; 114(2):319–344.

15　Brisson M, Edmunds WJ, Gay NJ, Law B, De SG. Modelling the impact of immunization on the epidemiology of varicella zoster virus. *Epidemiol Infect* 2000; 125(3):651–669.

16 Trotter CL, Gay NJ, Edmunds WJ. Dynamic models of meningococcal carriage, disease, and the impact of serogroup C conjugate vaccination. *Am J Epidemiol* 2005; 162(1):89–100.

17 Farrington CP, Kanaan MN, Gay NJ. Estimation of the basic reproduction number for infectious diseases from age-stratified serological survey. *Appl Statist* 2001; 50(3):1–33.

18 Farrington CP, Whitaker HJ. Contact surface models for infectious diseases: estimation from serologic survey data. *Journal of the American Statistical Association* 2005; 100(470):370–379.

19 Diekmann O, Heesterbeek JA, Metz JA. On the definition and the computation of the basic reproduction ratio R_0 in models for infectious diseases in heterogeneous populations. *J Math Biol* 1990; 28(4):365–382.

20 Ramsay M, Gay N, Miller E et al. The epidemiology of measles in England and Wales: rationale for the 1994 national vaccination campaign. *Commun Dis Rep CDR Rev* 1994; 4(12):R141–R146.

21 Gay NJ, Hesketh LM, Morgan-Capner P, Miller E. Interpretation of serological surveillance data for measles using mathematical models: implications for vaccine strategy. *Epidemiol Infect* 1995; 115(1):139–156.

22 Gay N, Ramsay M, Cohen B et al. The epidemiology of measles in England and Wales since the 1994 vaccination campaign. *Commun Dis Rep CDR Rev* 1997; 7(2):R17–R21.

23 Miller E. The new measles campaign. *BMJ* 1994; 309(6962):1102–1103.

24 Vyse AJ, Gay NJ, White JM et al. Evolution of surveillance of measles, mumps, and rubella in England and Wales: providing the platform for evidence-based vaccination policy. *Epidemiol Rev* 2002; 24(2):125–136.

25 Ferguson NM, Cummings DA, Cauchemez S et al. Strategies for containing an emerging influenza pandemic in Southeast Asia. *Nature* 2005; 437(7056):209–214.

26 Germann TC, Kadau K, Longini IM, Jr., Macken CA. Mitigation strategies for pandemic influenza in the United States. *Proc Natl Acad Sci U S A* 2006; 103(15):5935–5940.

27 Cooper BS, Pitman RJ, Edmunds WJ, Gay NJ. Delaying the international spread of pandemic influenza. *PLoS Med* 2006; 3(6):e212.

28 Keeling MJ, Woolhouse ME, May RM, Davies G, Grenfell BT. Modelling vaccination strategies against foot-and-mouth disease. *Nature* 2003; 421(6919):136–142.

29 Heesterbeek JAP. R_0 PhD thesis, University of Leiden 1992.

第八章

性传播传染病

8.1 概述和目标

本章介绍性传播传染病（sexually transmitted infections，STI）的相关模型。在本章结束时，您应该：

- ◆ 了解 STI 的重要特征以及与我们已经开展过模型研究的传染病的区别；
- ◆ 能够创建简单的确定性仓室模型探究类似淋病这种持续时间较短可治愈的 STI 的传播动力学特征，以此来：
  - 探索性行为异质性对于理解 STI 侵入感染和地方性流行的重要性（基于 Hethcote–Yorke 模型的见解）；
  - 理解混合接触模式对 R_0、STI 传播率、STI 流行率平衡点和 Q 统计量（一个关于混合接触程度的综合性统计量）的用途的重要性；
  - 探索性行为异质性和混合接触模式对于 STI 控制的重要性；
  - 理解异性 STI 模型和宿主 - 媒介传染病模型之间的相同点。
- ◆ 利用一个简单的确定性仓室模型探究 HIV/AIDS 的传播动力学特征；
- ◆ 探究并行性多性伴行为对 R_0 以及 STI 传播率的影响；
- ◆ 了解通过对 STI 和控制策略进行网络建模所获得的见解。

8.2 STI 的特征

STI 和截止到目前已经开展过模型研究的传染病有一些重要的不同之处。与在前面章节进行建模研究的经呼吸道直接传播的传染病不同，当模拟的传染病需要像 STI 一样的亲密接触才能传播时 [1]，新发感染率的大小就不再依赖于人口密度 [2]。个体之间的紧密拥挤并不一定会导致个体之间进行性接触的比率增加，但可能会增加个体之间进行足以传播呼吸道传染病的接触的比率（图 2.6b）。此外，面临 STI 感染风险的人群仅是社区人群的一部分。对于某一单纯的 STI 来说，传播仅会发生在有性活动的（有性行为的）个体之间，因此在研究中我们需要确定这些群体。然而，性行为研究的数据通常很难收集并且存在很严重的偏倚，需要认真细致的解释 [3]。通常在不同人群之内以及不同人群之间的个体之间具有很大的性行为异质性，这对于预测 STI 的传播和控制具有非常重要的意义 [4]。

　　不同 STI 具有明显不同的感染自然（进展）史[1]。相比在男性感染者中，STI 在女性感染者中更容易产生无症状的现象，这对于确定防控政策具有重要的意义。像淋病、软下疳和衣原体感染等持续时间较短的可治愈的 STI 不会在宿主体内产生明显的抗原免疫反应从而不会产生免疫力，而持续时间较长的梅毒感染会导致潜伏感染并可能产生免疫反应从而产生免疫力[1]。在抗生素广泛应用于治疗之前，梅毒感染是导致成人死亡的主要原因之一。目前世界范围内导致死亡的另一个重要疾病因素是一种新型的 STI，即人类免疫缺陷病毒（human immunodeficiency virus，HIV），在无有效治疗手段的情况下它造成了很多人员死亡并已经成为了大流行传染病[1,5]。有些性传播传染病会提高其他的 STI 的传播感染的概率[6-9]。在这个领域更多的工作致力于研究这些其他 SIT 疾病对 HIV 病毒的增强传播的效应，尤其是那些像软下疳、淋病和 HSV-2 感染等可以引起生殖器溃烂的传染病。这些 STI 被称为合并感染因素（cofactor）。

　　在确定如何建立 STI 传播模型的时候我们必须要考虑这些特征。图 8.1 给我们举例说明了在很多模型研究中所假设的主要的 STI 感染自然（进展）史。尽管模型构架表现通常基于深入的文献综述，但是对 STI 进展阶段进行区分仍然存在一些不确定性（特别是"早期潜伏期""潜伏期""后期潜伏期"）。

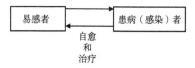

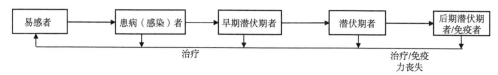

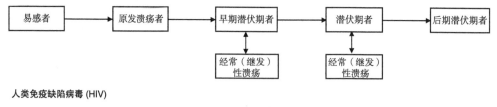

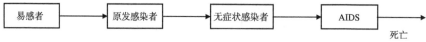

图 8.1　示例：建模研究中所假设的主要 STI 感染的自然（进展）史（White et al，2004）[10]

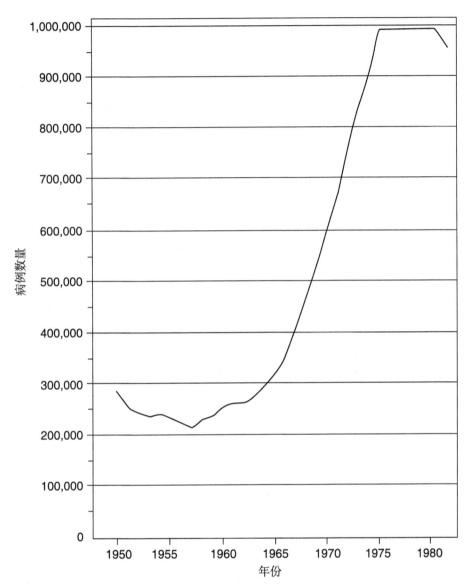

图 8.2 美国 1950—1982 年报告的淋病病例数量。(Cited in Hethcote and Yorke, 1984.[2] Original source: Statistical Services Section, Division of Venereal Disease Control, Centers for Disease Control, USA.)

20 世纪七八十年代是 STI 建模的一个重要时期，Cooke 和 Yorke 首次建立出包含上述许多特征的淋病传播数学模型[11]。在该文献和随后的专著[2]中，他们利用 1950—1980 年间美国报告的淋病病例数急剧增加的数据（图 8.2），使用了一个关于淋病传播动力学特征的确定性仓室模型，以此来探究淋病的传播动力学特征并评估了可能的控制策略[2]。

人们非常关心如何更好地控制这种快速的增长趋势。这种增长趋势归因于性风险行为的增加和激素类避孕药的引入取代了安全套的使用，但是也很可能部分归因于疾病监测手段的改进。Hethcote 和他的同事们模拟的精美的、参数化较完备的模型为更好了解美国淋病传播和控制提供了重要的见解，并应用于美国 STI 防控政策的建立过程中。

我们首先介绍 Hethcote 和 Yorke 的一些模型，这些模型所给的启发，以及阐述这些模型的扩展如何促进我们对 STI 的传播和控制的更好的理解。

8.3 淋病传染病感染的流行率如何发展？基于 Hethcote-Yorke 模型的一些见解

根据图 8.2 的数据以及美国性活动（有性行为的）人数的预估规模，模型预估美国性活动（有性行为的）人群中大约 2% 的个体感染淋病奈瑟菌，该类型球菌导致淋病。

让我们开始探索淋病的传播动力学特征，看看是否可以利用某一传播模型重现这种患病率的估计值。为此，我们将按 Hethcote 和 Yorke 所做的那样，首先考虑可能的最简单的模型，描述一个不按性别、年龄、性行为或者其他任何特征区分，而是按照是否被感染进行区分的个体组成的群体。我们假设所有受感染的个体都具有传染性（图 8.3）。

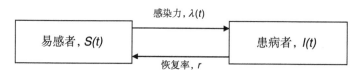

图 8.3 STI 传播动力学的一个简单模型（模型 8.1，在线资源）

图 8.3 中的 STI 传播简单模型的方程式如下所示：

$$\frac{\mathrm{d}S(t)}{\mathrm{d}t} = -\lambda(t)S(t) + rI(t) \qquad\qquad \text{方程式 8.1}$$

$$\frac{\mathrm{d}I(t)}{\mathrm{d}t} = +\lambda(t)S(t) - rI(t) \qquad\qquad \text{方程式 8.2}$$

其中 $S(t)$ 和 $I(t)$ 分别是在时间 t 时的易感者人数和患病者人数，$\lambda(t)$ 是在时间 t 时的感染力，r 是每年的恢复率，假设等于 $1/D$，D 是以年为单位的感染持续时间。人口规模 N 等于易感者人数和患病者人数之和。我们假设人口是封闭的，因此 N 不会随着时间变化，亦即 $N = S(t) + I(t)$。

我们假设人群中个体之间随机混合接触并且每个个体每年更换性伴侣的率为恒定的，为 c；并且在 STI 感染状况不一致的性伴之间的单段性伴关系期间 STI

的传播感染概率为β_p。

在前面章节中我们模拟了经呼吸道传播传染病的传播过程，我们描述了假设密度或者频率依赖性的关于感染力的两种表达方程式（专栏 2.5）。其中，β 被定义为单位时间内两个特定个体之间有效接触的比率，c_e 是每个个体单位时间内有效接触的平均人数。

$$\lambda(t) = \beta I(t) \text{ 密度依赖（伪质量作用）} \qquad \text{方程式 8.3}$$

$$\lambda(t) = c_e \frac{I(t)}{N(t)} \text{ 频率依赖（真实质量作用）} \qquad \text{方程式 8.4}$$

假设密度依赖意味着我们假设感染力随着人口规模的增加而增加，而假设频率依赖意味着我们假设感染力不随人口规模改变而改变。对于 STI 传染病和其他需要个体与个体之间亲密接触的传染病，增加一个房间内的人数不会增加房间内个体更换性伴侣的比率，因此频率依赖的假设在这里是最合适的。

此外，在对 STI 建模时，传播参数（前面章节中的"β"）的两个隐含成分——接触率和每次接触的传播概率——通常被分为两个单独的参数。这主要是因为，人们认为相比经呼吸道传播传染病，对于 STI 传染病来说，接触率更容易测量，例如，通过询问"你在过去 12 个月有多少个性伴侣？"。

STI 传播可以在单次性行为或单段（个）性伴关系期间的层面上进行建模。在单次性行为层面进行建模时，正确的接触率参数是单位时间内的性交频率，正确的传播概率参数是每一次性行为的传播概率 β_a。在单段（个）性伴关系期间的层面上建模，正确的接触率参数是性伴变化率 c，正确的传播概率参数是单段（个）性伴关系期间的传播概率 β_p。在本章中，我们在单段（个）性伴关系期间的层面上对性传播传染病进行建模，因为这是最常见的，但所有的模型都可以在单次性行为层面上进行重新构建。β_a 和 β_p 之间的关系在专栏 8.1 中有更详细的讨论。

如果我们假设随机混合接触，关于感染力 $\lambda(t)$ 方程定义为，性伴变化率 c、单段（个）性伴关系期间的传播概率 β_p 和在时间 t 时的感染流行率 $\frac{I(t)}{N}$ 三者的乘积，亦即：

$$\lambda(t) = c\beta_p \frac{I(t)}{N} \qquad \text{方程式 8.5}$$

利用方程式 8.5 和我们的 STI 传播简单模型的方程式（方程式 8.1 和方程式 8.2），我们现在可以对淋病在我们人群中的传播进行模拟预测。

然而，如果我们假设（看起来）合理的参数值，例如平均性伴变化率 c 为每年 2 个性伴，单段（个）性伴关系期间的传播概率 β_p 为 0.75，在人群中提供某些治疗服务时感染的持续时间 D 为两个月（0.167 年），我们很快就遇到了问题，因为我们可以看到淋病没有发生传播（图 8.5）。

专栏 8.1　单次性行为和单段（个）性伴关系期间的传播概率

STI 是通过性接触或性行为传播的，因此很自然地我们会尝试在性行为的层面上进行建模。然而，关于传播概率的数据通常可以从性伴关系的研究中获得。如果我们对单段（个）性伴关系期间的性行为数量进行估计，并假设单次性行为的传播概率不随时间变化（这可能不是现实的），我们可以很容易地通过二项式模型从单段（个）性伴关系期间的传播概率计算出单次性行为的传播概率[81]：

$$\beta_p = 1 - (1 - \beta_a)^n \qquad\qquad \text{方程式 8.6}$$

式中，β_p 为单段（个）性伴关系的传播概率，β_a 为每次性行为的传播概率，n 为病例发生感染后单段（个）性伴关系期间的性行为次数。该方程式与第 6 章讨论的里德 - 弗罗斯特（Reed - Frost）方程类似，可以通过依次考虑以下各组成部分来进行理解：

$$1 - \beta_a \text{ 是在一次性行为中不发生感染的概率}$$

$$(1 - \beta_a)^n \text{ 是在 } n \text{ 次性行为中不发生感染的概率}$$

$$1 - (1 - \beta_a)^n \text{ 是在 } n \text{ 次性行为中发生感染的概率}$$

如淋病和衣原体感染等传播概率较高的 STI 会迅速传播给性伴，而像无症状阶段的以及在没有其他传播合并感染因素的情况下的 HIV 等传播概率较低的 STI，将需要更长的时间才能传播给性伴。β_p 和 β_a 之间的关系显示在图 8.4 的传播概率范围内。

这对更好理解使用安全套预防传染病感染的作用具有重要意义[82-83]。对于像淋病、衣原体和 HIV 等具有较高传染性的 STI，在感染初期不持续或间断地使用避孕套对预防传播的作用不大。对于无症状阶段的以及在没有其他传播合并感染因素的情况下的 HIV 等传染性较低的 STI，即使不持续地使用避孕套也可能会产生重大作用。

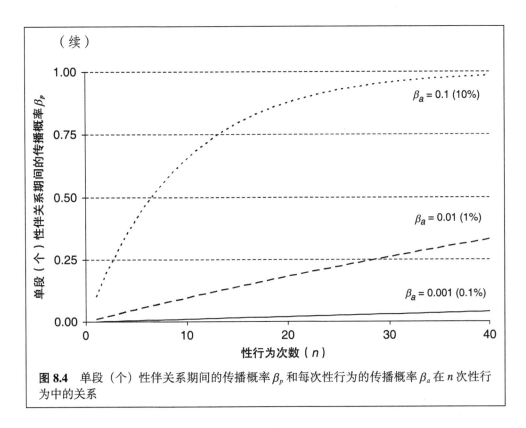

图 8.4 单段（个）性伴关系期间的传播概率 β_p 和每次性行为的传播概率 β_a 在 n 次性行为中的关系

为了理解为什么会发生这种情况，我们可以计算在这个人群中这种传染病的 R_0。在该人群中这种传染病的 R_0 由专栏 8.2 所导出，由以下表达式给出：

$$R_0 = c\beta_p D \qquad\qquad 方程式\ 8.7$$

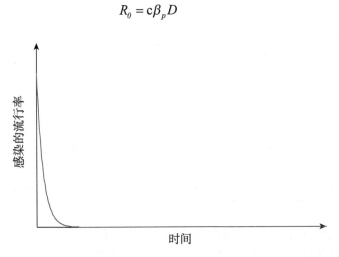

图 8.5 假设 $\beta_p = 0.75$，$D = 0.167$ 年，$c = 2$ 个性伴 / 年，对引入 1 例患病者病例后一段时间内患病个体流行率的预测情况。（模型 8.1，在线资源）

现在我们可以看出为什么淋病无法传播，因为 R_0 小于1。

$$R_0 = 2 \times 0.75 \times 0.167$$
$$= 0.25$$

需要注意的是，将 R_0 提高到1以上（$c \geq 1/\beta_p D$）所需的性行为水平对于不同的 STI 是不同的，因为 β_p 和 D 在不同的性传播传染病之间是不同的（更多的例子请参见 Boily 和 Masse 1997 年的相关文献[12]）。

专栏 8.2　简单淋病模型的 R_0 推导过程

我们可以使用类似于 4.2.2.1 节中使用的方法来获得这种传染病的 R_0。利用方程式 8.2 和方程式 8.5，我们可以写出一个关于患病者人数变化率的方程式。

$$\frac{\mathrm{d}I(t)}{\mathrm{d}t} = \lambda(t)S(t) - rI(t)$$

$$= c\beta_p \frac{I(t)}{N}S(t) - rI(t)$$

如果 STI 将会出现传播，那么患病者人数变化率将肯定会大于 0，亦即：

$$c\beta_p \frac{I(t)}{N}S(t) - rI(t) > 0 \qquad \text{方程式 8.8}$$

重新排列，我们得到：

$$c\beta_p \frac{I(t)}{N}S(t) > rI(t) \qquad \text{方程式 8.9}$$

方程式两边同时消除 $I(t)$，并默认当 $t = 0$，$s(0)$ 近似 N 时，我们可以得到：

$$c\beta_p > r \qquad \text{方程式 8.10}$$

用 $1/D$ 代替 r，重新排列我们可以得到：

$$c\beta_p D > 1 \qquad \text{方程式 8.11}$$

因此，当一个患病者进入完全易感人群后，为了使得患病者人数增加，$c\beta_p D$ 的数值必须大于1。在整个期间 D 的患病（传染）期，单个患病者会有 cD 个性伴侣。其中，β_p 比例的个体会被感染，因此，$c\beta_p D$ 等于完全易感人群中单个患病者所产生的二次（代）患病者的平均人数。由于这是 R_0 的口头定义，而 $c\beta_p D$ 又恰好具有阈值行为（属性），因此定义 $R_0 = c\beta_p D$ 是合理的。

通过重新整理方程式 8.7 我们可以看到，如果我们假设 $\beta_p = 0.75$，如果淋病入侵整个人群的话，我们需要假设在整个性活动（有性行为的）人群中平均性伴变化率为 8 个性伴/年，或者感染的持续时间为 8 个月，或者两个值都是两者的中间值。这些相对较高的参数值是不太现实的。

我们未能预测到淋病将在人群中传播的主要原因不是我们所假设的参数值，而是我们忽略了以上列出的一个重要特征——人类性行为的异质性。对门诊就诊的 STI 患（就诊）者和一般人群的性行为的调查显示，在任何一段时间内，大多数人的性伴数量相对较低，但有些人的性伴数量要高得多（图 8.6）。这种异质性对于理解 STI 的传播和控制非常重要。

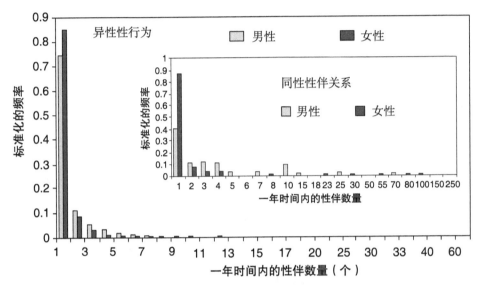

图 8.6　2000 年英国性态度和生活方式全国调查中异性性行为和同性性行为的男性和女性人群年度性伴报告数量的分布情况。图表显示了性伴侣的相对数量，并排除了自称没有性伴侣的人。（From Schneeberger *et al*，2004.）[4]

8.4　性行为异质性对于理解 STI 传播动力学特征的重要性

我们可以通过调整我们的模型来探索性行为的异质性对持续时间较短的 STI 感染传播的影响。符合 Hethcote 和 Yorke 的发现，对性行为异质性进行建模让我们能够预测到淋病会入侵我们的人群，在其中我们所假设的个人更换性伴率比我们使用简单模型（如图 8.3 所示）时所必须假设的值要更加合理。我们首先描述该模型的关键方程式和假设。

8.4.1　将风险异质性纳入考虑到 Hethcote-Yorke 模型中——一些关键的假设

我们根据每个个体更换性伴的频率将人群分成两组。性活动度高的个体属于性活跃组，相对性不活动的个体属于性不活跃组。

该模型中单位时间内易感者和患病者人数变化率方程式与方程式 8.1 和方程式 8.2 非常相似：

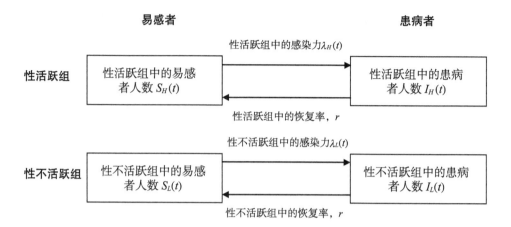

图 8.7 纳入考虑性行为异质性的淋病传播模型（模型 8.2，在线资源）

$$\frac{\mathrm{d}S_j(t)}{\mathrm{d}t} = -\lambda_j(t)S_j(t) + rI_j(t) \qquad \text{方程式 8.12}$$

$$\frac{\mathrm{d}I_j(t)}{\mathrm{d}t} = +\lambda_j(t)S_j(t) - rI_j(t) \qquad \text{方程式 8.13}$$

其中 $j = H$ 代表性活跃组，$j = L$ 代表性不活跃组。

为了保持与我们的简单模型（图 8.3）具有可比性和匹配性，我们保持两种模型之间每年形成的性伴关系的总数相等，但区别是在性活跃组和性不活跃组之间增加性伴改变率的差异或异质性（如何做到这一点请详见专栏 8.3）。按照 Hethcote 和 Yorke 的说法，我们假设人群中 2% 的个体属于性活跃组，98% 的个体属于性不活跃组。因此如果我们假设性不活跃组个体的性伴变化率 c_L 为 1.4 个性伴 / 年，然后，为了保持总体人群中平均性伴变换率为 2 个性伴 / 年，性活跃组中个体的性伴变化率 c_H 必须为 31.4 个性伴 / 年。

最初我们假设按比例混合接触模式，即性伴被选择的概率与他们产生的性伴关系数量成比例 [13]，并且假设其他参数值保持不变，则 $\beta_p = 0.75$，$D = 0.167$ 年。此外，为了简单起见，我们假设在性活跃组和性不活跃组中，单段（个）性伴关系期间的传播概率是相同的（如专栏 8.1 所示），但在现实中，一个性活跃的个体每段性伴关系期间的性行为次数可能更少，因此 β_p 可能更低。

专栏 8.3 保持整体人群中的性伴更换（变化）率不变

平均性伴变化率的方程式为：

$$c_{mean} = c_H \frac{N_H}{N} + c_L \frac{N_L}{N} \qquad \text{方程式 8.14}$$

为了保持两种模型中每年形成的性伴关系总数相等，但增加性活跃组和性不活跃组之间性伴变化率的差异，我们重新排列方程式 8.14，得到：

$$c_H = \frac{c_{mean}N - c_L N_L}{N_H} \qquad \text{方程式 8.15}$$

如果我们降低性不活跃组的性伴变换率 c_L，以使得整体人群中平均性伴变换率 c_{mean} 保持平均 2 个性伴 / 年，方程式 8.15 将能够计算得到正确的性活跃组中的性伴变换率 c_H。

注：方程式 8.15 可以重新改写为关于 n_H 和 n_L（分别为人群中属于性活跃组和性不活跃组个体的比例，同时 $n_H + n_L = 1$）的方程式：

$$c_H = \frac{c_{mean} - c_L n_L}{n_H} \qquad \text{方程式 8.16}$$

性活跃组的成员比性不活跃组的成员所经历的感染力更高，因为他们的性伴变化率更高（方程式 8.17）。然而，因为我们假设的是按比例混合接触，每次选择一个新性伴时，性活跃组的成员和性不活跃组的成员选择到一个受感染性伴的概率是相同的，记为 $p(t)$

$$\lambda_j(t) = c_j \beta_p p(t) \qquad \text{方程式 8.17}$$

其中 $j = H$ 代表性活跃组，$j = L$ 代表性不活跃组。

需要注意的是，根据按比例混合接触模式选择到的性伴是患病（感染）者的概率 $p(t)$，不是简单模型中所述的整个人群中患病者的流行率 $[I(t)/N]$，而是需要考虑到这一事实，亦即所选择的性伴可以是性活跃组也可能是性不活跃组的一员，这两组人群中患病者个体的流行率可能有所不同。

$$p(t) = g_H \times i_H(t) + g_L \times i_L(t) \qquad \text{方程式 8.18}$$

其中，g_H 和 g_L 分别是根据按比例混合接触模式选择到的性伴分别是性活跃组和性不活跃组的一员的概率，$i_H(t)$ 和 $i_L(t)$ 分别是性活跃组和性不活跃组中的患病者流行率。$i_H(t) = I_H(t)/N_H$ 和 $i_L(t) = I_L(t)/N_L$ 中 N_H 和 N_L 分别是性活跃组和性不活跃组的总人数。

专栏 8.4 显示了根据按比例混合接触模式选择到的性伴分别是性活跃组和性

不活跃组的一员的概率，等于所有性伴关系中由每一组每年产生的性伴关系数所占的比例。在我们的例子中，这意味着31%的性伴关系是由性活跃组所产生的（$g_H = 0.31$），69%是由性不活跃组所产生的（$g_L = 0.69$）。

专栏 8.4　根据按比例混合接触模式选择到的性伴分别是性活跃组和性不活跃组的一员的概率

g_H是根据按比例混合接触模式选择到的性伴是性活跃组的一员的概率，等于每年性活跃组人群产生的性伴关系数量$c_H \times N_H$，除以全人群中每年产生的性伴关系数量：$c_H \times N_H + c_L \times N_L$，为

$$g_H = \frac{c_H \times N_H}{c_H \times N_H + c_L \times N_L}$$ 方程式 8.19

因为$n_H = N_H/N$，$n_L = N_L/N$，将总人群中这两组人群所占的比例（n_H和n_L）替换掉两组人群的人口规模大小（N_H和N_L），并且同时消去N，我们得到：

$$g_H = \frac{c_H \times n_H}{c_H n_H + c_L n_L}$$

$$g_H = \frac{31.4 \times 0.02}{31.4 \times 0.02 + 1.4 \times 0.98} = 0.31$$ 方程式 8.20

同样，g_L是根据按比例混合接触模式选择到的性伴是性不活跃组的一员的概率。这可以使用方程式8.20通过在分子上替换c_L和n_L，计算得到为0.69，或我们也可以注意到，选择到的性伴属于性活跃组的概率和属于性不活跃组的概率的和必须等于1，即$g_H + g_L = 1$，因此$g_L = 1 - g_H = 1 - 0.31 = 0.69$。

8.4.2 计算某一具有性行为异质性人群中的 R_0

为了估计淋病是否会在人群中流行，我们首先需要计算一个受感染的性活跃组成员（R_H）或性不活跃组成员（R_L）在一个完全易感人群中产生的二次感染（患病）者的数量：

$$\begin{aligned} R_H &= c_H \beta_p D \\ &= 31.4 \times 0.75 \times 0.167 \\ &= 3.93 \end{aligned}$$ 方程式 8.21

$$R_L = c_L \beta_p D$$
$$= 1.4 \times 0.75 \times 0.167 \qquad \text{方程式 8.22}$$
$$= 0.18$$

因此，在感染侵入时，性活跃组中每个感染者引发的二次感染数量是性不活跃组中每个感染者引发的数量的 22 倍左右。

但是，由于 R_H 大于 1，R_L 小于 1，我们还不能从这些值中判断出来淋病是否会出现流行。

为了确定淋病是否会侵入我们所研究的具有性行为异质性的、按比例混合接触模式接触的单性别模型（人群），我们需要计算 R_0。如第 7 章所述，我们可以使用几种方法来计算 R_0，这些方法如专栏 8.5 和附录 A.6 中所述。

在专栏 8.5 中的方法（a）表明，R_0 是性活跃组和性不活跃组成员所产生的继发感染（患病）者人数的加权平均值，其中的权重 g_H（0.31）和 g_L（0.69）分别是根据按比例混合接触模式选择到的性伴是性活跃组和性不活跃组的一员的概率。

$$R_0 = g_H R_H + g_L R_L$$
$$= 0.31 \times 3.93 + 0.69 \times 0.18 \qquad \text{方程式 8.23}$$
$$= 1.36$$

重要的是，这意味着通过在我们的模型中引入性行为异质性，同时我们保持每年平均性伴变换率不变，我们已经能够预测淋病将在人群中发生流行（图 8.8）。

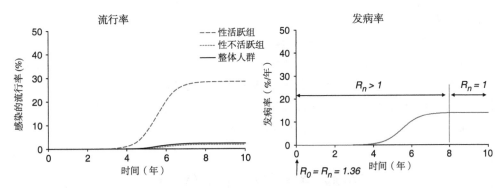

图 8.8　在具有性行为异质性的模型中预测得到的淋病患病率和总体发病率。右边的图还显示了基本再生数（R_0）和净再生数（R_n）之间的关系。$\beta_p = 0.75$，$D = 0.167$ 年，$c_L = 1.4$ 个性伴 / 年，$c_H = 31.4$ 个性伴 / 年。2% 的人口属于性活跃组人群。（模型 8.2，在线资源）

专栏 8.5　计算具有性行为异质性和按比例混合接触模式接触的人群中的 R_0

我们可以使用第 7 章中所描述的任何方法来计算某一具有性行为异质性的人群中某一性传播传染病的 R_0。在这个专栏中，我们展示如何针对具有性行为异质性的、按比例混合接触模式接触的两亚群模型计算 R_0 的值，主要通过以下方法：（a）通过对某一典型感染的单个感染者引发的继发感染的平均人数联立方程组进行求解得到，（b）基于性伴关系分布情况的均值和方差进行求解得到。在附录 A.6 中，我们展示了如何使用矩阵行列式方法或通过模拟计算下一代矩阵的主要特征值来计算 R_0 的值。

（a）通过对某一典型感染的单个感染者引发的继发感染的平均人数联立方程组进行求解，计算得到 R_0 的值

淋病在该人群中的基本再生数是指将一个典型感染者引入易感人群中由单个感染者引起的继发感染的平均人数。典型的感染者是一个性活跃组和一个性不活跃组中成员的某种理论平均值。如果我们设 x 为典型感染者属于性活跃组的概率，$1-x$ 为典型感染者属于性不活跃组的概率，则 R_0 为满足下列矩阵方程式的最大值。

$$\begin{pmatrix} R_{HH} & R_{HL} \\ R_{LH} & R_{LL} \end{pmatrix}\begin{pmatrix} x \\ 1-x \end{pmatrix} = R_0\begin{pmatrix} x \\ 1-x \end{pmatrix} \qquad \text{方程式 8.24}$$

其中 R_{HH} 是由一个性活跃组感染者在性活跃组人群中引发的继发感染者的数量，R_{LH} 是由一个性活跃组感染者在性不活跃组人群中引发的继发感染者的数量，R_{HL} 是由一个性不活跃组感染者在性活跃组人群中引发的继发感染者的数量，R_{LL} 是由一个性不活跃组感染者在性不活跃组人群中引发的继发感染者的数量。

利用方程式 8.21 和方程式 8.22，我们知道在一个完全易感人群中，一个性活跃组成员（感染者）会产生的继发感染者人数为 R_H（3.93 个），一个性不活跃组成员（感染者）会产生的继发感染者人数为 R_L（0.18 个）。当我们假设按比例混合接触时，使用方程式 8.20，我们还知道这些感染中 31%（g_H）会被传播给性活跃组成员，69%（g_L）会被传播给性不活跃组成员，因此我们可以这样写：

$$\begin{pmatrix} R_H g_H & R_H g_H \\ R_H g_L & R_L g_L \end{pmatrix}\begin{pmatrix} x \\ 1-x \end{pmatrix} = R_0\begin{pmatrix} x \\ 1-x \end{pmatrix} \qquad \text{方程式 8.25}$$

通过消去未知项 x，即可解出关于 R_0 的两个隐式方程：

$$R_H g_H x + R_L g_H (1-x) = R_0 x \qquad \text{方程式 8.26}$$

（续）

$$R_H g_L x + R_L g_L (1-x) = R_0(1-x)$$ 方程式 8.27

重新排列方程式 8.26，我们可以得到：

$$x = \frac{-R_L g_H}{g_H(R_H - R_L) - R_0}$$ 方程式 8.28

将方程式 8.28 代入方程式 8.27，我们可以得到：

$$R_H g_L \frac{-R_L g_H}{g_H(R_H - R_L) - R_0} + R_L g_L \left(1 - \frac{-R_L g_H}{g_H(R_H - R_L) - R_0}\right)$$
$$= R_0 \left(1 - \frac{-R_L g_H}{g_H(R_H - R_L) - R_0}\right)$$ 方程式 8.29

方程式两侧各项同时乘以 $g_H(R_H - R_L) - R_0$ 后扩展得到：

$$-R_H g_L R_L g_H + R_H g_L R_L g_H - R_L g_L R_L g_H - R_L g_L R_0 + R_L g_L R_L g_H$$
$$= R_H g_H R_0 - R_L g_H R_0 - R_0^2 + R_L g_H R_0$$ 方程式 8.30

消除重复部分并进一步整理简化后我们可以得到：

$$-R_H g_H - R_L g_L = -R_0$$ 方程式 8.31

进一步整理方程式后我们可以得到：

$$R_0 = g_H R_H + g_L R_L$$ 方程式 8.32

从专栏 8.4 中我们知道 $g_H = 0.31$，$g_L = 0.69$，所以：

$$R_0 = 0.31 \times 3.93 + 0.69 \times 0.18$$
$$= 1.36$$

（b）基于性伴关系分布情况的均值和方差进行求解得到，计算得到 R_0 的值

或者，我们可以使用基于性伴关系分布情况的均值和方差的一类近似方法进行求解得到，计算得到 R_0 的值 [33]。在这种方法中，R_0 是使用有效性伴变化率 $\hat{c}$ 来计算得到的，其中 $\hat{c}$ 是"流行病学相关的"性伴的平均数量，如果性伴数量的方差很大，$\hat{c}$ 可能会比一般的平均值大得多。

在某一具有性行为异质性的整体人群中，$\hat{c}$ 可以用算术平均值 c 和方差 σ^2 除以算术平均值的总和来近似得到 [33]。

$$\hat{c} = c + \sigma^2/c$$ 方程式 8.33

（续）

按照人群中 2% 的个体的年性伴变化率为 31.4 个 / 年，人群中 98% 的个体的年性伴变化率为 1.4 个 / 年，方差为 17.6（利用 excel 中的 varp 函式计算得到）。

按照整体人群中平均性伴变化率为 2 个性伴 / 年，有效的性伴变化率为：

$$\hat{c} = 2 + 17.6/2$$
$$= 10.8$$

把 $\hat{c}$ 代入方程式 8.7 中我们可以得到：

$$R_0 = \hat{c}\beta_p D$$
$$= 10.8 \times 0.75 \times 0.167 \qquad \text{方程式 8.34}$$
$$= 1.36$$

图 8.8 还显示，在性行为中引入异质性也使得我们能够预测得到 2.3% 的较低的总体感染流行率，这与 Hethcote 和 Yorke 在 20 世纪 80 年代美国性活动（有性行为的）的人口中估计得到的 2% 流行率一致。这是通过使用人群整体性行为的参数值来实现的，这些参数值比没有纳入性行为异质性的模型中使用的参数值更可信。其他异质性也使得感染更有可能持续存在 [14]。如果要进一步探索这一点，请参阅 Garnett 和 Anderson 的相关文献 [15]。

图 8.9 更一般地显示了如果我们增加性活跃组和性不活跃组中性伴变换率的差异会发生什么。一旦异质性增加到一个临界水平以上，R_0 上升到 1 以上，淋病便可以入侵（出现流行）。在我们的例子中，这种情况发生在性不活跃组的性伴变换率为 1.5 个 / 年左右，因此在性活跃组中个体的性伴变换率在 26 个 / 年左右。

图 8.9 还显示，如果我们继续增加性行为的异质性，那么淋病在总体人口中的流行率就会先上升后下降。在我们的例子中，总体患病率达到峰值时性不活跃组和性活跃组中个体的性伴更换率分别在 0.8 个性伴 / 年和 61 个性伴 / 年左右，之后异质性的进一步增加将会导致总体患病率的降低。

这是因为异质性增加对降低性不活跃组中性伴变换率的影响（作用）开始超过异质性增加对增加性活跃组中传染病感染流行率的影响（作用）。

在极端情况下，性不活跃组中个体的性伴变化率为零时，淋病将在性不活跃组人群中灭绝。

性行为异质性在解释为什么传染病感染可以在整个人群中保持较低和相对

稳定的流行率上具有重要的意义。在缺乏免疫力的情况下，与已受感染的个体接触（称为优先饱和[84]）是防止传染病感染患病率上升到100%的唯一机制（见专栏8.6）。然而，在性行为没有异质性和感染流行率较低的人群中，潜在有效接触次数中被感染者"浪费"掉的比例将非常低，因此这是一种限制传播的较不可靠的机制。然而，正如我们所看到的，性行为的异质性意味着性活跃组人群的患病率要比总体人群的患病率高得多（图8.9），因此在性活跃组的人群中，"优先饱和"机制的影响要大得多。在我们的例子中，在性活跃组的群体中，患病率约为30%，因此，患病个体与性活跃组的群体成员之间的接触次数中将有近三分之一被"浪费"在已经感染的个体身上。因此，"优先饱和"机制成为一种更合理的限制传播的机制。

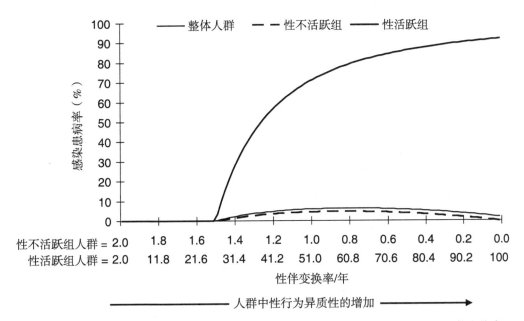

图 8.9　人群中性行为异质性的增加对 STI 患病率平衡点的影响。总体人群中平均性伴变换率保持不变，为 2 个性伴 / 年。$\beta_p = 0.75$，$D = 0.167$ 年。人群中 2% 的人口属于性活跃组人群。（模型 8.2，在线资源）

更通俗的说，感染入侵人群后可能发生的情况不仅取决于 R_0 的值，还取决于传染病感染之后是恢复易感性、发生免疫还是死亡。对于淋病等没有（不会）在宿主中引发有效免疫反应的传染病感染，感染流行率稳步上升到平衡点水平（图8.8）。当达到患病率平衡点时，净再生数 R_n 从初始值 R_0（此处为 1.36）下降到 1，患病率达到平衡点（图8.8）。然而，如果传染病感染导致免疫或死亡，感染者和患病者个体的流行率就会上升然后下降——见 4.2 节关于免疫造成这种效应的示例及 8.8 节关于 HIV/AIDS 导致死亡造成这种效应的示例。

8.4.3 感染病例中由性活跃组人群所致病例的占比

正如我们所看到的，虽然他们（性活跃组）只占总人口中的2%，但性活跃组的群体在总人群中产生了31%的性伴关系，这表明他们可能导致31%的新发感染人数，但实际上他们能够产生更多的新发感染人数，因为相比性不活跃组人群他们自身也更容易被感染。我们可以使用Hethcote和Yorke在他们的著作中推导出的方程（推导过程在这里没有展示：请参见Hethcote和Yorke 1984年的相关文献的第30～31页[2]），计算出淋病处于平衡状态时，所有新发病例中由性活跃组成员所产生病例的比例。

专栏8.6　免疫和"优先饱和"

如果某一STI在人群中的R_0大于1，则该STI可以入侵该人群，但在引入后，该传染病的患病率不可能无限增加，因为它的界限是100%。因此，必须有某种机制用来（解释）减少患病者病例产生的继发性感染的人数（基于R_0的情况）。

对于麻疹、腮腺炎、风疹和其他能够引起宿主产生免疫力的传染病，传播受到限制的主要原因是所有接触次数中由感染者与免疫者之间接触次数所占的比例越来越大。这些"无效的"或"被浪费掉的"接触不会在人群中造成新的感染，因此不会增加患病率。图8.10的左边显示了一个例子，在其中对于一个假定的传染病，3/4的潜在有效接触次数被"浪费"在有免疫力的个体身上。

大多数持续时间较短的STI不会引起宿主产生免疫力。事实上，持续时间较短的STI如果在宿主中诱导了消除性（抵抗性）免疫力，该类传染病就无法持续存在，因为它们依赖于重复地再次感染同一高风险个体（人群）。在宿主体内诱导免疫力会极大地限制它们的成功繁殖。

那么，是什么限制了这些STI患病率的上升呢？这一过程被Yorke等命名为"优先饱和"[84]。它的作用机制与免疫相同，但产生的原因是患病者个体的接触次数"被浪费"在已经被感染的个体身上，而不是"被浪费"在与免疫人群的无效接触上（图8.10右）。

这表明，如果两种传染病在各方面（传染性的持续时间、每次接触的传播概率等）都相同，但感染其中一种病原体会导致宿主恢复和重新恢复易感性（图8.10右），而感染另一种病原体会导致宿主恢复并诱导出免疫力（图8.10左），我们预计对于不能够引发免疫力的传染病来说，感染者的患病率会更高。这是因为对于不能够引发免疫力的传染病来说，只有已经被感染的个体才能限制由患者病例产生的二次感染者的数量。

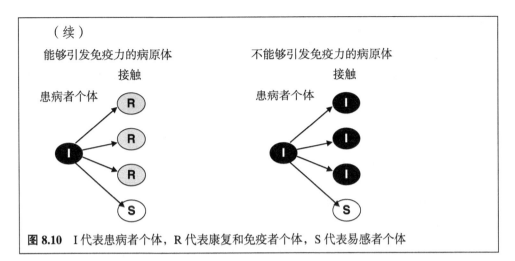

图 8.10　I 代表患病者个体，R 代表康复和免疫者个体，S 代表易感者个体

$$h_{eq} = \frac{g_H i_H(\infty)}{g_H i_H(\infty) + g_L i_L(\infty)}$$

方程式 8.35

$$= \frac{0.31 \times 28.4\%}{0.31 \times 28.4\% + 0.69 \times 1.7\%}$$

$$= 88\%$$

式中，$i_H(\infty)$ 和 $i_L(\infty)$ 分别为性活跃组和性不活跃组人群中淋病感染的平衡点患病率。方程式 8.35 中用到的 $i_H(\infty)$ 和 $i_L(\infty)$ 的这些值是由模型得到的（见图 8.8）。

因此，在我们的例子中，性活跃组的群体只占总人口的 2%，但它产生了 31% 的性伴关系和 88% 的新发感染者（见图 8.11），这一点突出表明性活跃组人群是性传播传染病预防控制工作的优先人群，因为他们是 STI 的高风险人群，同时也是 STI 继续传播的高风险人群。

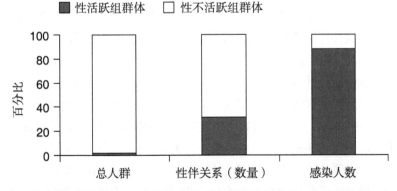

图 8.11　假设按比例混合接触、具有性行为异质性和利用本书正文中的参数值，在一个简单的淋病传播 SIS（易感者 - 患病者 - 易感者）模型中，性活跃组和性不活跃组群体所占的人口百分比、所产生的性伴关系的百分比和所产生的感染者人数的百分比

8.5 由性行为（异质性）所致的混合接触模式

在第 7 章中，我们看到人群中不同群体相互接触的模式在很大程度上决定了控制经呼吸道传染病的干预措施的影响或作用。对于性传播传染病来说，也是如此。

8.5.1 混合接触模式和混合接触矩阵

到目前为止，我们一直假设的是由性行为（异质性）所致（亦即不同性行为类型个体间接触）的按比例混合接触模式，但这只是一种可能性。人群中的混合接触模式可以大致分为三种类型：

◆ 按比例混合接触，之所以这么命名，是因为人群群组之间的性伴关系是根据所有性伴关系中由这些群组产生的性伴关系所占的比例而形成的。这有时也被称为随机混合接触，但这可能与基于总人群中每个群组中个体的比例随机选择性伴相混淆。因此，不鼓励将这种混合接触类型描述为随机混合接触。

◆ 相类似的混合接触，即个体优先与具有与自己相似特征的个体结成性伴关系，例如，性伴多的个体优先选择有很多性伴的个体作为自己的性伴。这通常也被称为相聚合的混合接触。

◆ 不相类似的混合接触，在该混合接触中，个体会优先与具有不同于自身特征的个体结成性伴关系，例如，性伴多的个体会优先选择性伴少的个体作为自己的性伴。这通常也被称为不相聚合的混合接触。

可以在由不同人口学特征所定义的群组之间对混合接触模式进行建模，前提是这种人口学特征被认为对解释传染病的传播或控制是重要的，如年龄（如我们在上一章中所看到的）、种族[16] 或性别，同我们在 8.6 节中展示的一样。

与我们考虑经呼吸道传染病时所使用的方法类似，可以使用混合接触矩阵来总结接触模式，其中矩阵中的每个元素 g_{jk} 代表的是群组 k 中某个个体与群组 j 中某个个体形成性伴关系的概率。按照前一章的惯例说法，第二个下标 k 指的是"主动进行选择"的性伴，而第一个下标 j 指的是"被选择"的性伴。这些矩阵类似于第 7 章中所描述的 WAIFW 矩阵。它们之所以看起来还有所不同，是因为第 7 章中的矩阵元素代表了两个特定个体之间发生有效接触的比率，因此包括了每次接触的传播概率，而对于 STI，每次接触的传播概率通常是被单独考虑的。

对于按比例混合接触模式来说，在一个给定的群组中，该群组中性伴个体是根据所有性伴关系中由该群组产生的性伴关系数量所占的比例而被随机选择的。按照这个假设，性活跃组中的某个个体与性活跃组中的某个个体结成性伴关系的概率（g_{HH}）与性不活跃组中的某个个体与性活跃组中的某个个体结成性伴关系的概率（g_{HL}）是相同的，亦即 $g_{HH} = g_{HL} = g_H$。在我们的例子中，$g_H = 0.31$（见专栏 8.4）。同样的，性不活跃组的某个个体与性不活跃组的某个个体结成性伴关系的概率（g_{LL}），与性活跃组的某个个体与性不活跃组的某个个体结成性伴关系的概率（g_{LH}）是一样的，亦即 $g_{LH} = g_{LL} = g_L$，这里 g_L 等于 0.69（见专栏 8.4）。

因此针对我们所假设的性伴更换率和各群组人数，按比例混合接触矩阵为如下所示：

个体 k

$$
\begin{array}{c} \\ \end{array}
\begin{array}{cc} H & L \end{array}
$$

$$
\text{个体 } j\ \begin{array}{c} H \\ L \end{array}\begin{pmatrix} g_{HH} & g_{HL} \\ g_{LH} & g_{LL} \end{pmatrix}
$$

方程式 8.36

$$
\text{按比例混合接触} = \begin{array}{c} H \\ L \end{array}\begin{array}{cc} H & L \end{array} \begin{pmatrix} 0.31 & 0.31 \\ 0.69 & 0.69 \end{pmatrix}
$$

还要注意到的是，矩阵中每一列的概率值总和为 1，因为个体 k 的性伴必须从性活跃组或者性不活跃组中选择。正式表述的话，这可以写成：

$$
\sum_j g_{jk} = 1
$$

方程式 8.37

描述单纯相类似的混合接触模式和单纯不相类似的混合接触模式的混合接触矩阵如下所示：

$$
\text{单纯相类似的混合接触模式}\ \begin{array}{c} H \\ L \end{array}\begin{array}{cc} H & L \end{array}\begin{pmatrix} 1 & 0 \\ 0 & 1 \end{pmatrix}
$$

方程式 8.38

$$
\text{单纯不相类似的混合接触模式}\ \begin{array}{c} H \\ L \end{array}\begin{array}{cc} H & L \end{array}\begin{pmatrix} 0 & 1 \\ 1 & 0 \end{pmatrix}
$$

方程式 8.39

8.5.2 混合接触程度的一个综合性度量——统计量 Q

混合接触的程度可以使用 Gupta 和同事们给出的综合性统计量 Q 来表示[17]。当所有性伴都按比例混合接触模式被选择时，Q 等于 0；当所有性伴都是按照单纯相类似的混合接触模式被选择时，Q 等于 1；当所有性伴都是按照单纯不相类似的混合接触模式被选择时，Q 为负值。

Q 取决于混合接触矩阵的相关元素，这些元素衡量所有性伴关系中由相同群组个体之间形成的性伴关系所占的比例。这些元素在混合接触矩阵的从左上到右下的对角线上，在我们的例子中是 g_{HH} 和 g_{LL}。

用来计算统计量 Q 的方程式是：

$$Q = \frac{\left(\sum_{j=k} g_{jk} - 1\right)}{b - 1}$$

方程式 8.40

其中 b 为群组的个数。当所有性伴都按比例混合接触模式被选择时，Q 被缩放至等于 0；当所有性伴都是按照单纯相类似的混合接触模式被选择时，Q 等于 1；当性伴都是按照单纯不相类似的混合接触模式被选择时，Q 等于 $\frac{-1}{b-1}$。

所以对于我们的两个性行为群组的例子，$b = 2$，因此当性伴都是按照单纯不相类似的混合接触模式被选择时，$Q = \frac{-1}{2-1} = -1$。如果有三个性行为群组，当性伴都是按照单纯不相类似的混合接触模式被选择时，$Q = \frac{-1}{3-1} = -\frac{1}{2}$。

虽然 Q 被广泛使用，但它也有局限性。Q 只衡量相同组内个体之间的混合接触程度，忽略相似组内个体之间的混合接触。Q 在忽略各个群组规模大小的情况下，对不同的群组内个体之间的混合接触程度进行均等化加权。Keeling 和他的同事最近提出了一种可以克服这些限制的衡量混合接触程度的方法。"q"利用各个群组的规模大小来对相似群组之间的混合接触进行加权，因此在规模较小的群体中个体之间的混合接触比在规模较大的群体中个体之间的混合接触对 q 值的贡献要小[18]。然而，到目前为止，这一方法尚未得到广泛应用。

8.5.3 由性行为（异质性）所致的混合接触模式的相关数据

关于不同性行为群组之间混合接触的数据并不多见，因为需要获得关于性伴特征的相关数据。图 8.12 所示的数据表明，平均而言，这些调查中的个体更倾向于与在性行为特征方面与自己更相似的个体形成性伴关系，而不是如按比例混合接触假设所预测的那样，因此 Q 略高于 0。图中前三行总结的数据是基于美国 STI 诊所患者的接触追踪研究的相关数据，这些数据一直收集到上世纪（20世纪）末。这些人可能相比一般人群中的其他个体风险更高，因此这些数据不一定适用于美国其他人群。然而，最下面一行总结的数据是在 1992 年对美国普通人口进行的一项调查中收集的，这些数据也表明略有相类似的混合接触现象。从直觉上看，由性行为（异质性）所致的混合接触模式具有相类似的混合接触的特点，这是可信的，因为一般来说，人们倾向于同与自己相似的个体交往[19]。

8.5.4　对由性行为（异质性）所致的混合接触模式进行建模

人们提出了许多方法来模拟不同人群群组之间的混合接触[13,17,21-22]。我们使用的方法是基于 Gupta 等提出的方法[17]，它允许对各个性行为群组之间不同类型的混合接触模式（不相类似的混合接触、等比例接触、相类似的混合接触）进行建模，所使用的参数是适用于某一包括 2 个性行为群组的模型的参数集合。

首先，我们注意到活动组 k 和活动组 j 之间形成的性伴关系的数量必须等于活动组 j 和活动组 k 之间形成的性伴关系的数量。这里我们有两个活动组，亦即低（性不活跃组）（L）和高（性活跃组）（H），所以：

$$g_{HL}c_L N_L = g_{LH}c_H N_H \qquad \text{方程式 8.41}$$

使用方程式 8.37 和方程式 8.41，如果我们取定性活跃组中某个个体与性活跃组中某个个体形成性伴关系的概率 g_{HH}，我们可以使用 g_{HH} 写出 g_{HL}、g_{LH} 和 g_{LL} 的方程式：

g_{LH}：根据方程式 8.37，$g_{HH} + g_{LH} = 1$ 得到：

$$g_{LH} = 1 - g_{HH} \qquad \text{方程式 8.42}$$

g_{HL}：整理关于 g_{HL} 的方程式 8.41 得到：

$$g_{HL} = g_{LH}\frac{c_H N_H}{c_L N_L} \qquad \text{方程式 8.43}$$

将方程式 8.42 代入方程式 8.43 中的 g_{LH} 中，我们得到：

$$g_{HL} = (1 - g_{HH})\frac{c_H N_H}{c_L N_L} \qquad \text{方程式 8.44}$$

g_{LL}：根据方程式 8.37 我们可以知道：

$$g_{LL} = 1 - g_{HL} \qquad \text{方程式 8.45}$$

用方程式 8.44 中的 g_{HL} 代入方程式 8.45：

$$g_{LL} = 1 - (1 - g_{HH})\frac{c_H N_H}{c_L N_L} \qquad \text{方程式 8.46}$$

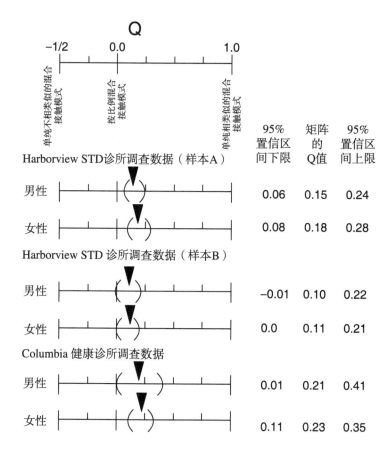

图 8.12 在美国的四项性行为研究中，对不同性行为活动群组之间混合接触程度的测量统计量 Q 值，其中三项研究基于对 STI 诊所患者的接触追踪数据，另一项（国家健康和社会生活调查）基于对一般人口的调查。图来源于 Garnett 等的相关文献，1996 年[20]。需要注意的是，在这个例子中，Q 是根据分成三个群组的数据计算得到的，因此，单纯不相类似的混合接触模式下 Q 值是 -1/2，而不是我们的两个活动群组示例中的 -1

以上四个方程式可以用含 g_{HH} 的混合接触矩阵描述如下：

$$\begin{pmatrix} g_{HH} & g_{HL} \\ g_{LH} & g_{LL} \end{pmatrix} = \begin{pmatrix} g_{HH} & (1-g_{HH})\dfrac{c_H N_H}{c_L N_L} \\ 1-g_{HH} & 1-(1-g_{HH})\dfrac{c_H N_H}{c_L N_L} \end{pmatrix} \qquad \text{方程式 8.47}$$

如果性活跃组按比例混合接触模式选择性伴（即 $g_{HH} = 0.31$）、按单纯相类似的混合接触模式选择性伴（$g_{HH} = 1$）或按单纯不相类似的混合接触模式选择性伴（$g_{HH} = 0$），而性不活跃组在可能的情况下提供性伴的数量以满足这些混合接触的偏向性，我们现在就可以计算混合接触矩阵的元素的值和 Q 的值。

为了说明这一点，我们假设人群规模为 1000 人，因此性活跃组和性不活跃组中分别有 20 个和 980 个个体：

混合接触矩阵（使用方程式 8.46）	统计量 Q（使用方程式 8.40）
性活跃组个体的接触模式为单纯相类似的混合接触模式：$$\begin{pmatrix} 1 & (1-1)\left(\dfrac{31.4 \times 20}{1.4 \times 980}\right) \\ 1-1 & 1-(1-1)\left(\dfrac{31.4 \times 20}{1.4 \times 980}\right) \end{pmatrix} = \begin{matrix} & H & L \\ H & \begin{pmatrix} 1 & 0 \\ L & 0 & 1 \end{pmatrix} \end{matrix}$$ 方程式 8.48	$Q = (1+1-1)/(2-1)$ $= 1/1$ $= 1$
性活跃组个体的接触模式为按比例混合接触模式：$$\begin{pmatrix} 0.31 & (1-0.31)\left(\dfrac{31.4 \times 20}{1.4 \times 980}\right) \\ 1-0.31 & 1-(1-0.31)\left(\dfrac{31.4 \times 20}{1.4 \times 980}\right) \end{pmatrix} = \begin{matrix} & H & L \\ H & \begin{pmatrix} 0.31 & 0.31 \\ L & 0.69 & 0.69 \end{pmatrix} \end{matrix}$$ 方程式 8.49	$Q = (0.31+0.69-1)/(2-1)$ $= 0/1$ $= 0$
性活跃组个体的接触模式为单纯不相类似的混合接触模式：$$\begin{pmatrix} 0 & (1-0)\left(\dfrac{31.4 \times 20}{1.4 \times 980}\right) \\ 1-0 & 1-(1-0)\left(\dfrac{31.4 \times 20}{1.4 \times 980}\right) \end{pmatrix} = \begin{matrix} & H & L \\ H & \begin{pmatrix} 0 & 0.46 \\ L & 1 & 0.54 \end{pmatrix} \end{matrix}$$ 方程式 8.50	$Q = (0+0.54-1)/(2-1)$ $= -0.46/1$ $= -0.46$

因此，我们可以看到，对于这些性伴变化率和群组人口规模，性活跃组成员按照单纯相类似的混合接触模式、等比例混合接触模式或者单纯不相类似的混合接触模式进行混合接触（选择性伴）是可能的（方程式 8.48、方程式 8.49 和方程式 8.50）。我们还可以看到，性活跃组成员按照单纯相类似的混合接触模式或等比例混合接触模式进行混合接触（选择性伴）的话，将会导致总体人群中的混合接触模式变成了单纯相类似的混合接触模式或者等比例混合接触模式，并且正如预期的那样，当我们模拟单纯相类似的混合接触模式时，Q 等于 1；如果我们模拟等比例混合接触模式时，Q 等于 0。

然而，在我们的例子中，性活跃组的成员按照单纯不相类似的混合接触模式进行混合接触（选择性伴）的话，不会导致性不活跃组成员也按照单纯不相类似的混合接触模式进行混合接触（选择性伴）（方程式 8.50）。这是因为两个活动组所需的性伴关系数量存在差异。为了要对单纯不相类似的混合接触模式进行建模时，必须改变性伴变化率，以使得两个性行为活动群组所需的性伴关系数量保持平衡（见专栏 8.7）。

在下一节中，我们让 Q 在 –0.46 和 +1 之间变化，这样我们就不必改变模型中的性伴变化率。这意味着我们可以更清楚地看到混合接触模式对 R_0 的影响，以及混合接触对 STI 传播的影响。

8.5.5 混合接触模式对 R_0、STI 传播速率和 STI 流行率平衡点的影响

首先，我们改变 Q 值，同时保持性伴变化率和生物学参数（D 和 β_p）不变，以探索混合接触对 R_0 的影响。如果我们在 0 到 1 之间改变所有性伴关系中由性活跃组成员之间形成的性伴关系所占的比例（g_{HH}），Q 值的变化范围将从 –0.46（在不改变性伴变化率的情况下对单纯不相类似的混合接触模式进行建模），变化到 0（按比例混合接触），再变化到 1（单纯相类似的混合接触模式）。

如图 8.13 所示，随着混合接触模式向单纯相类似的混合接触模式趋近，R_0 的值呈增长趋势。这是因为混合接触模式向单纯相类似的混合接触模式趋近，意味着性活跃组的个体倾向于更频繁地接触其他性活跃组的个体。因为性活跃组的个体更有可能被感染，混合接触模式向单纯相类似的混合接触模式趋近，会使得"典型感染者"来源于性活跃组成员的可能性增加。性活跃的个体有更高的性伴变化率，因此能够在完全易感人群中产生更多的继发感染；继而 R_0 的值增加。

专栏 8.7　对两个性活动群组中（间）单纯不相类似的混合接触模式进行建模

如我们所见，在我们的例子中，性活跃组中个体按照单纯不相类似的混合接触模式进行混合接触（选择性伴）不会导致性不活跃组中个体也按照单纯不相类似的混合接触模式进行混合接触（方程式 8.50）。这是因为两个群组所需要的性伴关系数量不同。性活跃组每年需要 $c_H N_H = 31.4 \times 20 = 628$ 个性伴关系，而性不活跃组每年需要 $c_L N_L = 1.4 \times 980 = 1372$ 个性伴关系。因此，即使性活跃组中所有的可用性伴关系都配对形成给性不活跃组成员，性不活跃组仍然需要 1372 – 628 = 744 个性伴关系数量。如果不改变性伴变换率，这 744 个剩余的性伴关系只能由其他性不活跃组成员提供。因此，如果对单纯不相类似的混合接触模式进行建模，Q 等于 –0.46，而不是我们所期望的 –1（方程式 8.50）。

（续）

　　总的来说，这意味着性不活跃组成员的性伴关系中的46%是与性活跃组成员结成的，54%是与性不活跃组成员结成的（方程式8.50）。虽然相比通过对性活跃组中个体按比例混合接触（选择性伴）进行建模所得到的总体情况（如方程式8.49，其中性不活跃组成员的性伴关系中只有31%是与性活跃组成员结成的），这里得到的整体的混合接触模式明显更趋近于相类似的混合接触模式，但我们不能够对性不活跃组和性活跃组之间个体全部按照单纯不相类似的混合接触模式这一情况进行建模，如方程式8.39所示的混合接触矩阵所表示的那样。

　　为了对两个性行为组中个体全都按照不相类似的混合接触模式这一情况进行建模，我们必须调整性伴变换率，以使得两个性行为组所需要的性伴关系的数量保持平衡。在我们的示例中，如果我们保持总人群中平均性伴变换率为2个/年，那么性活跃组和性不活跃组中个体的性伴变换率必须调整为50个/年和1.02个/年。如果这样做的话，两个性行为组每年都需要1000个性伴关系，亦即$c_H N_H = 50 \times 20 = 1000$和$c_L N_L = 1.02 \times 980 = 1000$，每个性行为组可以提供另一个性行为组所需要的所有性伴关系。

混合接触矩阵（使用方程式8.47）	统计量Q值（使用方程式8.40）
性活跃组中个体按照单纯不相类似的混合接触（选择性伴）模式，且对性伴变换率进行了调整	

$$\begin{pmatrix} 0 & (1-0)\left(\dfrac{50\times20}{1.02\times980}\right) \\ 1-0 & 1-(1-0)\left(\dfrac{50\times20}{1.02\times980}\right) \end{pmatrix} = \begin{matrix} & H & L \\ H & 0 & 1 \\ L & 1 & 0 \end{matrix}$$　方程式8.51

$$Q = (0+0-1)/(2-1)$$
$$= -1/1$$
$$= -1$$

　　因此，如果对性伴变换率进行调整，我们可以对单纯不相类似的混合接触模式进行建模，Q值将如预期的那样等于-1。

　　关于对人群中不同群组之间混合接触进行建模的其他方法，请参见参考文献[13,17,21-22]。

　　可用于计算任何混合接触模式的R_0值的R_0方程推导过程请参见专栏8.8。这种推导过程比专栏8.5中显示的针对按比例混合接触模式的推导过程更为普遍。

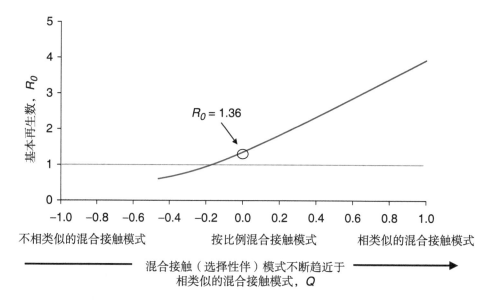

图 8.13 在单性别双性行为组模型中，当性行为组之间的混合接触模式从"最大程度上是不相类似的混合接触模式"（$Q = -0.46$，在不改变性伴变化率的情况下的不相类似的混合接触模式），变动至按比例混合接触模式（$Q = 0$），再变动到"是相类似的混合接触模式"（$Q=1$），对某一可治愈性 STI 的基本再生数 R_0 的预测情况。$\beta p = 0.75, D = 0.167$ 年，$c_L = 1.4$ 个性伴 / 年，$c_H = 31.4$ 个性伴 / 年。2% 的人口属于性活跃组人群。箭头表示假设如 8.4 节所示的按比例混合接触模式时的 R_0 的值（1.36）。其中一条水平线突出显示 $R_0 = 1$（模型 8.3，在线资源）

注意，当 $Q = 1$ 时的极限情况下，两个性行为组停止交互作用（接触），此时我们正在建模的对象其实是两个独立的群体，每个群体都有自己的 R_0 值。$Q = 1$ 时图 8.13 中所对应的 R_0 值，是性活跃组 R_0 值，是 3.93。性不活跃组的 R_0 值会更小（0.18）。

还需要注意的是，在这个例子中，当混合接触模式变动为中等程度的不相类似的混合接触模式（$Q < -0.17$）时，R_0 的值会降到 1 以下，而患病率最终会降到 0。

8.5.6 混合接触模式对 STI 传播速率和 STI 流行率平衡点的影响（基于给定的 R_0 值）

随着相类似的混合接触模式的程度不断增加，往往会导致传染病入侵更快，但令人惊讶的是，对于一个给定的 R_0 值，它也往往会导致较低的流行率平衡点（参见图 8.14 和 Garnett 等的文献[23]）。

STI 感染随着相类似的混合接触模式的程度不断增加，而更快入侵，原因是受感染的性活跃组个体更可能将感染传播给其他性活跃组的个体，而这些性活跃组个体比性不活跃组个体能更快产生新发感染。

在相类似的混合接触模式的程度较低的情况下，STI 流行率平衡点较高，因

为对于给定的 R_0，在性不活跃组中必须发生更多的传播。相比于这些接触是与性活跃组成员结成的情况，性不活跃组的患病率较低，这意味着被"浪费"在这类群体中感染者身上的接触数量较少。因此，性不活跃组人群的患病率不断上升，直到有足够比例的接触次数再次被人群中的感染者"浪费"掉，从而使得继发感染者人数从 1.36（性传播感染引入时）减少到 1（平衡点时）。因此，在平衡点状态下，患病率在规模较大的性不活跃组人群中较高，因此总体人群中的患病率平衡点也较高。

专栏 8.8　计算某一具有性行为异质性和任一混合接触模式的人群中的 R_0

在性行为和混合接触具有异质性的某一人群中，我们可以使用第 7 章中描述的任何方法来计算该人群中某一 STI 的 R_0。这里我们只使用联立方程法。

本文给出了任意混合接触模式下的两个性行为群组模型的 R_0 的推导过程。假设混合接触模式是按比例混合接触模式（专栏 8.5）或单纯不相类似的混合接触模式（8.6.1 节），那么它比简单的推导过程更复杂，但也更有用。

这一人群中 STI 的基本再生数是将典型感染者引入易感人群中引起的二次感染者人数的平均数量。一个典型的感染者是一个性活跃组成员和一个性不活跃组成员的某种理论平均值。设 x 为该典型感染者属于性活跃组成员的概率，$1-x$ 为该典型感染者属于性不活跃组成员的概率，则 R_0 为满足以下矩阵方程式的最大值：

$$\begin{pmatrix} R_{HH} & R_{HL} \\ R_{LH} & R_{LL} \end{pmatrix} \begin{pmatrix} x \\ 1-x \end{pmatrix} = R_0 \begin{pmatrix} x \\ 1-x \end{pmatrix} \qquad \text{方程式 8.52}$$

其中 R_{HH} 是一个受感染的性活跃组成员在性活跃组人群中产生的继发感染者人数，R_{LH} 是一个受感染的性活跃组成员在性不活跃组人群中产生的继发感染者人数，R_{HL} 是一个受感染的性不活跃组成员在性活跃组人群中产生的继发感染者人数，R_{LL} 是一个受感染的性不活跃组成员在性不活跃组人群中产生的继发感染者人数。

这两个隐式方程式可以解出 R_0 的值，通过消去未知项 x：

$$R_{HH}x + R_{HL}(1-x) = R_0 x \qquad \text{方程式 8.53}$$

$$R_{LH}x + R_{LL}(1-x) = R_0(1-x) \qquad \text{方程式 8.54}$$

重新整理方程式 8.53 我们得到：

$$x = \frac{-R_{HL}}{R_{HH} - R_{HL} - R_0} \qquad \text{方程式 8.55}$$

（续）

重新整理方程式 8.54 我们得到：

$$x = \frac{R_0 - R_{LL}}{R_{LH} - R_{LL} + R_0} \qquad\qquad \text{方程式 8.56}$$

消除未知项 x，将方程式 8.55 等于方程式 8.56 并重新整理，我们得到：

$$-R_{HL}(R_{LH} - R_{LL} + R_0) = (R_0 - R_{LL})(R_{HH} - R_{HL} - R_0) \qquad \text{方程式 8.57}$$

通过重新整理方程式我们得到 R_0 的一个一元二次方程（亦即 R_0 的项为平方项）：

$$R_0^2 + R_0(-R_{HH} - R_{LL}) + (R_{LL}R_{HH} - R_{HL}R_{LH}) = 0 \qquad \text{方程式 8.58}$$

这个方程可以用以下形式的二次方程的标准解来求解 R_0：

$$aR_0^2 + bR_0 + c = 0 \qquad\qquad \text{方程式 8.59}$$

亦即：

$$R_0 = \frac{-b \pm \sqrt{b^2 - 4ac}}{2a} \qquad\qquad \text{方程式 8.60}$$

将方程式 8.58 与方程式 8.59 进行比较，我们可以看出，本例中 $a = 1$，$b = -R_{HH} - R_{LL}$，$c = R_{LL}R_{HH} - R_{HL}R_{LH}$（需要注意的是，$b$ 和 c 在本章其他地方表示不同的量）。

因此我们可以写出这个模型人群中淋病 R_0 的方程式：

$$R_0 = R_{HH} + R_{LL} + \sqrt{\frac{(-R_{HH} - R_{LL})^2 - 4(R_{LL}R_{HH} - R_{HL}R_{LH})}{2}} \qquad \text{方程式 8.61}$$

需要注意的是，"±"符号已被替换为"+"，因为 R_0 是满足方程式 8.60 的最大值，因此较小的解可以忽略。

我们可以从这个方程式中看出，R_0 将取决于每个性行为组人群中由性活跃组和性不活跃组成员产生的继发感染者的数量。这些数字将取决于两个性行为组之间的混合接触模式，因此，R_0 的值将取决于每个性行为组产生的继发感染者的总数，以及人群的混合接触模式。

但需要注意的是，在具有异质性的模型中，流行率的平衡点往往较低，"优先饱和"机制的影响往往比没有异质性的模型更早出现。显然这在本例中是正确的，因为如果假设混合接触模式为同质性混合接触，R_0 为 1.36，将会导致 26% 的患病率平衡点 [使用 $i(\infty) = 1 - 1/R_0$，方程式 1.2]。这比如图 8.14 所示的任

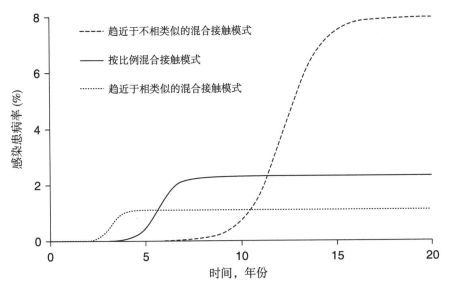

图 8.14 在可治愈的 STI 模型中随着时间的推移预测患病者个体的总体流行率，模型中性行为组之间的混合接触模式分别为趋近于不相类似的混合接触模式（$Q = -0.4$）、按比例混合接触模式（$Q = 0$）或趋近于相类似的混合接触模式（$Q = +0.4$）。通过改变感染（传染性）持续时间（分别为 $D = 0.340$ 年、0.167 年和 0.097 年），以使得在所有情况下，R_0 均设置为 1.36。$\beta_p = 0.75$，$c_L = 1.4$ 个性伴 / 年，$c_H = 31.4$ 个性伴 / 年。2% 的人口属于性活跃组（模型 8.3，在线资源）

何场景（风险行为具有异质性）下的患病率都要高得多。

8.5.7 混合接触模式对 STI 流行率平衡点的影响［基于给定的 STI 自然（进展）史情况和性伴变化率］

图 8.14 说明了如果通过增加 STI 的感染（传染性）持续时间使得 R_0 保持不变的情况下，改变混合接触模式将会发生什么影响。如果混合接触模式改变，但 STI 的自然（进展）史和性伴变化率不变，那么可能会发生什么情况，这也是一个有趣的探索。看似合理的是，这可能是行为改变干预措施的有意或无意的后果。

图 8.15 表明，随着相类似的混合接触模式程度的增加可能并不总是导致流行率平衡点的降低。对于 R_0 较低的值，随着相类似的混合接触模式程度的增加实际上可能会使得传染病入侵一个群体，并导致总体患病率的上升（图 8.15，上图）。相反，对于较高的 R_0 值，随着相类似的混合接触模式程度的增加总是会导致总体患病率的下降，因为在性活跃组中，更多的接触被"浪费"在已经感染的个体身上（图 8.15，中图）。对于中等的 R_0 值，两种影响都可以看到，亦即，随着相类似的混合接触模式程度的增加可能导致总体患病率的最初上升，但随后下降（图 8.15，下图）。

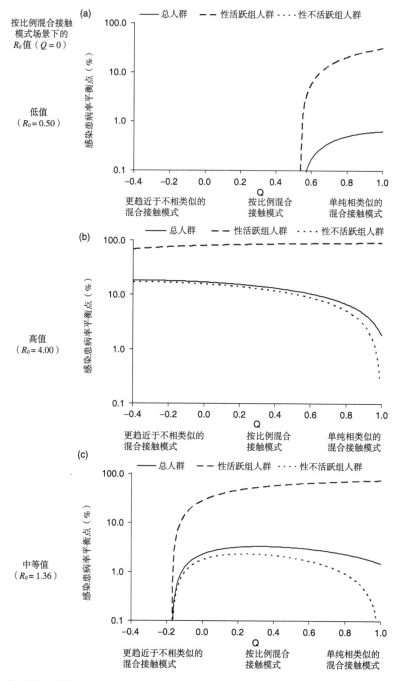

图 8.15 在不同混合接触模式和不同 R_0 值的情况下，某一可治愈的 STI 的患病率平衡点。假设性活跃组和性不活跃组个体的性伴变化率分别为 31.4 个性伴／年和 1.4 个性伴／年，性活跃组为人口的 2%，单个（段）性伴关系期间的传播概率为 0.75。在低、中、高 R_0 值的情景下，感染（传染性）的持续时间分别为 0.062 年、0.167 年和 0.493 年。需要注意的是，为了清晰起见，y 轴上使用了 $\log_{10}$ 标度。需要注意的是，在低 R_0 情况下只有两条线出现，因为对于所有 Q 值，性不活跃组的患病率始终保持低于 0.1%（模型 8.4，在线资源）

8.5.8 性行为异质性对性传播疾病控制策略的影响

性行为的异质性和不同群组之间的不同混合接触模式也对 STI 的控制策略有影响。图 8.16 显示了筛查计划如何影响淋病的流行率平衡点。在模型中，筛查策略的引入非常简单，只需在方程式中加入一项，以确定性活跃组和性不活跃组中患病者和易感者个体数量的变化率，以此模拟某一更高的恢复（治愈）率。然后我们对这两个率进行调整，以使得筛查的总数量保持不变，但筛查计划主要集中于性活跃组或性不活跃组，或随机分布。模型的方程式 8.12、方程式 8.13 变为：

$$\frac{dS_j(t)}{dt} = -\lambda_j(t)S_j(t) + rI_j(t) + y_jI_j(t) \qquad \text{方程式 8.62}$$

$$\frac{dI_j(t)}{dt} = +\lambda_j(t)S_j(t) - rI_j(t) - y_jI_j(t) \qquad \text{方程式 8.63}$$

其中 y_j 为性活跃组（$j = H$）和性不活跃组（$j = L$）中的筛查覆盖率。为了简单起见，我们假设筛查的诊断检查的精准度极高，而且如果接受治疗，百分之百被治愈。

图 8.16 显示了流行率平衡点可能如何随每年接受淋病筛查和治疗的人数的变化而变化。三种情况分别显示了开展随机筛查、开展专门针对性活跃组人群的筛查或开展专门针对性不活跃组人群的筛查的不同作用情况。

单独观察一下图 8.16 中的每一张图，就会发现优先考虑（针对个体进行筛查）人群中风险较高的成员明显比优先考虑（针对个体进行筛查）随机个体或优先考虑性不活跃组人群的成员更有效。例如，如果混合接触模式是按比例混合接触模式（图 8.16，中），如果开展随机筛查或开展专门针对性不活跃组的筛查，每年 100 万次的筛查量不会显著影响患病率，但如果开展专门针对性活跃组的筛查，则可以根除感染。

纵观图 8.16 中的所有三张图，可以发现随着相类似的混合接触模式程度的增加，STI 更难以控制。相同数量的筛查对相类似的混合接触模式程度更高的人群的 STI 流行率的平衡点影响较小。在我们的例子中，随机分布的每年 2000 万次筛查在相类似的混合接触模式场景下会减少大约 1/3 的相对患病率平衡点，在按比例混合接触模式场景下会减少大约一半，但在不相类似的混合接触模式场景下几乎会根除该类传染病。

8.6 基于性别区分的混合接触（异性性传播混合接触模型）

在本章的下一个模型中，我们专门关注性活跃组的个体，并探索淋病自然（进展）史在男性和女性间差异的影响。我们计算了每个性别（群组）中由单一

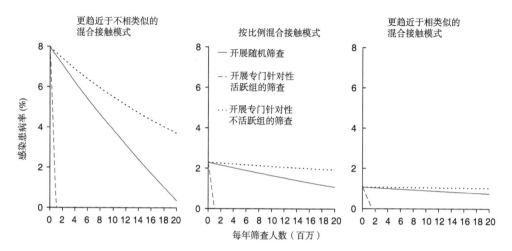

图 8.16 在不同的混合接触模式和不同筛查针对群体的情况下，人群中筛查计划对总体人群中可治愈性 STI 患病率平衡点的影响。所显示的混合接触模式是：更趋近于不相类似的混合接触模式（$Q = -0.4$），按比例混合接触模式（$Q = 0$），更趋近于相类似的混合接触模式（$Q = +0.4$）。开展随机筛查、开展专门针对性活跃组人群的筛查或开展专门针对性不活跃组人群的筛查。通过改变感染持续时间（$D = 0.340$ 年、0.167 年和 0.097 年），以使得 R_0 在所有场景中等于 1.36。其他参数值如图 8.14 标题所示。假设人口规模为 2000 万（模型 8.5，在线资源）

感染（者）引起的继发感染者的数量，以及该人群中淋病的基本再生数。

如图 8.17 所示，我们考虑双性别模型。

在这个模型中，我们只假设异性性行为模式。因此我们假设两个性别组之间的完全不相类似的混合接触模式。需要注意的是，在一个异性性行为群体的模型中，个体按性别和性行为类型进行分组，我们可能会适度地假设不同性行为之间（不同性行为类型的群组之间）按照相类似的混合接触模式，而不同性别之间（不同性别的群组之间）按照不相类似的混合接触模式进行混合接触。一个假设有一些同性性行为的模型可以在建模过程中进行适度的参数化，使得不同性行为之间（不同性行为类型的群组之间）适度地按照相类似的混合接触模式，而不同性别之间（不同性别的群组之间）适度地按照不相类似的混合接触模式进行混合接触。我们还假设男女人数比例是 1：1，我们的人口是封闭的，因此男性和女性所结成的性伴关系的数量是相等的。

该模型中在 t 时刻女性易感者和患病者数量变化率和在 t 时刻女性感染力的方程式为：

$$\frac{\mathrm{d}S_W(t)}{\mathrm{d}t} = -\lambda_w(t)S_w(t) + rI_w(t)$$

方程式 8.64

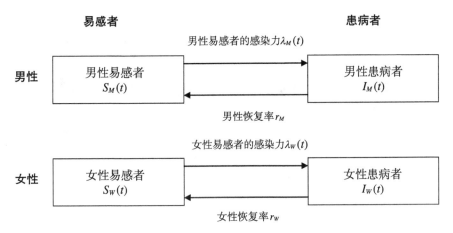

图 8.17 一个关于淋病传播的双性别 SIS 模型

$$\frac{\mathrm{d}I_W(t)}{\mathrm{d}t} = +\lambda_w(t)S_w(t) - rI_w(t) \qquad\qquad \text{方程式 8.65}$$

$$\lambda_W(t) = c_W \beta_{WM} i_M(t) \qquad\qquad\qquad \text{方程式 8.66}$$

其中 c_W 是女性更换性伴的平均率，β_{WM} 是每个（段）性伴关系期间中男性传染女性的传播概率，$i_M(t)$ 是 t 时刻男性的患病率。关于男性人群的相关方程式和参数是通过将 W 替换为 M 得到的，反之亦然。

图 8.18 的左边显示了异性性行为（传播）混合接触模式的场景，其中 1 名患病者女性在男性人群中产生 4 个继发感染者，而 1 个男性患病者在女性中平均产生 0.5 个继发感染者（亦即四个感染者→两个感染者）。所以总的来说，女性人群的 1 个感染者会导致女性人群中的 2 个第三代感染者，因此我们认为该性传播传染病会入侵人群。

这看起来非常类似于宿主 - 媒介的建模情况（图 8.18 右）。Ronald Ross 在 1911 年开发疟疾模型时首次意识到这种相似性[24]。Ross 认识到，一种性别可以被认为是另一种性别的"宿主"。事实上，Hethcote 和他的同事们基于 Ross 为疟疾宿主 - 媒介建模开发的方程和思想建立了他们的双性别 STI 模型的方程[25]。

8.6.1 计算某一异性性行为（传播）混合接触人群（宿主 - 媒介）的 R_0

如前所述，为了计算整个人群的基本再生数，我们首先需要计算模型人群中每个亚群产生的第二代感染者人数。在目前的情况下，这些人群分别是男性人群和女性人群：

将单一感染者引入某一异性性行为混合接触的双性别模型人群（易感者）中，所导致的第二代感染者数量的下一代矩阵为：

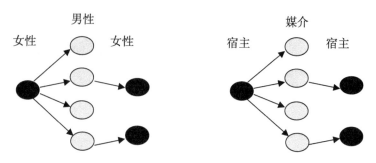

图 8.18 男性和女性之间的 STI 传播示意图（左）和宿主和媒介之间的传染病传播示意图（右）

$$\begin{array}{c} \text{患病者个体} \\ \text{单个男性 单个女性} \end{array}$$

$$\text{易感者个体} \begin{array}{c} \text{男性（人群）} \\ \text{女性（人群）} \end{array} \begin{pmatrix} 0 & R_{MW} \\ R_{WM} & 0 \end{pmatrix} \qquad \text{方程式 8.67}$$

其中 R_{MW} 是一名女性感染者导致的男性人群中第二代感染者的数量，R_{WM} 是一名男性感染者导致的女性人群中第二代感染者的数量。因为，在这个纯异性性行为传播的模型中，不存在男性之间、女性之间的直接传播，因此 $R_{MM} = R_{WW} = 0$。此外，因为男性和女性人群之间在性行为、传播概率和感染持续时间等方面可能存在差异，R_{WM} 和 R_{MW} 存在差异。

我们可以使用第七章中描述的任一方法来计算 R_0。本文通过求解一个典型感染单个感染者引起的平均第二代感染者人数的联立方程，计算得到 R_0。淋病在这一人群中的基本再生数是将典型感染单个感染者引入易感人群中所引起的第二代感染者的平均数量。典型的感染者是男性和女性的某种理论平均值。如果我们设 x 为典型感染者为男性的概率，$1-x$ 为典型感染者为女性的概率，R_0 为满足以下矩阵方程式的最大值：

$$\begin{pmatrix} 0 & R_{MW} \\ R_{WM} & 0 \end{pmatrix} \begin{pmatrix} x \\ 1-x \end{pmatrix} = R_0 \begin{pmatrix} x \\ 1-x \end{pmatrix} \qquad \text{方程式 8.68}$$

通过消去未知项 x，这两个隐式方程式可以解出得到 R_0：

$$R_{MW}(1-x) = R_0 x \qquad \text{方程式 8.69}$$

$$R_{WM} x = R_0 (1-x) \qquad \text{方程式 8.70}$$

针对 $(1-x)$ 重新整理方程式 8.69，将 $(1-x)$ 代入方程式 8.70 得到：

$$R_{WM} x = \frac{R_0 R_0 x}{R_{MW}}$$

将剩下的 x 项消去，重新排列，就得到了类似淋病的 SIS 模型感染的双性别异性性传播混合接触模型的 R_0 方程式：

$$R_0 = \sqrt{R_{WM} R_{MW}}$$ 方程式 8.71

这是某类宿主 - 媒介模型中某一传染病 R_0 更一般结果的一个特殊情况，其基本再生数等于每个群组中第二代感染者人数的几何平均值[26]。这里我们有两个群组——男性和女性，所以几何平均值是 R_{WM} 和 R_{MW} 乘积的平方根。

R_{WM} 和 R_{MW} 的方程式如下：

$$R_{WM} = c_M \beta_{WM} D_M$$ 方程式 8.72

$$R_{MW} = c_W \beta_{MW} D_W$$ 方程式 8.73

其中，c_W 和 c_M 分别是女性和男性人群中年均性伴变化率，β_{MW} 和 β_{WM} 分别是在每个（段）性伴关系中的女性传给男性和男性传给女性的传播概率，D_W 和 D_M 分别是女性和男性人群中的感染持续时间。

因为我们针对性活跃组人群建模，我们假设女性和男性人群中的性伴变化率，c_W 和 c_M，都是 31.4 个性伴 / 年。为了（粗略地）模拟女性人群感染者中有症状的比例低于男性人群中的相应值[1]，因此女性人群感染者中寻求治疗的比例可能低于男性人群中相应值的场景，我们假设人群中在有某些治疗措施情况下的平均感染（传染性）持续时间，女性比男性更长（$D_W = 3$ 个月，$D_M = 1$ 个月）。最后，我们假设每个（段）性伴关系中男性对女性的传播概率高于女性对男性的传播概率（$\beta_{WM} = 0.9$ 和 $\beta_{MW} = 0.6$），这是较为常见的性传播传染病传播的情况[1]。

使用这些参数值可以得到：

$$R_{WM} = c_M \beta_{WM} D_M = 31.4 \times 0.9 \times \frac{1}{12} = 2.4$$ 方程式 8.74

$$R_{MW} = c_W \beta_{MW} D_W = 31.4 \times 0.6 \times \frac{3}{12} = 4.7$$ 方程式 8.75

利用这些值和方程式 8.71 我们可以计算出性活跃组中该 STI 基本再生数。

$$\begin{aligned} R_0 &= \sqrt{R_{WM} R_{MW}} \\ &= \sqrt{2.4 \times 4.7} \\ &= 3.3 \end{aligned}$$ 方程式 8.76

因此，我们的简单模型突出显示了 STI 自然（进展）史和传播概率的性别差异的潜在重要性。虽然淋病从女性到男性的传播概率低于从男性到女性的传播概率，但我们的模型也预测到，由于女性人群中感染的平均持续时间比男性人群更长，女性人群可能比男性人群产生更多的第二代感染（患病）者。

8.7 利用简单可治愈 STI 模型得到的预测情况的总结

Cooke、Hethcote 和 Yorke 对淋病的早期确定性仓室模型工作突出显示了 STI 的一些重要特征，这些特征对淋病的传播和控制很重要。他们表明，人类性行为的异质性对于解释感染持续时间短、不可免疫细菌性 STI 的入侵和它们相对较低但稳定的患病率平衡点至关重要。他们针对限制不可免疫传染病传播的过程，创造了"优先饱和"一词，在这种过程中，患病者所产生的接触人数被"浪费"在已感染者的身上（从病原体的角度来看）。Hethcote 和 Yorke 仅使用比上述详细模型稍微复杂一些的模型，就显示了无症状个体在传染病传播中的重要性，并且能够高效地区分识别性活跃度较高的个体或无症状个体，或理想情况下同时识别两者的策略，这将是控制感染的最有效方法。他们的模型为美国 20 世纪 80 年代的 STI 控制政策的制定提供了较大助力。

到目前为止，在本章中，我们还探讨了由性行为所致的混合接触模式对 STI 的传播和控制可能产生的影响。一般来说，相类似的混合接触模式有助于感染的入侵，因为被"浪费"在性不活跃个体身上的接触次数更少，但它限制了感染的整体传播，因为它倾向于保护性不活跃的个体，减少了不同性行为群组之间的接触。更高程度的相类似的混合接触模式也倾向于使感染更难被根除，因为它创造了一个高度活跃的核心群体，这些群体内的个体之间不断地感染并重复感染。

现在，我们将调整我们的模型以适用于感染（传染性）时间短期的细菌性 STI 感染，以代表 HIV/AIDS，对 HIV 的 R_0 进行估计，并使用该模型对 HIV 患病率、HIV 发病率、死亡率和性行为随时间的趋势进行预测。

8.8 关于 HIV/AIDS 的简单传播模型

AIDS 是由逆转录病毒人类免疫缺陷病毒（HIV）引起的疾病[5]。HIV 主要以 CD4 细胞为攻击靶点，如果不进行治疗，会导致宿主免疫系统崩溃并最终死亡。1982 年，这种临床综合征被命名为获得性免疫缺陷综合征（AIDS），4 年后，致病病毒被命名为 HIV-1[5]。自从 HIV 病毒被发现以来，它一直是大量模型研究的焦点，其中一些研究如下所述。通过建立关于持续时间较短且可治愈 STI 传播模型所获得的许多见解也适用于 HIV，但 HIV/AIDS 与我们迄今为止所考虑的 STI 之间也存在重要差异，我们需要解决这些差异。

最重要的是，目前（本书成书时）还没有治愈 HIV/AIDS 的方法，因此，在缺乏治疗的情况下，一旦达到 HIV 感染的 AIDS 阶段，很快就会死亡。此外，在缺乏其他"合并感染辅助因素"的情况下，HIV 的传染性通常比持续时间较短的细菌性 STI 低得多[27-29]，从而与持续时间较短的细菌性 STI 相比，可能会降低其 R_0。然而，HIV 的传染性持续时间远远超过持续时间较短的细菌性 STI[30-32]，并因而相比持续时间较短的细菌性 STI，可能会增高其 R_0。根据研究问题的不同，我们可能还需要考虑，HIV 感染者的传染性随着感染时间的推移而发生显著变化[29]。

8.8.1　HIV / AIDS 的简单传播模型

首先，我们对 8.4 节中使用的简单的双性行为群组淋病 SIS 模型进行修改，去掉了治愈的可能性，添加了 AIDS 相关仓室，以及 AIDS 相关的死亡率 μ（图 8.19）。

在我们模拟某一能够导致死亡的持续时间较长传染病的长期动态时，我们还需要模拟性活动（有性行为的）年龄群组中的招募率 a，不然的话我们将耗尽易感人群，且需要性动（有性行为的）组人群中非艾滋病死亡率 m。我们可以做出不同的假设，但这里我们假设，新加入每个群组（性活跃组和性不活跃组）的性活动个体（占所有新加入个体）的比例随时间保持不变，并且等于 $t = 0$ 时性活跃组和性不活跃组的人口（占总人口的）比例。为了简单起见，我们将忽略所有其他人口学上的异质性，如年龄和性别，假设按比例混合接触，新发感染和出现传染性之间的时间间隔比传染性的持续时间要短很多，在 AIDS 阶段不发生性行为，并假设个体在其一生中不改变性活动群组。

该模型的方程式和参数值显示在专栏 8.9 和模型 8.6（在线资源）中。

8.8.1.1　HIV 感染的 R_0

在这个模型中，我们可以使用推导淋病 R_0 的方程式（在按比例混合接触的人群中，有 2 个性行为群组，方程式 8.32）来计算 HIV 的 R_0。然而，我们需要调整 HIV 传染性的持续时间，因为我们明确地模拟了非 AIDS 死亡率的因素[33]。让我们假设在没有感染 HIV 的情况下，平均预期寿命是 50 岁，初次性交的平均年龄是 15 岁。因此初次性交时的（起算的）平均预期寿命是 35 岁。我们还假设从感染 HIV 病毒到死亡的时间中位数值是 10 年[30-32]，因此，如果我们允许（假

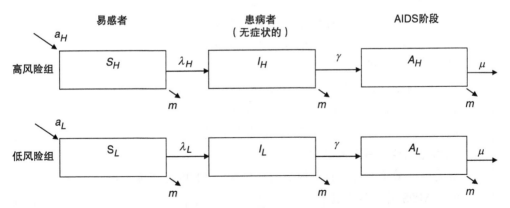

图 8.19　一个 HIV 传播和进展的简单模型。模型方程式和参数值见专栏 8.9 和模型 8.6（在线资源）

设）性不活跃的 AIDS 期为 1 年，那么传染性的持续时间为 9 年。因此，假设这些事件呈指数分布，HIV 病毒感染者离开患病者（具有传染性的）阶段的率是进展为 AIDS 的率（γ，1/9/ 年）和性活动人群中非 AIDS 死亡率（m，1/35/ 年）的总和。患病阶段的持续时间为 $\dfrac{1}{(1/9+1/35)}=7.16$ 年。

专栏 8.9 简单 HIV/AIDS 模型的模型方程式

性活跃组的模型方程式如下所示。需要注意的是，除了 $t = 0$ 时人群中性活跃组个体的比例 $n_H(0)$，显式的时间标注 (t) 已被省略以此来缩短方程式。

$$\frac{\mathrm{d}S_H}{\mathrm{d}t} = a_H N - \lambda_H S_H - m S_H \qquad\qquad \text{方程式 8.77}$$

$$\frac{\mathrm{d}I_H}{\mathrm{d}t} = \lambda_H S_H - \gamma I_H - m I_H \qquad\qquad \text{方程式 8.78}$$

$$\frac{\mathrm{d}A_H}{\mathrm{d}t} = \gamma I_H - \mu A_H - m A_H \qquad\qquad \text{方程式 8.79}$$

$$a_H = a n_H(0) \qquad\qquad \text{方程式 8.80}$$

$$\lambda_H = c_H \beta_p p \qquad\qquad \text{方程式 8.81}$$

$$p = g_H i_H + g_L i_L \qquad\qquad \text{方程式 8.82}$$

$$i_H = \frac{I_H}{U_H} \quad \text{和} \quad i_L = \frac{I_L}{U_L}$$

$$U_H = S_H + I_H \quad \text{和} \quad U_L = S_L + I_L$$

其中：

S_H 是性活跃组中 t 时刻 HIV 易感染者的个体数

I_H 是性活跃组中 t 时刻 HIV 患病者的个体数

A_H 是性活跃组中 t 时刻艾滋病患者的数量

N 为总人口规模大小

λ_H 为 t 时刻性活跃组人群的 HIV 感染力

a 是性活动（具有性行为的）年龄群组的每年招募率

$n_H(0)$ 为 $t = 0$ 时人群中性活跃组个体所占的比例

a_H 性活跃组的每年招募率

m 是性活动（具有性行为的）人群中的非 AIDS 每年死亡率

γ 是 AIDS 的每年进展率

μ 是 AIDS 的每年死亡率

（续）

c_H 是性活跃组人群中个体的每年性伴变化率

β_p 为每个（段）性伴关系期间的 HIV 传播概率

p 是某一新性伴为 HIV 患病者的概率

g_H 和 g_L 是某一性伴分别来自性活跃组和性不活跃组的概率

$i_H(t)$ 和 $i_L(t)$ 分别是性活跃组和性不活跃组群体中性活动（具有性行为的）个体中患病者个体的患病率

U_H 和 U_L 分别是性活跃组和性不活跃组群体中性活动（具有性行为的）个体的数量

根据需要，用 L 代替下标 H，得到性不活跃组人群的相关方程式。

在乌干达农村地区[29]，整个 HIV 感染期间，低风险的、HIV 感染状态不一致的性伴关系期间中，每次性行为的 HIV 平均传播概率约为 0.0016。如果我们假设一个（段）性伴关系平均持续大约 30 次性行为（对一次性的性接触，随意的性伴关系和定期的性伴关系进行平均所得），每个（段）性伴关系期间的传播概率将在 0.05 左右，即 $1-(1-0.0016)^{30}$（计算方法见专栏 8.1 和专栏 9.3）。因此，如果我们假设平均每个（段）性伴（关系）传播概率为 0.05，在性活跃组和性不活跃组中的性伴变化率分别为 8 个 / 年和 0.2 个 / 年，我们得到以下关于在某一完全易感人群中由性活跃组个体和性不活跃组个体所产生的第二代感染人数的预测：

$$R_H = c_H \beta_p D$$
$$= 8 \times 0.05 \times 7.16 \qquad \text{方程式 8.83}$$
$$= 2.86$$

$$R_L = c_L \beta_p D$$
$$= 0.2 \times 0.05 \times 7.16 \qquad \text{方程式 8.84}$$
$$= 0.07$$

同样，为了简单起见，我们假设性活跃组和性不活跃组中每个（段）性伴关系期间的传播概率是相同的，而即使在现实中，这两个概率可能不同。为了计算 R_0，我们还需要重新计算一个新的性伴来源于性活跃组和性不活跃组的概率。使用方程式 8.20 和上述性伴变化率，并假设人口中的 15% 是在性活跃组，我们计算得到 $g_H = 0.88$ 和 $g_L = 0.12$。

因此用方程式 8.32：

$$R_0 = g_H R_H + g_L R_L$$
$$= 0.88 \times 2.86 + 0.12 \times 0.07 \qquad \text{方程式 8.85}$$
$$= 2.52$$

8.8.1.2 HIV 流行的预测

使用这个模型，我们能够得到以下关于感染的患病率和发病率随时间的变化以及艾滋病死亡的累计人数的预测。与持续时间较短、可治愈 STI 的患病率和发病率预测值将稳步上升至平衡点不动的情形（图 8.8）相对应的是，HIV 的患病率和发病率预测值将先上升而后下降（图 8.20a）。这是因为 HIV 会致死，并且优先致死人群中风险较高的个体。因此，除非高风险个体的新招募率与死亡率相同，否则总人口中的平均性伴变换率将会随着时间的推移而下降（图 8.20b）。即使在没有明确的安全性行为干预措施的情况下，性伴变换率也会下降。如果没有其他变化，例如干预工作的影响，HIV 患病率将在每年 HIV 死亡人数和新感染HIV 人数达到平衡时趋于稳定（图 8.20c）。

HIV 患病率和发病率的下降也可能是干预的结果，但正如我们所看到的，由于 HIV 感染的自然动力学特征，其患病率和发病率预计也会发生变化，这使得对 HIV 趋势的解释或预测变得更困难[34]。此外，由于发病率下降早于患病率（图 8.20a），如果忽略掉 HIV 流行的早期阶段，那么也可能出现在乌干达 Rakai地区观察到的那样，HIV 患病率下降而发病率不下降的情况。

图 8.20 还显示，在我们的模型中，HIV 患病率大约用了 45 年才达到顶峰，与南部非洲以及东非 HIV 流行率上升的速度（率）相比，这是相对缓慢的（图8.21）。HIV 流行在东非的传播较早，因此 HIV 监测系统往往忽略掉（错过）了患病率的上升情况（图 8.21，右）。

在我们的模型中，这种流行倍增时间的模型预测值（"数值解"）可以通过检验 HIV 感染人数从 1 增加到 2 所花费的时间来获得。我们得到的是大约 2.9 年（见模型 8.6，在线资源）。我们还可以通过假设性行为不存在异质性，对 HIV 疫情流行倍增的时间作出一个粗略的分析估计。推导过程如专栏 8.10 所示，估计得到的倍增时间 T_d 与数值估计值相当接近：

$$T_d \approx \frac{\ln(2)}{c\beta_p - \gamma - m} = 2.7 \text{ 年}$$

HIV 在南部和东部非洲地区迅速传播的原因尚不完全清楚，但很可能是多种生物学和行为因素的综合作用造成的，例如总人群中开展男性包皮环切手术者的低占比，加上作为 HIV 传播辅助因素的其他 STI 的高流行率。在资源贫乏的环境中，STI 合并感染因素可能比在资源丰富的环境中对 HIV 流行更为重要（影

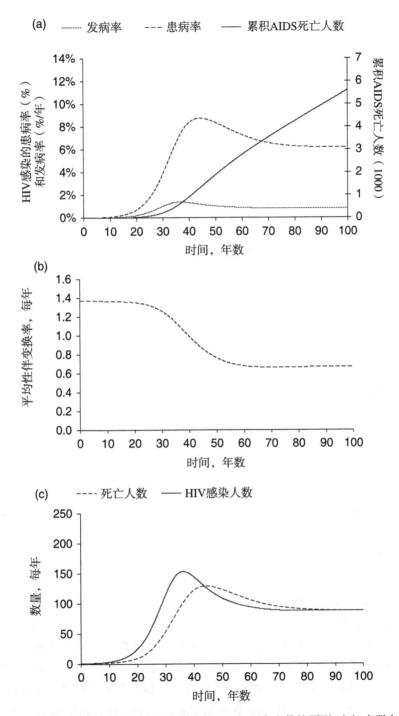

图 8.20　（a）HIV 的发病率和流行率以及累积的 AIDS 死亡人数的预测；（b）人群中的平均性伴变化率的预测；（c）新发 HIV 感染人数和 HIV 感染者的死亡人数的预测。该模型的方程式和参数值显示在专栏 8.9 和模型 8.6（在线资源）

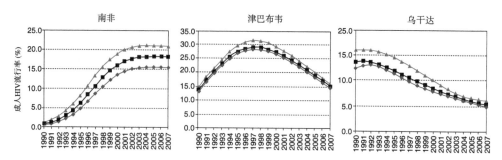

图 8.21 南部非洲地区（15 ～ 49 岁）成人 HIV 流行率（▲高估计值，◆低估计值）的估计趋势。请注意 y 轴上的不同标度，来源于相关文献 [36-38]

响更大），因为在这种场景下 STI 治疗资源更有限，因此 STI 的患病率更高和持续时间更久 [39]。在 9.4 节中，我们使用一个简单的 HIV/STI 合并感染模型来探讨 STI 合并感染辅助因素在增加 HIV 传播速度方面的可能作用，以及 HIV 流行对 STI 合并感染因素流行率的可能作用。

在南非，人口流动的影响，特别是劳动力迁移，也被认为是 HIV 快速传播的重要因素 [40]。劳动力迁移可能产生的影响之一是增加了并行性多性伴行为或重叠性伴关系的发生率。

8.9 并行性多性伴行为

性伴关系的持续时间和重叠对于理解 STI 的传播非常重要。考虑 STI 并行性多性伴行为时最关键的时间段是传染性持续时间，因此在不同的 STI 之间，这一时间段会有所不同。对于如单纯疱疹病毒 2 型（HSV-2）或 HIV 这种（传染性）持续时间较长的 STI，感染可以在随后的性伴之间传播多年，但对于如淋病这样（传染性）持续时间较短的 STI，以及在如原发性 HSV-2 和 HIV 这种（传染性）持续时间较长的 STI 的高传染性时期，并行性多性伴行为对 STI 的传播很重要 [41-45]。

并行性多性伴行为通过两种机制增加了 STI 的传播率，首先是消除了必须先与受感染者（相比易感者）建立性伴关系的必要性，其次是减少了个体暴露于（接触）患病者个体之前的时间延迟。

为了说明这两种影响机制，图 8.22 显示了建立性伴关系的两种不同场景。在这两种情况下，一名男子在同一时间段内与 5 名女子结成性伴关系，而第 3 名女子在建立（图中）性伴关系之初就已经在前一段性伴关系中感染了 STI。在场景（a）中，这 5 个（段）性伴关系相继形成，一个性伴关系结束后，下一个性伴关系开始（类似序贯式"一夫一妻制"）。在场景（b）中，这五个性伴关系在时间上完全重叠（并行性多性伴行为）。

专栏 8.10　HIV 流行倍增时间的推导过程

我们假设两个群组的性伴变化率相同，等于 8 个性伴 / 年（流行倍增时间主要由性活跃组的性伴变化率决定），并且在流行开始时，所有个体基本上都是易感的，则由方程式 8.82 $p = \dfrac{I}{U}$ 和方程式 8.81 $\lambda = c\beta_p \dfrac{I}{U}$，可以得到患病者个体人数的变化率方程式如下：

$$\frac{dI}{dt} = \lambda S - \gamma I - mI$$

$$= c\beta_p \frac{I}{U} S - \gamma I - mI \qquad\qquad \text{方程式 8.86}$$

$$\approx c\beta_p \frac{I}{S} S - \gamma I - mI$$

$$\frac{dI}{dt} \approx (c\beta_p - \gamma - m)I \qquad\qquad \text{方程式 8.87}$$

对方程式 8.87 进行积分，得到 t 时刻的患病者人数：

$$I(t) \approx I(0)e^{\Lambda t} \qquad\qquad \text{方程式 8.88}$$

其中 $\Lambda = c\beta_p - \gamma - m$ 等于流行的初始增长率。根据定义，在该流行最初的倍增时间 T_d 时，患病者人数将翻倍。因此 $I(T_d) = 2 \times I(0)$，因此：

$$\frac{2I(0)}{I(0)} = e^{\Lambda T_d} \qquad\qquad \text{方程式 8.89}$$

$$2 \approx e^{\Lambda T_d} \qquad\qquad \text{方程式 8.90}$$

对方程两边取自然对数，可以得到：

$$\ln(2) \approx \Lambda T_d \qquad\qquad \text{方程式 8.91}$$

重新整理后得到：

$$T_d \approx \frac{\ln(2)}{\Lambda} \qquad\qquad \text{方程式 8.92}$$

$$T_d \approx \frac{0.69}{8 \times 0.05 - 1/9 - 1/35} \qquad\qquad \text{方程式 8.93}$$

$$T_d \approx 2.7 \text{ 年}$$

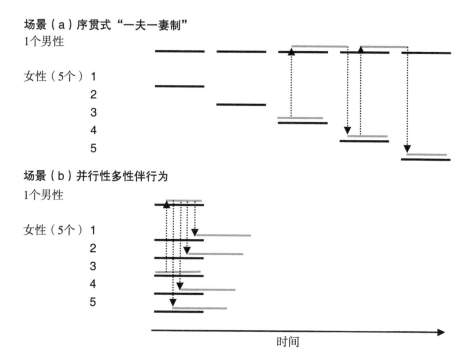

图 8.22 并行性多性伴行为对 STI 传播的影响分析说明，其中 1 名男性与 5 名女性结成性伴关系，形成的方式分别为（a）序贯式"一夫一妻制"，或者（b）同时的，亦即并行性多性伴行为。黑色条代表性伴关系时（期）间。灰色条表示感染和患病时（期）间。虚线箭头表示发生感染传播事件

在场景（a）中，女性 1 号和女性 2 号完全不受女性 3 号的感染，因为女性 1 号和女性 2 号在女性 3 号之前与该男性建立了性伴关系。相比之下，在场景（b）中，在该男子感染后所有女性几乎立即面临被其感染的风险。

在场景（b）中，并行性多性伴行为也使得在女性群体中感染的传播速度比场景（a）快得多，因为在场景（a）中，进一步传播给其他女性需要解除一段关系和建立一段新的性伴关系。

我们目前推导出的 R_0 的定义可能低估了在并行性多性伴行为普遍的人群中 HIV 的传播速度（率）。早期的关于并行性多性伴行为分析研究使用仓室建模技术重新解出来了 R_0 方程，并增加了一个额外的项来解释并行性多性伴行为的影响，得到的方程式是 $c\beta_p\tau$ [45]。方程式中，R_0 为无并行性多性伴行为时的基本再生数，τ 为人群中性伴关系的平均持续时间：

$$R_0 = R_0^{'} + c\beta_p\tau$$
方程式 8.94

这项早期的工作表明，HIV 病毒的传播速度在有并行性性行为的人群中比没有并行性性行为的人群要快得多。Watts 和 May 得出结论，在高度并行性多性

伴行为的人群中，HIV 的流行实际上有两种传播速度，一种传播速度非常快，体现在感染后 HIV 变得具有传染性所需时间的尺度上；另一种传播速度要慢得多，在 $1/c\beta_p$ 的时间尺度上，等于未考虑并行性多性伴行为的仓室模型所预测的比率（图 8.23）。

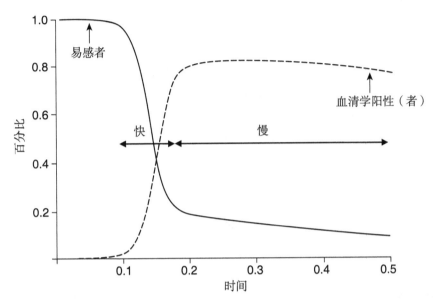

图 8.23　在高度并行性多性伴行为的人群中，人群中 HIV 易感和血清阳性者所占的比例预测，突出展示了 HIV 传播的"快"和"慢"2 个阶段。Adapted from Watts and May 1992. [45]

有研究利用一种网络建模方法复制和扩展了并行性多性伴行为增加 STI 传播率的研究结果，该方法允许（可以）明确表示出性伙关系及其重叠 [43]。这项研究还表明，随着所有性伴关系中并行性多性伴行为所占的比例的增加，一个阈值将会在形成某个巨型节点（群组）时达到，在这个巨型节点（群组）中，人口中的大多数个体都通过性伴关系联系在一起。这使得高传染性 STI 或具有高传染性时期的 STI 迅速传播 [43]。关于并行性多性伴行为与 STI 传播和控制策略相关性的综述文章，请参见 Morris 等的研究 [46]。

接下来，我们将探讨网络建模的优点和缺点，以及这种建模方法能够提供的一些见解。

8.10 网络建模

到目前为止，本书中讨论的大多数模型都采用了仓室建模方法，假设在任何一对人群亚组中的个体随机混合接触，这样一来，一个亚组中的每个个体都有一个小而相等的机会与另一个亚组中的个体接触。这对人类群体来说有些不现实，因为人类个体通常只接触一小部分具有某一些特征的个体，这种仓室模型建模的简化具有一些重要的流行病学意义。网络模型可以通过对个体之间永久或半永久联系进行建模，明确地将人类行为的这一方面纳入模型中考虑，以使得感染只能传播给较小（规模）的个体亚组。

传染病的网络模型大部分是基于对图形的数学特性和人类互动的社会科学的研究。人类群体中的接触网络（一个接触网络）可以用图形表示，其中顶点或节点用点表示，边或链接用线表示（图 8.24）。根据学科和研究问题的不同，这些顶点和边被赋予不同的含义。在人类传染病模型中，一个顶点通常代表一个个体，而一条边通常代表一种可能导致某一感染传播的关系。所以对于经呼吸道传染病来说，一条边可能代表与朋友或同事的社会关系[47]，或者对于性传播传染病来说，一条边可能代表一个（段）性伴关系[48]。

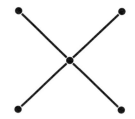

图 8.24 可能导致某一性传播传染病传播的 5 个个体和 4 个（段）性伴关系的接触图。点或"顶点"表示个体，线或"边"代表性伴关系

为了使这一节更容易理解，在可能的情况下，"顶点"被称为个体，"边"被称为性伴关系，尽管这些不一定是所有被引用的作者赋予这些术语的原来含义。常见的网络建模术语的总结见专栏 8.11。

根据 Keeling 和 Eames 的综述[49]显示，网络模型可以以多种不同的方式建立。最简单的网络模型只关注现实网络中的一小部分方面，比如你的性伴的性伴当中也是你的性伴的比例（聚类现象），或者在一个网络中如果忽略其他方面，达到多少个性伴关系才能将两个个体分开（路径长度）。更复杂的网络建模研究允许同时评估多种网络属性对 STI 传播的重要性，并模拟更真实的性接触网络（图 8.25）。

*随机网络模型*是通过连接个体之间而创建的，而不考虑他们的空间或社会地位。在最简单的模型中，每个个体都有相同数量的性伴。因此，使用该方法创建的网络模型模拟的是具有同质风险行为的个体，几乎没有聚类现象[52]。这些网络模型的预测表明，初始增长率和感染个体数量低于假定随机混合接触的仓室模型的预测结果。这是因为在网络模型中，由于本地性伴的饱和，患病者个体的易感者性伴的数量下降得更快，也因为个体必须会被现有该个体性伴中的一个感

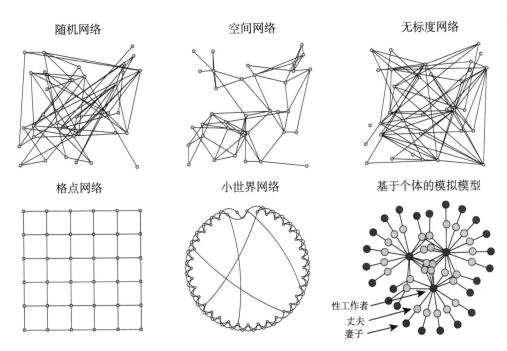

随机网络　　　　　空间网络　　　　　无标度网络

格点网络　　　　　小世界网络　　　　基于个体的模拟模型

性工作者
丈夫
妻子

图 8.25　使用不同性伴关系形成规则创建的网络模型。（Adapted from Keeling and Eames 2005.）[49] 除基于个体的模拟网络模型，每个网络有 36 个个体（顶点），其中每个个体的近似平均性伴关系数量（边）（平均度）为 4 个。基于个体的模拟网络模型，其是使用 STDSIM 性接触形成机制所创建的 [50-51]，有更多的个体和更低的平均度

染，而这个被感染的性伴不能立即再次被感染。

　　*格点网络模型*是通过将个体放置在一个规则的空间网格上并连接相邻的个体来创建的。因此，所有的性伴关系仅限于最近的相邻个体之间，并且网络模型的路径长度非常长。每个个体都有相同数量的性伴，但这个网络是高度聚类的，所以个体性伴的性伴很可能也是该个体的性伴。因此，一个传染病的初始传播速度比通过随机网络传播的速度要低，因为随机网络的聚集程度较低，因此患病者个体的易感者性伴的数量下降得慢得多。

　　*小世界网络模型*可以通过向某一格点模型添加少量的较长或远距离性伴关系来创建。这具有允许感染快速达到网络所有部分的效果，与格点网络模型相比大大减少了平均路径长度 [53]。人类的社交网络似乎是一个"小世界"，这个观点经常被表达为在地球上任何两个个体之间只有"六度分隔" [54]。小世界网络模型研究的结果对了解传染病在人口中的迅速传播非常重要，并表明消除感染可能是对人口流动的不切实际的限制。

　　*空间网络模型*是通过将个体放置在地理空间中，并根据依赖于他们（个体）之间的距离的概率强度将他们（个体）联系起来而创建的。定义这个概率的函数通常被称为空间核函数。通过改变核或个体的位置，可以形成多种类型的网络，

其性质从高度聚集的格点网络到较短路径长度的随机网络 [55-57]。

无标度网络模型可以通过根据与他们（个体）当前性伴数量成正比的概率强度将个体之间联系起来而创建。这被称为偏好性附属。这就产生了一个网络，其中性伴的数量按某一幂律分布，即个体有 k 个性伴的概率 $P(k)$ 与 k^γ 成正比。在这些网络中，大多数个体的性伴数量很少，而少数个体的性伴数量非常多 [58]。这种形成网络的方法使得一个由高度联系的个体组成的"核心"群体得以建立，正如我们在 8.4 节中所看到的那样，这一群体在传染病的传播和持续存在中发挥着重要作用。

然而，基于无标度网络的预测进一步表明，如果性伴关系（数量）的分布符合这一幂律，且幂 γ 位于 2 和 3 之间，那么性伴关系（数量）分布的方差（σ^2）趋于无穷，因此 R_0 也趋于无穷（根据 $R_0 = \hat{c}\sigma D$ 和 $\hat{c} + \sigma^2/c$，以及方程式 8.33 和方程式 8.34）。如果人类的性行为可以用无标度网络来充分描述，那么模型研究预测，通过改变感染的传播概率或感染持续时间的生物医学干预措施不能消除感染，而只能通过改变的网络结构的行为改变干预措施，才能够消除感染。

来自瑞典、英国和津巴布韦的数据经过分析表明，人类性行为的某些方面的数据可以被描述为"无标度"，具体的例子有，单位时间内性伴数量的分布遵循幂律关系 [4,59]。然而，支持这一假设的证据受限于关于单位时间内的性伴数量的可获得数据的来源范围（这些研究的数量 ≤ 3 个数量级），以及这一结论所基于的高性伴变化率的个体数量较少 [60]。常识还表明，一个人在任何时期内拥有的性伴数量都存在某种生理上的最大值。

基于个体的模拟网络模型是通过对整个网络的个体及其性伴关系进行显式建模而创建的。这些模型可以根据所选择的性伴关系形成规则和解除规则生成不同类型的网络。关系的形成、解除和传染病传播通常被建模为机会（随机）过程。基于个体的模拟网络模型广泛应用于复杂生态系统的建模 [61]，其在流行病学中的应用也越来越普遍 [10,41-42,50,62-70]。它们往往直观上更容易理解，并允许创建更现实的性伴关系网络，但代价是增加了计算时间，通常还失去了数学上的可处理性、便捷度 [49,71]。或者，可以使用成对近似模型来避免随机混合接触模式的假设，并如我们所预期的那样显示出局部接触饱和的情况，但可以保留被解析分析的能力（可能性）（见专栏 8.11）。

专栏 8.11 成对近似模型

成对近似模型是通过使用仓室建模方法和添加两个体对仓室或三个体组仓室从而创建的 [86,87]。例如，一个群体中的个体对（其中，一个个体为感染者，一个个体为易感者）的数量，被记录为 [SI]，同样的方法中 S 记录的是人群中易感者个体数量。则关于单位时间内新发感染人数的标准方程为：

（续）

$$\lambda(t)S(t) = c\beta \frac{I(t)}{N} S(t) \qquad \text{方程式 8.95}$$

重新被整理为：

$$\lambda(t)S(t) = \beta[SI] \qquad \text{方程式 8.96}$$

完整的微分方程组可以用同样的方法写出。这样，成对近似模型可以避免随机混合解除假设，并如预期的那样显示局部接触的饱和情况，但可以保留解析分析的能力（可能性）。成对近似网络模型已被用于模拟 STI 在异质性人群中，以及在被感染者改变其行为模式的人群中的传播和控制策略问题[35,86,88]。

Kretzschmar 和他的同事们使用一个基于个体的模拟模型来探索淋病和衣原体在荷兰的异性性行为（人群间）传播和控制策略问题[66]。在一个具有风险异质性的具有年龄结构的人群中比较接触者追踪（管控）、群组筛查和避孕套使用的不同作用。作者得出结论，追踪者接触（管控）是一种非常有效的预防策略，筛查应该针对性活跃的人群，而年龄因素不足以作为高风险行为的指标，因此不建议对特定年龄群组进行筛查。

Ghani 和 Garnett 使用基于个体的模拟方法创建了多种类型的网络模型，在这些网络中引入了一种类似淋病的传染病，并使用统计回归技术来测试个体在网络中的位置的各种测量值与他们获得和传播感染的风险之间的关联[42]。他们发现，一个个体获得和传播传染病的风险主要取决于他们性伴的数量和并发性多性伴行为，但除此之外，局部网络度量（距离测量）值（与性伴网络中附近成员的连接情况）与获得感染的风险更密切相关，而全局网络度量（距离测量）值（与性伴网络中所有成员的连接情况）与感染的传播风险更密切相关。

STDSIM 模拟多达 16 种 STI 的自然（进展）史和各 STI 之间的相互作用，最常见的是 HIV、HSV-2、梅毒、淋病、衣原体和软下疳[50,70,72-73]。考虑对性伴的年龄偏好，性伴关系的形成是由平衡男性和女性群体（性伴数量）的需求和供应而决定的[51]。可以模拟三种类型的性行为关系，女性性工作者和男性客户之间的一次性接触（一夜情），以及通常用于代表随意和婚姻关系的短期和长期性伴关系。图 8.26 显示了一个男性性生活历史的例子，性伴关系形成机制考虑了广泛的现实的性接触网络的创建（图 8.27）。STDSIM 已被用于探索 STI 治疗、疫苗接种和男性包皮环切术对非洲 HIV-1 预防措施的影响，对 HIV-1 在非洲的异质性（人群之间）传播的影响，以及对西非 HIV-1 和 HIV-2 的不同流行趋势的影响[10,67-70,74-78]。

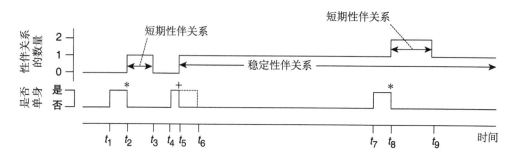

图 8.26 STDSIM 中某一男性性生活史中的供需性伴关系形成机制的示例。该男性个体在 t_1 时刻成为"单身状态",期间等待其第一段性伴关系。由于他在 t_1 到 t_2 的"单身期"没有被女性找到,他在 t_2 开始自己寻找性伴,并且很快在 t_2 到 t_3 开始一段短暂的或随意的性伴关系"*"。在一段延迟时间后,在 t_4 时间,他再次成为"单身状态",等待另一段性伴关系,并随后被女性发现从而保持长期或稳定的性伴关系"+"。并发性多性伴行为是通过允许个体在他们当前的性伴关系结束之前成为"单身状态",等待另一段性伴关系,从而用来建模得到的,如在 t_7 发生,并导致 t_8 和 t_9 之间的并发性多性伴行为。Figure from Korenromp *et al*,2000.[50]

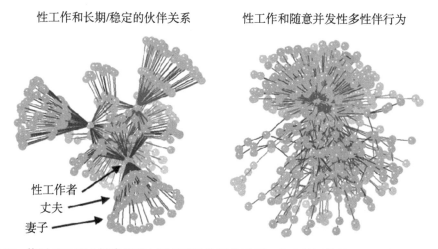

图 8.27 使用 STDSIM 创建的两个涌现型性伴网络示例。左边的网络是通过对性工作和长期(婚姻)性伴关系进行建模而创建的。右边的网络是通过对性工作和随意并发性多性伴行为情况进行建模而创建的。左侧网络的平均路径长度要短得多。(Figure courtesy of Roel Bakker, Erasmus MC, Rotterdam.)

    Boily 和他的同事们使用了一个基于个体的模型来生成多种类型的网络模型,并展示了传染病传播可能在多大程度上受到不断变化的网络特征的影响,这些网络特征通常不可测量,如平均连通分支和巨连通分支(称为微观结构)的大小,同时保持通常可测量的网络特征固定不变,如不同年龄或活动群组中的个体数量和混合接触模式(称为宏观结构)[79]。他们发现,可以模拟各种各样的网络微观结构,这些微观结构与预定义的宏观结构一致,而这些微观结构的差异对感染的建立、持续和传播有着显著的影响。他们总结说，这说明了网络建模的局限性之一，在缺乏数据的情况下若要更独特地识别出性接触网络（属性）的话，在使用网络模型时应该进行详尽的敏感性分析。

开发有效的方法来评估复杂和资源密集型网络模型对参数和结构不确定性的敏感性是一个正在研究的领域。

专栏 8.12 网络建模相关术语	
由两部分构成的（图，二部图）bipartite	包含两种不同类型的个体（如男性和女性）的群体（图），这样同一类型的个体（顶点）之间没有伙伴关系（边）连接。例如，一个单纯异性性行为的男性和女性群体组成的人群
聚类 clustering	可以很好地总结为："在高度聚类的网络中，我的性伴的性伴中很多也是我的性伴。"在社交网络模型的相关文献中也被称为"及物性"。聚类性的增加导致单性别网络模型中三角形（关系）数量的增加，导致双性别网络模型中正方形（关系）数量增加[85]
（图）分支；节点 component	一群通过性伴关系联系起来的个体集合
连通图 connected graph	如果一个图中任意两个个体之间存在一条路径，那么这个图就被称为连通图，因此图中的所有个体都可能被感染
度分布 degree distribution	人群（图）中平均单个个体（顶点）的性伴关系（边）数量的分布
顶点的度数 degree of a vertex	一个个体（顶点）所拥有的性伴关系（边）的数量。如果 n 很大，随机网络会产生二项分布或泊松分布，但实际的度分布往往是倾斜的，见图 8.6
图的直径 diameter of graph	图形上最大的距离
距离 distance	通过网络从一个个体到另一个个体所需的性伴关系的最小数量（也称为测地线路径）。在两个个体之间可能有，而且经常有不止一条测地线路径

边（缘）edge	一个性伴关系。更一般地说，是连接两个顶点（个体）的线。其意义取决于学科和研究问题。在物理学中也被称为"纽带"，在计算机科学中被称为"链接"，在社会学中被称为"纽带"，在流行病学中被称为"联系或接触"。在一个图中可以有不止一种类型的边，例如表示不同的性伴关系类型，参见 *valued network* 一书
巨连通分支；巨大的节点 giant component	如果一个群体中的大多数个体通过性伴关系联系在一起，那么这个群体中就存在一个巨连通分支（巨大的节点）
图 graph	一组个体（顶点）和性伴关系（边）
临近关系的规模 neighbour-hood size	单个个体的性伴的数量，或者距离该个体路径长度为 1 的顶点的数量。如果两个顶点之间有一条以上的边，这可能比度分布要小（这可能与性接触无关，可以代表不同类型的社会接触，如朋友和工作同事之间的接触）
（图）序 order	图中个体（顶点）的数量
路径 path	如果两个个体可以通过性伴关系相互联系，那么他们之间就存在一条路径
路径长度 path-length	两个个体之间的距离
优先连接模型 preferential attachment	创建一个网络模型的技术，一个顶点接一个顶点，通过依据与他们（个体）当前性伴的数量成正比的概率强度连接个体。可以得到无标度的网络模型[58]
无标度网络模型 scale free network	个体的性伴数量按幂律分布的网络模型
（图）大小 size	一个群体（图）中性伴关系（边）的数量

价值网络模型 valued network	在这个网络模型中，个体之间有不同类型的性伴关系（边），并根据其（性伴关系的）强度进行加权，如是否为稳定或随意的性伴关系，参见 Korenromp 等[50] 和 Kretzschmar 等的研究[66]
顶点 vertex	一个独立的个体。更一般地说，网络的基本单元，也称为站点（物理学）、节点（计算机科学）或一个行动者（社会学）。在一个网络模型中可以有多个类型的顶点（如男性和女性）

8.11 小结

数学模型已被证明是了解 STI 的流行病学特征和控制策略相关问题的一个非常有用的工具。通过建模，可以将人口学、行为学和流行病学数据综合在一个框架内，并可以评价这些不同数据来源的一致性。建模有助于确定可能对了解 STI 传播情况很重要的关键行为因素，如风险异质性、混合接触模式和并行性多性伴行为，并在缺乏有关这些行为因素的关键数据时，可以指导进行相关的数据收集。建模还使我们能够预测 STI 患病率和发病率的可能趋势，以及现有和假设的控制策略的影响。

近年来，计算能力资源方面的最新进展已经允许创建越来越复杂的模型。这些模型在探索更复杂的研究问题（如多种 STI 和 HIV 之间的相互作用）方面非常有用，但必须谨慎设计和分析这些复杂的模型研究，以便保留较简单模型更容易获得的强大见解。

不幸的是，由于每年有数百万人通过性传播感染 HIV[80]，而其他 STI 的全球疾病负担仍然很高[39]，STI 的传播和控制的数学模型将继续是一个热点的研究领域。

请参阅第 9 章，了解 STI/HIV 合并感染模型的细节，并了解如何使用模型来帮助理解在撒哈拉以南非洲地区性传播 HIV 的控制相关问题。

参考文献

1 Holmes KK, Sparling PF, Stamm W, Piot P, Wasserheit JN, Corey L, *et al*. *Sexually transmitted diseases*. 2008. New York: McGraw-Hill. Ref Type: Serial (Book, Monograph).

2 Hethcote H, Yorke J. *Lecture notes in biomathematics: gonorrhea transmission and control*, *vol. 56*, S. Levin, ed. 1984. Berlin: Springer-Verlag.

3 Fenton KA, Johnson AM, McManus S, Erens B. Measuring sexual behaviour: methodological challenges in survey research. *Sex Transm Infect* 2001; 77(2): 84–92.

4 Schneeberger A, Mercer CH, Gregson SA, Ferguson NM, Nyamukapa CA, Anderson RM, *et al*. Scale-free networks and sexually transmitted diseases: a description of observed

patterns of sexual contacts in Britain and Zimbabwe. *Sex Transm Dis* 2004; 31(6): 380–387.

5 Coffin J, Haase A, Levy JA, Montagnier L, Oroszlan S, Teich N, *et al*. Human immunodeficiency viruses. *Science* 1986; 232(4751): 697.

6 Fleming DT, Wasserheit JN. From epidemiological synergy to public health policy and practice: the contribution of other sexually transmitted diseases to sexual transmission of HIV infection. *Sex Transm Inf* 1999; 75: 3–17.

7 Laga M, Nzila N, Goeman J. The interrelationship of sexually transmitted diseases and HIV infection: implications for the control of both epidemics in Africa. [Review]. *AIDS* 1991; 5(1): S55–63.

8 Rottingen JA, Cameron DW, Garnett GP. A systematic review of the epidemiologic interactions between classic sexually transmitted diseases and HIV: how much really is known? *Sex Transm Dis* 2001; 28(10): 579–597.

9 Wasserheit JN. Epidemiological synergy. Interrelationships between human immunodeficiency virus infection and other sexually transmitted diseases. [Review]. *Sex Transm Dis* 1992; 19(2): 61–77.

10 White RG, Orroth KK, Korenromp EL, Bakker R, Wambura M, Sewankambo NK, *et al*. Can population differences explain the contrasting results of the Mwanza, Rakai, and Masaka HIV/Sexually Transmitted Disease Intervention Trials?: a modeling study. *J Acquir Immune Defic Syndr* 2004; 37(4): 1500–1513.

11 Cooke KL, Yorke JA. Some equations modelling growth processes and gonorrhea epidemics. *Math Biosc* 1973; 16: 75–101.

12 Boily M-C, Masse B. Mathematical models of disease transmission: a precious tool of the study of sexually transmitted diseases. *Canadian Journal of Public Health* 1997; 88: 255–265.

13 Garnett GP, Anderson RM. Balancing sexual partnerships in an age and activity stratified model of HIV transmission in heterosexual populations. *IMA J Math Appl Med Biol* 1994; 11(3): 161–192.

14 Anderson RM, May RM. Spatial, temporal, and genetic heterogeneity in host populations and the design of immunization programmes. *IMA J Math Appl Med Biol* 1984; 1(3): 233–266.

15 Garnett GP, Anderson RM. Contact tracing and the estimation of sexual mixing patterns: the epidemiology of gonococcal infections. *Sex Transm Dis* 1993; 20(4): 181–191.

16 Turner KM, Garnett GP, Ghani AC, Sterne JA, Low N. Investigating ethnic inequalities in the incidence of sexually transmitted infections: mathematical modelling study. *Sex Transm Infect* 2004; 80(5): 379–385.

17 Gupta S, Anderson RM, May RM. Networks of sexual contacts: implications for the pattern of spread of HIV. *AIDS* 1989; 3(12): 181–191.

18 Keeling MJ, Rohani P. Host heterogeneities. In MJ Keeling and P Rohani *Modeling infectious diseases in humans and animals.* 2008. Princeton, NJ and Oxford: Princeton University Press, pp. 54–103.

19 McPherson M, Smith-Lovin L, Cook JM. Birds of a feather: homophily in social networks. *Annual Review of Sociology* 2001; 27(1): 415–444.

20 Garnett GP, Hughes JP, Anderson RM, Stoner BP, Aral SO, Whittington WL, *et al*. Sexual mixing patterns of patients attending sexually transmitted diseases clinics. *Sex Transm Dis* 1996; 23(3): 248–257.

21 Boily M-C, Anderson RM. Sexual contact patterns betwen men and women and the spread of HIV-1 in urban centres in Africa. *IMA J Math Appl Med Biol* 1991; 8: 221–247.

22 Hallett TB, Gregson S, Lewis JJ, Lopman BA, Garnett GP. Behaviour change in generalised HIV epidemics: The impact of reducing cross-generational sex and delaying age at sexual

debut. *Sex Transm Infect* 2007; 83:i50–i54.

23 Garnett GP, Swinton J, Brunham RC, Anderson RM. Gonococcal infection, infertility, and population growth: II. The influence of heterogeneity in sexual behaviour. *IMA J Math Appl Med Biol* 1992; 9(2): 127–144.

24 Ross R. The prevention of malaria. Second edition with the addendum on the theory of happening. London: John Murray; 1911.

25 Hethcote HW. Qualitative analysis for communicable disease models. *Math Biosci* 1976; 28: 335–356.

26 Dietz K. The estimation of the basic reproduction number for infectious diseases. *Stat Methods Med Res* 1993; 2(1): 23–41.

27 Boily MC, Baggaley RF, Wang L, Masse B, White RG, Hayes RJ, *et al*. Heterosexual risk of HIV-1 infection per sexual act: a systematic review and meta-analysis of observational studies. *Lancet Infectious Diseases* 2009; 9(2): 118–29.

28 Powers KA, Poole C, Pettifor AE, Cohen MS. Rethinking the heterosexual infectivity of HIV-1: a systematic review and meta-analysis. *Lancet Infectious Diseases* 2008; 8(9): 553–563.

29 Wawer MJ, Gray RH, Sewankambo NK, Serwadda D, Li X, Laeyendecker O, *et al*. Rates of HIV-1 Transmission per Coital Act, by Stage of HIV-1 Infection, in Rakai, Uganda. *J Infect Dis* 2005; 191(9): 1403–1409.

30 CASCADE. Time from HIV-1 seroconversion to AIDS and death before widespread use of highly-active antiretroviral therapy: a collaborative re-analysis. Collaborative Group on AIDS Incubation and HIV Survival including the CASCADE EU Concerted Action. Concerted Action on SeroConversion to AIDS and Death in Europe. *Lancet* 2000; 355(9210):1131–1317.

31 Morgan D, Mahe B, Okongo MJ, Lubega R, Whitworth JA. HIV-1 infection in rural Africa: is there a difference in median time to AIDS and survival compared with that in industrialized countries? *AIDS* 2002; 16:597–603.

32 Todd J, Glynn JR, Marston M, Lutalo T, Biraro S, Mwita W, *et al*. Time from HIV seroconversion to death: a collaborative analysis of eight studies in six low and middle-income countries before highly active antiretroviral therapy. *AIDS* 2007; 21 Suppl 6: S55–63.

33 Anderson R, May R. Social heterogeneity and sexually transmitted diseases. In R Anderson and R May, *Infectious diseases. Dynamics and control*. 1991. Oxford: Oxford University Press; pp. 228–303.

34 Garnett GP, Gregson S, Stanecki KA. Criteria for detecting and understanding changes in the risk of HIV infection at a national level in generalised epidemics10.1136/sti.2005.016022. *Sex Transm Infect* 2006; 82(suppl 1):i48–51.

35 Wawer MJ, Serwadda D, Gray RH, Sewankambo NK, Li C, Nalugoda F, *et al*. Trends in HIV-1 prevalence may not reflect trends in incidence in mature epidemics: data from the Rakai population-based cohort, Uganda. *AIDS* 1997; 11(8):1023–1030.

36 UNAIDS/WHO. *UNAIDS/WHO Epidemiological Fact Sheet, 2008 Update, South Africa*. 2008. Geneva: UNAIDS/WHO.

37 UNAIDS/WHO. *UNAIDS/WHO Epidemiological Fact Sheet, 2008 Update, Zimbabwe*. 2008. Geneva: UNAIDS/WHO.

38 UNAIDS/WHO. *UNAIDS/WHO Epidemiological Fact Sheet, 2008 Update, Uganda*. 2008. Geneva: UNAIDS/WHO.

39 WHO. *Global prevalence and incidence of selected curable sexually transmitted infections: overview and estimates*. 2001. Geneva: WHO.

40 Coffee MP, Lurie M, Garnett GP. Modelling the impact of migration on the HIV epidemic in South Africa. *AIDS* 2007; 21: 343–350.

41 Doherty IA, Shiboski S, Ellen JM, Adimora AA, Padian NS. Sexual bridging socially and over time: a simulation model exploring the relative effects of mixing and concurrency on viral sexually transmitted infection transmission. *Sex Transm Dis* 2006; 33(6): 368–373.

42 Ghani AC, Garnett GP. Risks of acquiring and transmitting sexually transmitted diseases in sexual partner networks. *Sex Transm Dis* 2000; 27(10):579–587.

43 Morris M, Kretzschmar M. Concurrent partnerships and the spread of HIV [see comments]. *AIDS* 1997; 11(5):641–648.

44 Morris M, Kretzschmar M. *A microsimulation study of the effect of concurrent partnerships on the spread of HIV in Uganda.* 2000. PA: Population Research Institute.

45 Watts CH, May RM. The influence of concurrent partnerships on the dynamics of HIV/ AIDS. *Math Biosci* 1992; 108:89–104.

46 Morris M, Goodreau S, Moody J. Sexual networks, concurrency and STD/HIV. In Holmes KK, ed., *Sexually transmitted diseases.* 2008. New York: McGraw-Hill; pp. 118–125.

47 Halloran ME, Longini IM, Jr., Nizam A, Yang Y. Containing bioterrorist smallpox. *Science* 2002; 298(5597):1428–1432.

48 Garnett GP, Anderson RM. Sexually transmitted diseases and sexual behavior: insights from mathematical models. *J Infect Dis* 1996; 174 Suppl 2:S150–161.

49 Keeling MJ, Eames KT. Networks and epidemic models. *J R Soc Interface* 2005; 2(4): 295–307.

50 Korenromp EL, Van Vliet C, Bakker R, De Vlas SJ, Habbema JDF. HIV spread and partnership reduction for different patterns of sexual behaviour - a study with the microsimulation model STDSIM. *Mathematical Population Studies* 2000; 8(2):135–173.

51 Le Pont F, Blower SM. The supply and demand of sexual behavior: implications for heterosexual HIV epidemics. *J Acq Imm Def Syndr* 1991; 4:987–999.

52 Diekmann O, De Jong MCM, Metz JAJ. A deterministic epidemic model taking account of repeated contacts between the same individuals. *Journal of Applied Probability* 1998; 35(2):448–462.

53 Watts DJ, Strogatz SH. Collective dynamics of 'small-world' networks. *Nature* 1998; 393(6684):440–442.

54 Wikipedia. Six degrees of separation. Accessed 4 January 2010.

55 Eames KTD, Keeling MJ. Modeling dynamic and network heterogeneities in the spread of sexually transmitted diseases10.1073/pnas.202244299. *PNAS* 2002; 99(20): 13330–13335.

56 Keeling M. The implications of network structure for epidemic dynamics. *Theor Popul Biol* 2005; 67:1–8.

57 Read JM, Keeling MJ. Disease evolution on networks: the role of contact structure. *Proc R Soc Lond B Biol Sci* 2003; 270(1516):699–708.

58 Barabasi AL, Albert R. Emergence of scaling in random networks. *Science* 1999; 286(5439):509–512.

59 Liljeros F, Edling CR, Amaral LA, Stanley HE, Aberg Y. The web of human sexual contacts. *Nature* 2001; 411(6840):907–908.

60 Jones JH, Handcock MS. Social networks: sexual contacts and epidemic thresholds. *Nature* 2003; 423(6940):605 6; discussion 606.

61 Grimm V, Railsback SF. *Individual-based modeling and ecology.* Princeton, NJ: Princeton University Press; 2005.

62 Chick SE, Adams AL, Koopman JS. Analysis and simulation of a stochastic, discrete-individual model of STD transmission with partnership concurrency. *Math Biosci* 2000; 166(1):45–68.

63 Ghani AC, Swinton J, Garnett GP. The role of sexual partnership networks in the epidemiology of gonorrhea. *Sex Trans Dis* 1997; 24(1):45–56.

64 Goodreau SM. Assessing the effects of human mixing patterns on human immunodeficiency virus-1 interhost phylogenetics through social network simulation. *Genetics* 2006; 172(4):2033–2045.

65 Handcock MS, Jones JH. Likelihood-based inference for stochastic models of sexual network formation. *Theor Popul Biol* 2004; 65(4):413–422.

66 Kretzschmar M, Van Duynhoven YT, Severijnen AJ. Modeling prevention strategies for gonorrhea and chlamydia using stochastic network simulations. *Am J Epidemiol* 1996; 144(3):306–317.

67 Freeman EE, White RG, Bakker R, Orroth KK, Weiss HA, Buve A, *et al*. Population-level effect of potential HSV2 prophylactic vaccines on HIV incidence in sub-Saharan Africa. *Vaccine* 2009; 27:940–946.

68 White RG, Orroth KK, Glynn JR, Freeman EE, Bakker R, Habbema JDF, *et al*. Treating curable sexually transmitted infections to prevent HIV in Africa: still an effective control strategy? *J Acquir Immune Defic Syndr* 2008; 47:940–946.

69 White RG, Freeman EE, Orroth KK, Bakker R, Weiss HA, O'Farrell N, *et al*. Population-level effect of HSV-2 therapy on the incidence of HIV in sub-Saharan Africa. *Sex Trans Inf* 2008; 84(S2):12–18.

70 White RG, Glynn JR, Orroth KK, Freeman EE, Bakker R, Weiss HA, *et al*. Male circumcision for HIV prevention in sub-Saharan Africa: who, what and when? *AIDS* 2008; 22(14):1841–1850.

71 May RM. Uses and abuses of mathematics in biology. *Science* 2004; 303(5659):790–793.

72 Korenromp EL, Van Vliet C, Grosskurth H, Gavyole A, Van der Ploeg CPB, Fransen L, *et al*. Model-based evaluation of single-round mass STD treatment for HIV control in a rural African population. *AIDS* 2000; 14:573–593.

73 Van der Ploeg CPB, Van Vliet C, De Vlas SJ, Ndinya-Achola Jeckoniah O, Fransen Lieve, Van Oortmarssen Gerrit J, *et al*. STDSIM: a microsimulation model for decision support in STD control. *Interfaces* 1998; 28:84–100.

74 Korenromp EL, White RG, Orroth KK, Bakker R, Kamali A, Serwadda D, *et al*. Determinants of the impact of sexually transmitted infection treatment on prevention of HIV infection: a synthesis of evidence from the Mwanza, Rakai, and Masaka Intervention Trials. *J Infect Dis* 2005; 191(Suppl 1):S168–178.

75 Orroth KK, Freeman E, Bakker R, Buve A, Glynn J, Boily M-C, *et al*. Understanding differences across the contrasting epidemics in East and West Africa: results from a simulation model of the Four Cities Study. *STI* 2007; 83:i5–i16.

76 Schmidt WP, Schim VLM, Aaby P, Whittle H, Bakker R, Buckner M, *et al*. Behaviour change and competitive exclusion can explain the diverging HIV-1 and HIV-2 prevalence trends in Guinea-Bissau. *Epidemiol Infect* 2008; 136(4):551–561.

77 Freeman E, Orroth K, White RG, Glynn JR, Bakker R, Boily M-C, *et al*. The proportion of new HIV infections attributable to HSV-2 increases over time: simulations of the changing role of sexually transmitted infections in sub-Saharan African HIV epidemics. *STI* 2007; 83:i17–i24.

78 Orroth KK, White RG, Korenromp EL, Bakker R, Changalucha J, Habbema JD, *et al*. Empirical observations underestimate the proportion of human immunodeficiency virus infections attributable to sexually transmitted diseases in the Mwanza and Rakai sexually transmitted disease treatment trials: simulation results. *Sex Transm Dis* 2006; 33(9): 536–544.

79 Boily MC, Asghar Z, Garske T, Ghani AC, Poulin R. Influence of selected formation rules for finite population networks with fixed macrostructures: implications for individual-

based model of infectious diseases. *Mathematical Population Studies* 2007; 14(4):237–267.

80 UNAIDS/WHO. *AIDS epidemic update 2007*. Geneva: UNAIDS/ WHO.

81 Kaplan EH. Modeling HIV infectivity: must sex acts be counted? *J Acquir Immune Defic Syndr* 1990; 3(1):55–61.

82 Garnett GP, Anderson RM. Strategies for limiting the spread of HIV in developing countries: conclusions based on studies of the transmission dynamics of the virus. *J Acquir Immune Defic Syndr Hum Retrovirol* 1995; 9(5):500–513.

83 Pinkerton SD, Abramson PR. Occasional condom use and HIV risk reduction. *J Acquir Immune Defic Syndr Hum Retrovirol* 1996; 13(5):456–460.

84 Yorke J, Hethcote H, Nod A. Dynamics and control of the transmission of gonorrhea. *Sex Transm Dis* 1978; 5:51–56.

85 Lind PG, Gonzalez MC, Herrmann HJ. Cycles and clustering in bipartite networks. *Phys Rev E Stat Nonlin Soft Matter Phys* 2005; 72(5 Pt 2):056127.

86 Ferguson NM, Garnett GP. More realistic models of sexually transmitted disease transmission dynamics: sexual partnership networks, pair models, and moment closure. *Sex Transm Dis* 2000; 27(10):600–609.

87 Keeling MJ, Rand DA, Morris AJ. Correlation models for childhood epidemics. *Proc Biol Sci* 1997; 264(1385):1149–1156.

88 Lloyd-Smith JO, Getz WM, Westerhoff HV. Frequency-dependent incidence in models of sexually transmitted diseases: portrayal of pair-based transmission and effects of illness on contact behaviour. *Proc Biol Sci* 2004; 271(1539):625–634.

第九章

传染病建模中的几个特别专题

9.1 概述与目标

本章节将通过讨论四个特别专题来对这本书进行总结，这四个专题对模型所提供的关于传染病动力学特征的一些观点进行了强调和进一步探讨，包括：对疫苗接种，以及加强免疫接种（加强针）和血清型替换的效应进行建模，对具有较长潜伏期疾病的传播动力学特征进行建模，对 HIV/STI 合并感染进行建模，以及描述 HIV 模型研究如何随着 HIV 流行的演变而演变的一个案例研究。

在本章结束时，您应该可以：

◆ 能够理解到，对于某些传染病，疫苗接种的引入可以怎样通过减少传染病疫苗加强针剂量或通过血清型替换引起传染病的动力学特征发生变化；

◆ 理解结核分枝杆菌感染风险（力）的变化如何影响西方国家人群中结核病的基本动力学特征及其对控制策略制定的重要意义；

◆ 理解与其他性传播传染病的合并感染如何影响 HIV 的传播，以及 HIV 的传播如何可能减少其他性传播传染病的流行率；

◆ 理解 HIV 模型研究如何随着 HIV 流行的演变而演变。

9.2 疫苗接种对传染病动力学特征的影响

在第 5 章中，我们已经探讨了在年幼儿童群体中引入疫苗接种后传播量的变化如何导致成人人群中新发感染人数的增加。我们分析了两个具体的例子，在这两个例子中疫苗接种可以引起传染病动力学特征发生其他变化。

9.2.1 水痘疫苗接种和加强免疫接种（加强针）

水痘（chickenpox）是由水痘带状疱疹病毒（varicella zoster virus）引起的，感染后，病毒仍潜伏在个体中，并可在多年后重新激活，从而导致水痘带状疱疹（或称"带状疱疹"）。为了之后分析方便，我们在这里简要总结一下专栏 7.7 中所讨论的关于引入水痘疫苗的几个问题（参见 Edmunds 和 Brisson 的综述类文献[1]）。第一，通过减少患病者的流行率，疫苗接种可以减少个体暴露的机会，并可能导致成人人群中感染人数的增加，因为成人感染后出现发病症状（并发症）的风险增加。第二，由于某一疫苗接种计划所导致的水痘传播（流通）减少，可能会导致具有带状疱疹症状病例数量的增加，因为接触病毒可以增强感染过的个体的免疫系统，从而降低他们出现带状疱疹（shingles）症状的概率[2-3]。第三，接种疫苗可能会引起"突破性水痘"的发生率增加，它被定义为一种轻微的水痘形式，发生在感染后疫苗接种失败的情况下。

多项研究探讨了引入疫苗接种后带状疱疹病例数量增加以及发生其他并发症的可能性[2,4-6]。图 9.1 总结了 Brisson 等的研究结果[4]，他们使用一个年龄结构模型研究了加拿大几种防控策略的潜在影响，例如，对 1 岁儿童人群进行常规接种，同时对或不对 11 岁儿童人群进行常规接种。这项研究表明，如果接触水痘病例并不会激活一个个体对出现带状疱疹症状的免疫力，那么在 1 岁儿童人群中引入水痘疫苗接种后，每年的带状疱疹病例数量可能会减少。另一方面，如果接种疫苗能够提供针对出现带状疱疹症状的 2 年或 20 年的免疫力，那么引入水痘疫苗接种可能会导致每年带状疱疹病例数量的增加。这项研究还探讨了疫苗接种作用的预测情况对关于个体之间接触模式的假设的敏感性（见专栏 7.6）。

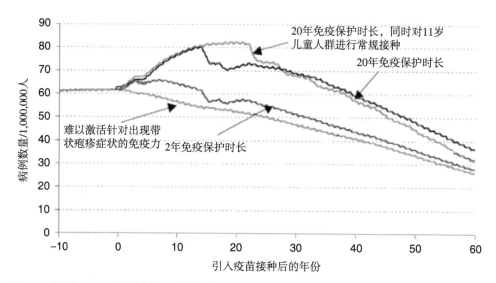

图 9.1 根据 Brisson 等的研究，在第 0 年引入水痘疫苗接种计划后每年带状疱疹病例数量的预测情况，假设接触水痘病例（或接种）不会激活个体对出现带状疱疹症状的免疫力，或者平均提供 2 或 20 年的针对出现带状疱疹症状的免疫保护时长[4]。假设疫苗覆盖率为 90%（在 12 个月大的人群中，除非另有说明），疫苗效力（efficacy）为 93%，并随着时间的推移而下降。（Reproduced with permission from Brisson et al，2000.）[4]

尽管美国是第一个为年龄在 12 个月至 13 岁之间的人群引入水痘疫苗常规接种的国家[7-8]，目前还不能确定这些模型的预测是否会实现[9]。

9.2.2 血清型置换（serotype replacement）

引入疫苗接种计划后传播数量的减少也与肺炎球菌病有关。最近，在几个欧洲国家和美国 [10]，肺炎球菌联合型疫苗已被纳入婴儿和老年人的常规接种计划。肺炎链球菌（肺炎球菌）约有 90 种血清型。肺炎球菌通常携带于鼻咽，虽然通常不会引起症状，但可导致侵袭性疾病，包括菌血症性肺炎、菌血症和脑膜炎 [11]。因此，传播肺炎球菌的主要个体是携带者而非患病者。迄今为止，英国 [11] 已授权的老年人和儿童疫苗分别针对 23 种和 7 种血清型提供保护。

通过减少包含于疫苗保护范围中的血清型的传播量，疫苗接种的引入可能导致其他未包括在疫苗保护范围中的肺炎球菌血清型的流行和传播增加 [12-13]。在几个地方已经观察到这种增加的现象 [14-15]。它们取决于许多因素，包括不同血清型之间对定植（感染）繁殖的竞争程度以及针对不同血清型提供的不同保护力度的差异 [12,16]。尽管已经使用理论模型探索了其中的一些含义，但对其中许多方面的理解还很不够 [12,16]。

例如，图 9.2 显示了 Lipsitch [12,16] 使用一个模型得出的预测，该模型假设两个血清型之间的竞争相对较少（携带一个给定血清型时获得另一个血清型的概率降低 30%）。简单起见，这些血清型被指定为血清型 1 和 2。这表明，如果疫苗对某一种血清型（血清型 1）提供了完全的保护，那么，随着疫苗接种覆盖率的增加，人群中携带一种（血清型 1）或两种血清型的个体的比例将会减少，人群中携带 2 型血清型的个体的流行率应该增加（图 9.2a）。另外，如果疫苗也能对血清型 2 提供 80% 的保护，则血清型 1 和 2 的流行率应随着疫苗接种覆盖率的增加而降低，如果疫苗接种覆盖率足够高，则携带流行率应为零（图 9.2b）。

9.3 潜伏期较长的疾病：结核病

9.3.1 长时尺度下动力学特征

急性传染病的潜伏期很短（以天或月为单位计算），本书的大部分讨论都是关于急性传染病的长时尺度下动力学特征及相关控制策略。在本节中，我们将讨论潜伏期较长（以年为单位）的结核病。

结核病是由结核分枝杆菌引起的。它通常影响肺部，但也可能累及其他器官。根据受影响的部位，结核病被描述为“肺结核”（呼吸系统结核）或“肺外结核”。结核分枝杆菌最常通过传染性或“开放性”肺结核病例的咳嗽传播。

在西方国家人群中，结核病的长期趋势与我们所观测到的可免疫传染病的周期性变化模式不同（图 9.3a）：除了两次世界大战期间出现增长，结核病死亡率自 1850 年以来有所下降，通报（报告）病例数量（自有记录以来）也有所下降。20 世纪 50 年代初开始可为结核病患者提供可获得的治疗方案；因此，结核病患

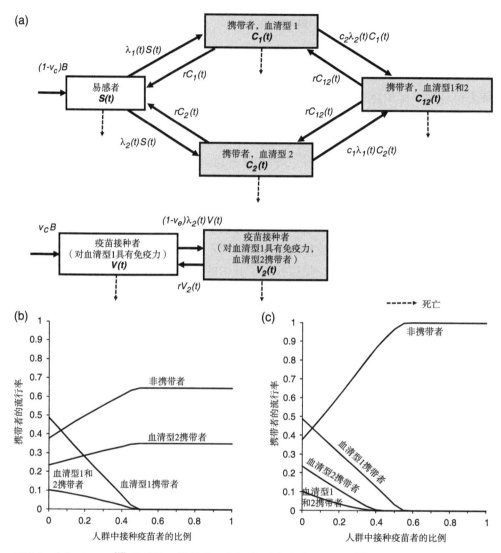

图 9.2　（a）Lipsitch[12] 模型的一般结构。（b）和（c）根据 Lipsitch[12] 模型预测不同接种覆盖率水平下携带血清型 1、血清型 2、两种血清或两种血清均未携带的个体者的比例的平衡点。（b）中的预测基于接种疫苗仅对血清型 1 提供完全的抗携带保护的假设；（c）中的预测基于接种疫苗可对血清型 1 提供完全的抗携带保护，而对血清型 2 可提供 80% 的抗携带保护的假设。血清型 1 和 2 的基本再生数分别假定为 2.2 和 1.6。有关模型的更多详细信息，请参见 Lipsitch 的相关文献[12] 及模型 9.1（在线资源）关于其详细形成过程的示例。（b）和（c）改编自 Lipsitch，1997 年[12]

者死亡率可靠地反映了在此之前的发病率趋势。20 世纪，结核病的每年感染风险也有所下降（图 9.3b、c），从 20 世纪初的约 12%，到 20 世纪 50 年代和 20 世纪 80 年代分别为约 2% 和 < 0.1%[17-20]。这种下降趋势可能是由多种因素造成的，尤其是由于每个患病者有效接触的人数减少[21-22]。相应的，这种（每个患病

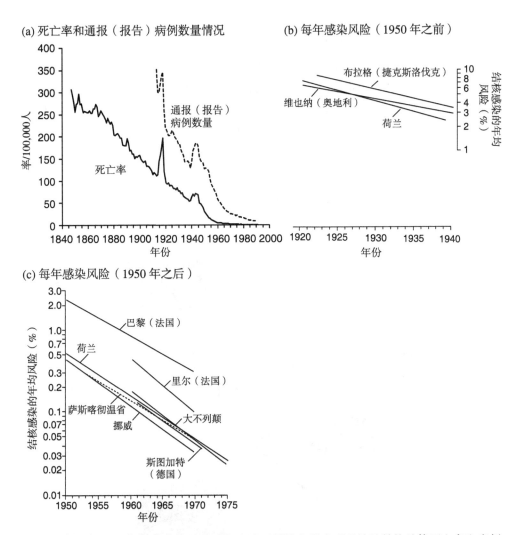

图 9.3 （a）自 1850 年以来英格兰和威尔士地区男性人群中呼吸性肺结核总体死亡率和病例通报（报告）数量情况汇总。根据 1901 年人口情况对死亡率进行了标化；病例通报（报告）率为原始通报（报告）率。（Data sources Registrar General annual reports.）[28]。（b）和（c），Styblo 等获得的几个西方国家人群中结核感染年均风险的估计。（Reproduced with permission from Styblo K. 1991.）[23]

者有效接触的人数）减少是由于生活条件拥挤程度的降低或传染性病例及时转移到疗养院（1950 年之前）、通过治疗缩短传染性持续时间（从 1950 年开始），以及总体卫生状况的改善（例如通过宣传减少随地吐痰行为）所导致的。

西方国家人群中感染风险的长期下降趋势意味着人群中在特定年龄被感染的个体比例随着时间的推移而下降。这种下降趋势类似于在 5.3.2 节中讨论的与疫苗接种计划相关的，感染力下降之后，预计达到更高年龄的人群中仍然保持易感状态的个体比例的增加趋势。

然而，相较于可免疫传染病，这种感染风险的变化对结核病的影响机制更为复杂，因为与其他传染病相比较时，结核病可能在第一次感染后不久发病（"原发性"疾病或病例），也可能在多年后通过早期感染的"内源性再激活"而发病，或在新的（外源性）再次感染后发病 [23]（图 9.4）。此外，通过这些不同的机制的发病（疾病进展）风险也不同，而且针对既往感染、感染或疾病治疗所能提供的保护水平也知之甚少（见下文和专栏 9.1）[24-25]。结核病流行病学特征的其他复杂情形包括这样一个事实，虽然患病风险取决于年龄因素 [26]，但感染后的终生患病风险平均约为 10%。此外，结核病病例中具有传染性个体的比例也与年龄有关 [27]。

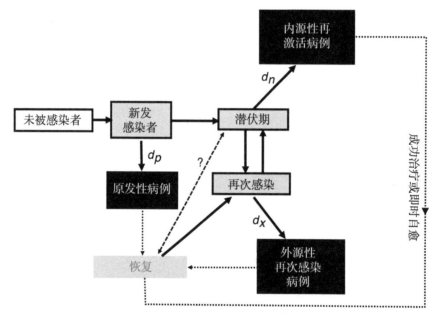

图 9.4 结核病的自然（进展）史示意图。黑框反映了患病（发病）个体的类别；中灰色框反映了感染者的类别。如方框中的虚线箭头所示，该箭头将患病个体类别连接到恢复（康复）类别，但并非所有结核病例都能成功治疗或自行痊愈。需要注意的是，从疾病中恢复并不一定意味着从感染中恢复。"恢复"仓室的阴影区别于其他涉及感染但未患病个体仓室的阴影，因为人们对于患病后治疗/恢复相关（所能提供）的免疫力知之甚少，也不知道"潜伏期或反应期"仓室个体的阴影有何不同。需要注意的是，对于结核病，"潜伏期或反应期"一词与急性可免疫传染病中的使用方式不同，因为具有"潜伏期或反应期"感染的个体可能会继续发展为具有传染性的或非具有传染性的发病病例。字母 d_p、d_x 和 d_n 分别代表感染后随即、再次感染或再激活后发病的不同风险值

专栏 9.1　近期初次感染、再次感染和再次激活后不久进展为结核病患病病例的风险评估

Sutherlandet 等 [24] 首先对这些风险进行了评估（图 9.5a），结果估计初次感染或再次感染后的 5 年累积发病风险分别为 22.9% 和 9.2%。对于初次或再次感染超过 5 年的个体，通过"内源性再激活"导致的年均发病风险为 0.023%。这些风险数值意味着，针对再次感染后的发病风险，感染可为其提供约 60% 的预防保护作用。

随后的一些分析基于英格兰和威尔士的数据，对上述保护作用估计值下调至 16% ~ 41%[25]，初次感染和再次感染后 5 年累积发病风险分别为 13.8% 和 8.3%。

正如首先由 Styblo 和 Sutherland 以及随后由其他人 [25] 所广泛证明的那样，西方国家人群中结核感染风险的下降导致人群中因近期再次感染所致的发病个体比例下降，也导致了人群中因再次激活和近期首次感染所致的发病个体比例的变化（图 9.5a）。

例如，在 1952 年，荷兰 45 ~ 49 岁人群中的年均病例数约为 60 人 / 100,000 人，Sutherland 等 [17,24,29-30] 的建模工作结果显示，其中约三分之二的病例归因于最近的（外源性）再次感染，四分之一归因于再次激活，其余的病例归因于近期原发性感染（图 9.5a）。然而，到 1967 年，每年的病例数下降到 20 人/100,000 人左右，其中一半以上归因于重新激活（图 9.5a）。在此期间，预计可归因于近期（原发性）感染的实际发病病例数量保持在与前述的相似水平（≈ 10 人 / 100,000 人）。

结核分枝杆菌感染风险的下降是如何导致这些变化的？

归因于再次感染的发病病例数量的下降，在很大程度上是因为结核病感染风险的下降减少了再次感染的机会。例如，1952 年时存活着的人群比 1967 年时存活着的人群再次感染的可能性更小。另一个具有贡献的因素是人群中已经被感染且根据定义可能再次受到感染的个体比例的降低。例如，随着时间推移感染风险出现下降意味着在 1952 年时还存活着的 47 岁的人群中有 93% 已经被感染了，与之相比较的是，1967 年时还存活着的 47 岁的人群中大约有 64% 已经被感染（见图 9.5 c 和 9.3.1.1 节）。

图 9.5a 中预测到的由原发性感染引起的发病病例数量比较稳定，是因为 45 ~ 49 岁人群中从未感染过，因此处于原发性感染风险的个体比例在 1952 年到 1967 年有所上升（图 9.5c）。然而，由于在此期间感染风险也有所下降（相应地从约 0.4% 降至 0.05%），因此该年龄组的人均新发感染人数保持相对稳定。

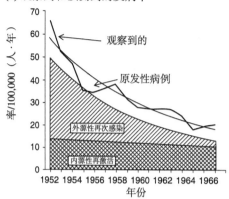

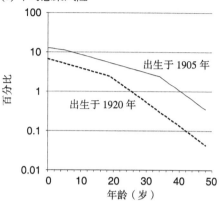

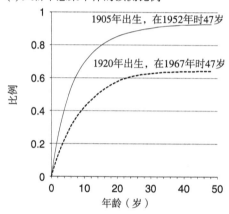

图 9.5 （a）根据 Sutherland 等[29] 的研究（Reproduced with permission from Canetti *et al*, 1972.），估算了荷兰 45 ~ 49 岁人群（男性和女性人群合计）中由近期（原发）感染、再次感染和内源性再激活所致发病病例对肺结核总发病率的贡献。（b）根据 Styblo 等[17] 的估计，对分别于 1905 年和 1920 年出生于荷兰的群体在 50 岁之前的每一年所经历的结核病感染年均风险的预测情况。这两个队列群体分别在 1952 年和 1967 年时的年龄为 47 岁，因此应该分别属于图（a）中所示的最年轻和最年长的队列。对于某一给定的年份，无论年龄大小，所有个体的感染风险都被假定为相同。（c）根据（b）中的感染风险和 9.3.1.1 节中描述的方法进行计算，预测分别于 1905 年和 1920 年出生于荷兰的人群中在达到不同年龄时感染结核分枝杆菌者的比例。参见模型 9.2，在线资源

9.3.1.1 示例：计算人群中在不同年龄之前（时）已被感染个体的比例

一般来说，人群中在其第 a 个生日亦即在 t 年之前已被感染个体的比例（$z_{a,t}$）可以使用以下表达式计算：

$$z_{a,t} = 1 - (1 - \lambda_{t-a})(1 - \lambda_{t-a+1})(1 - \lambda_{t-a+2}) \cdots (1 - \lambda_{t-2})(1 - \lambda_{t-1}) \qquad \text{方程式 9.1}$$

其中 λ_t 是第 t 年的感染风险。

（续）

该方程式来自于以下事实：

i）比例 $z_{a,t}$ 相当于 $1-s_{a,t}$，其中 $s_{a,t}$ 是直到 t 年亦即在他们的第 a 个生日之前的每一年中都未被感染个体的比例。

ii）人群中在生命历程的第一年（亦即在 $t-a$ 年）未被感染个体的比例等于 $1-$ 在生命历程的第一年的感染风险 $=1-\lambda_{t-a}$

iii）人群中到生命历程的第二个生日时仍未被感染个体的比例由下式给出

（$1-$ 在生命历程的第 1 年的感染风险，即 $t-a$ 年）$\times$

（$1-$ 在生命历程的第 2 年的感染风险，即 $t-a+1$ 年）$=(1-\lambda_{t-a})(1-\lambda_{t-a+1})$

以此类推，人群中在生命历程的第 3 年仍未被感染个体的比例由 $(1-\lambda_{t-a})(1-\lambda_{t-a+1})(1-\lambda_{t-a+2})$ 给出。将此逻辑扩展到第 a 个生日时可以得到以下结果：$s_{a,t}=(1-\lambda_{t-a})(1-\lambda_{t-a+1})(1-\lambda_{t-a+2})\cdots(1-\lambda_{t-2})(1-\lambda_{t-1})$。将 $s_{a,t}$ 的这个表达式与陈述 i）结合起来得到方程式 9.1。

下表总结了荷兰 1905 年至 1952 年某些选定年份时的结核病的感染风险[23]：

年份	1905	1906	1907	1908	...	1948	1949	1950	1951	1952
感染风险	0.1284	0.1251	0.1220	0.1190	...	0.0070	0.0061	0.0053	0.0046	0.0040

我们通过计算在荷兰 47 岁（即 45 ~ 49 岁年龄范围的中点）人群中到 1952 年之前被感染个体的比例（$z_{47,1952}$）来说明如何应用这些方程式。这些人出生于 1905 年，并且根据上表，他们在生命的第一年、第二年和第三年的感染风险分别为 12.84%、12.51%、12.20%。

应用方程式 9.1 得出以下估计：$z_{47,1952} = 1 - (1 - 0.1284)(1 - 0.1251)(1 - 0.1220)\cdots(1 - 0.0053)(1 - 0.0046)(1 - 0.0040) = 0.926$

相比之下，在 1967 年时年龄为 47 岁的人群在其生命的第一年（即 1920 年）会有 7% 的感染风险，见图 9.5b。类似的计算表明，人群中到 47 岁时被感染个体的比例约为 0.64。

9.3.1.2 示例：计算人群中到 47 岁具有外源性再次感染发病风险个体的比例

假设在发生再次感染后的前五年内，由再次感染而导致的发病风险最大。然后可以使用以下方程式，来计算在 1952 年时 47 岁人群中经历这种高风险个体的比例：

（续）

人群中在 1947 年时亦即 42 岁之前被感染个体的比例 ×1947 年至 1952 年发生再次感染的风险

为简单起见，假设再次感染风险等于首次感染风险（见下文和专栏 9.1），该方程式由下式给出：

$$z_{42,1947}\{1 - (1-\lambda_{1948})(1-\lambda_{1949})(1-\lambda_{1950})(1-\lambda_{1951})(1-\lambda_{1952})\} \qquad \text{方程式 9.2}$$

其中 $z_{42,1947}$ 是在 1947 年时 42 岁人群中已被感染个体的比例，λ_t 是在 t 年时的感染风险。方程式 9.2 中大括号中的项是通过使用与得到方程式 9.1 方法类似的方法获得的。如图 9.5c 所示，$z_{42,1947} = 0.923$（通过读取 1905 年出生的人群队列中在 42 岁之前被感染个体的比例得出）。应用方程式 9.2 和荷兰地区的感染风险值，得出在 1952 年时 47 岁人群中已被再次感染个体的比例（的以下值）：

$$0.923\{1 - (1-0.007)(1-0.0061)(1-0.0053)(1-0.0046)(1-0.0040)\}$$
$$= 0.0247 \qquad \text{方程式 9.3}$$

类似的计算表明，47 岁人群中在 1967 年前的五年中被再次感染个体的比例约为 0.002。

在给定时间 t 时给定 a 年龄组人群中新近被感染的个体数量（$I_{a,t}$）、再次感染的个体数量（$R_{a,t}$）或处于"潜伏期"类别且有重新激活风险的个体数量（$L_{a,t}$）的估计值的基础上，基于与上述类似的计算过程，可以使用以下表达式计算在时间 t 时 a 年龄组人群中的结核病发病病例的总人数：

$$I_{a,t}d_p + L_{a,t}d_n + R_{a,t}d_x \qquad \text{方程式 9.4}$$

其中 dp、dn 和 dx 分别是在首次感染、重新激活和再次感染后不久发病的风险。在缺乏对近期再次感染后发病风险（dx）的经验估计的情况下，研究人员通常通过将基于方程式 9.4 所得到的某一特定环境下不同年龄群组和不同时间段中新发病例数量的预测情况，与观察到的结核病通报（报告）数据进行拟合，从而估计得到发病风险（dx）的大小，以及 dp 和 dn 的风险大小（专栏 9.1）。由于不知道（初次）感染能够针对再次感染提供何种程度的保护力，研究人员通常假设再次感染的风险等于首次感染的风险。在这种情况下，专栏 9.1 中使用的统计量 $1-d_x/d_p$，最理想解释为由先前感染所提供的针对再次感染和随后发病综合风险的保护作用。

正如我们将在下文中看到的，所有病例中可归因于近期感染、再次感染和重新激活的病例的相对比例决定了控制策略的作用大小。

9.3.2 预测结核病控制策略的作用

正如第 4 章所讨论的，对于急性可免疫传染病，净再生数的大小与发病率趋势相关：净再生数高于和低于 1 时发病率分别增加和降低。我们还发现，可免疫传染病的基本再生数通常用于计算群体免疫阈值，从而计算得到人群中为了控制传播所必须针对性开展干预个体所占的比例。

由于发生感染和疾病发病之间的时间间隔很长，而且每个个体有效接触的人数可能在正在被感染的阶段和正在传播给其他个体的阶段之间发生变化，因此这些概念在结核病中的应用变得很复杂。因此，在特定时间的结核病发病率趋势也会受到多年前发生的传播的影响，并且在特定时间的净再生数的大小并不一定反映当时的发病趋势。因此，结核病基本再生数 R_0 与净再生数之间的关系尚不清楚，这使得群体免疫阈值这一概念在结核病领域的适用性变得更为复杂。这同样适用于潜伏期较长的其他传染病，例如 HIV（见第 8 章）。

相替代的，结核病控制策略的作用通常使用传播模型进行估计[31-35]。发病病例中可归因于近期感染或再次感染的相对重要性很大程度上决定了旨在阻断传播的干预措施的作用，例如增加病例检测（频次）的干预措施。例如，如果大部分的发病病例是由重新激活所引起的，那么这些控制策略在短期内几乎没有作用，因为大部分的发病（疾病）负担归因于多年前已经发生的感染事件。

图 9.6 对此进行了说明，该图估计了在每 10 万人口中的年均新发病例数已经以每年 4% 的速度下降或随着时间的推移保持稳定的场景下，不同水平的病例检测措施的影响和作用，这些结果是 Dye 等[31] 的建模研究所估计得到的。该研究使用了一个年龄结构模型探讨了世界卫生组织 DOTS（directly observed treatment，short course）控制策略的影响，这个策略包括被动病例检测措施和一个短期治疗方案。

在每年新发病例数以及感染风险已经随着时间每年下降约 4% 的场景中，将病例检测率提高到世卫组织 DOTS 策略项目所要求的 70% 的目标时，预计将能强化至每年下降 8% 左右。这种场景类似于图 9.6b 所示的情况，其中，成人中的大部分发病病例是由于重新激活引起的：过去的高感染风险值意味着许多人在年轻时就被感染了，而目前（再次）感染的风险值较低意味着最近很少有人再次感染。

另外，在每 10 万人群中的每年新发病例数随着时间推移保持稳定的情况下，预计同样的策略将导致每年新发病例数平均下降 11% 左右。这类场景与 HIV 流行之前的非洲部分地区相似，在那里，结核病感染的风险随着时间的推移很大程度上可能保持不变[36]，并且很大比例的发病病例很可能与近期传播（感染）有关。大比例的病例来源于近期传播（感染），可能是由于以下事实，亦即无论是为了使得大部分成人既往发生感染，还是使得这些成人最近发生再次感染，感染风险都已经足够高了（图 9.6c）。

在许多国家，由于 HIV 的流行，结核病的流行病学特征发生了变化。反过来，这可能也已经影响了归因于近期感染、再次感染和重新激活所致发病病例的分布情况，因此也影响了控制策略的作用，因为结核病的发病风险也与 CD4 计数情况相关，而 CD4 计数随着个体 HIV 阳性持续时间的延长而降低。然而，目前尚不清楚 HIV 是否对于最近首次感染、再次感染或重新激活后的发病风险有不同的影响。鉴于目前结核病病例中 HIV 阳性的比例较大，并且由于抗逆转录病毒药物的使用，他们的寿命将得到延长，因此，阐明这些因素对于预测 HIV

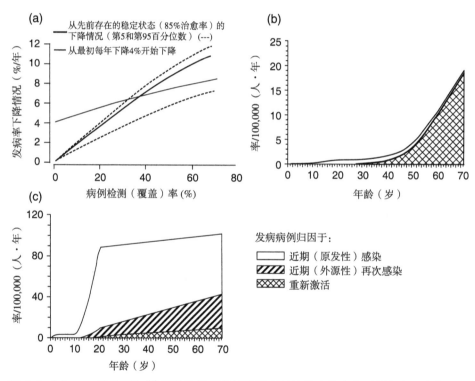

图 9.6 （a）Dye 等的研究[31]获得的提高病例检测率对结核病发病率（研究定义为每 10 万人口中的年均新发病例数）下降的作用预测情况，所在的场景为结核病发病率每年下降约 4%，或者随着时间的推移保持稳定。（Reproduced with permission from Dye *et al*, 1998.）[31]（b）和（c）：在（b）感染风险持续下降的场景（假定为是 1990 年的荷兰）和在（c）1% 的每年感染风险的场景下，每 100,000 人中每年传染性肺结核病例数量的估计值。假设疾病发病风险和病例中具有传染性（痰检阳性）的比例与 Vynnycky 和 Fine 等研究[25]中的相关数值相同。阴影区域反映了发病病例中可归因于近期（原发性）感染、再次感染和重新激活的比例情况（参见模型 9.3，在线资源）

对肺结核发病率的影响和控制策略的效果非常重要。专栏 9.2 讨论了一项研究，该研究探讨了结核病控制策略的一个方面，即 HIV 抗逆转录病毒药物对结核病发病率的影响。

专栏 9.2　预测 HIV 抗逆转录病毒药物对结核病发病率的影响

　　一些研究使用模型来研究针对 HIV 的抗逆转录病毒疗法对结核病趋势的影响 [35,106]。

　　Williams 和 Dye 在 2003 年进行的第一项研究 [106] 将 CD4 计数下降的数据与免疫抑制不同阶段时结核病总体（感染）风险的数据联系起来，以此来推断 HIV 阳性个体与 HIV 阴性个体之间结核病（感染）的相对风险（图 9.7a）。在缺乏可靠数据的情况下，这种风险并未根据个体进展为结核病发病状态的不同机制进行分类。假设 HIV 阳性群体中的抗逆转录病毒治疗可将结核病的（感染）风险降低到血清转换后不久的水平（图 9.7b）。

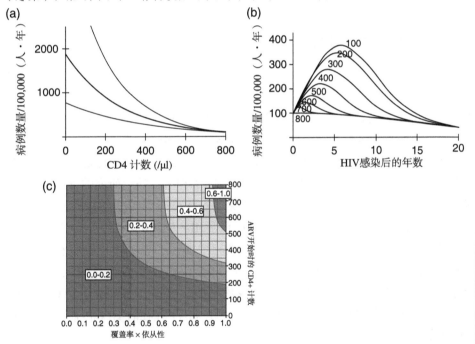

图 9.7　Williams 和 Dye 模型 [106] 的预测和假设的相关情况，基于 HIV 血清转化后结核病发病率为 100 人 /100,000（人·年）的假设。（a）Williams 和 Dye[106] 推测的结核病年均发病率与 CD4 计数之间的可能关系，深色线反映了预期值；浅色线反映了置信限。（b）Williams 和 Dye 假设 HIV 血清转化后结核病的发病率为 100 人 /100,000（人·年），在免疫抑制的不同阶段（由曲线上方的数字所表示）提供抗逆转录病毒药物治疗措施对结核病发病率的影响。（c）由于在不同 CD4 计数水平时提供的抗逆转录病毒药物治疗，（肺）结核病发病率的预计下降情况（由阴影区域内的数字表示）。这三幅图均经 Williams 和 Dye 许可复制，2003 年 [106]

（续）

该研究得出的结论较为悲观：只有在 HIV 血清转化后不久提供抗逆转录病毒治疗，并且覆盖率和依从性水平很高的时候，才能使用抗逆转录病毒治疗来预防大部分结核病病例（图 9.7c）。例如，在 CD4 计数达到 500/μl 时，即使提供抗逆转录病毒药物治疗，结核病发病率也只能在 20 年较长尺度内出现减半，且有效覆盖率需要达到 85%。

其他较新的建模研究将人群个体分为最近感染的个体、再次感染的个体或处于通过重新激活发病风险的个体，得出的结论比 Williams 和 Dye 的结论略为乐观，亦即抗逆转录病毒药物策略可能会减少结核病的通报（报告）病例数量[35]。因此，抗逆转录病毒药物的效果很可能取决于 HIV 对发病风险的影响是否因个体患结核病（进展为结核病发病状态）的机制而异，而这一机制目前尚不清楚。

9.4 HIV/STI 合并感染模型

在本节中，我们将继续讨论 HIV，并使用一个简单的 HIV/STI 合并感染模型来探讨 STI 合并感染因素（cSTI）在增加性传播 HIV 传播率方面的可能影响。我们还讨论了一些其他 cSTI/HIV 合并感染的模型研究，这些研究旨在帮助了解撒哈拉以南非洲地区性传播 HIV 的流行病学特征和相关控制策略。

在过去的几十年中，常见 STI 和 HIV 之间的相互作用一直是得到反复综述研究的主题[37-40]。现在有大量来自实验室、临床和流行病学研究的证据支持如下假设，该假设于 1984 年首次提出，即常见的 STI 可能会促进 HIV 的传播[41]。

对于未感染 HIV 的个体，cSTI 增加了对 HIV 感染的易感性，因为溃疡导致皮肤破裂或生殖道中 T 淋巴细胞和巨噬细胞增加，这些 T 淋巴细胞和巨噬细胞是 HIV 的靶标。对于 HIV 感染者来说，cSTI 会增加 HIV 的传播，因为 STI 经常会导致 HIV 病毒在生殖道中的排毒或脱落增加。这些效应统称为 STI 合并感染效应。一个 STI 合并感染效应的大小定义为在 cSTI 存在时 HIV 传播（量）将增加的倍数。

然而，将流行病学研究中测量得到的 cSTI 对 HIV 传播的相对风险值，应用到单个（段）性伴关系或单次性行为的传播概率中，需要使用数学模型来预测 cSTI 对 HIV 传播的影响，这并不简单[42-44]。通常，流行病学研究一般不会测量溃疡或炎症的实际暴露期，并且暴露期通常比 STI 引起的溃疡或炎症的实际持续时间（使用诸如"您在过去 X 个月内是否有生殖器溃疡？"等调查问题进行调查）要长得多。这种有差别的错误分类偏倚将导致每次接触的真实相对风险被低

估 [43]。相反，尽管大多数流行病学研究尽其所能的针对混杂因素进行调整，但影响效应的估计值可能会受到受试者性风险行为未得到合理测量方面的或其性伴侣风险行为未被测量方面的残余混杂因素的影响 [42]。残余混杂因素会导致真实的相对风险被高估。

根据经验数据估计，生殖器溃疡病（genital ulcer disease，GUD）合并感染因素的单次性行为的合并感染效应估计值为 50～300（女性对男性传播）或10～50（男性对女性传播，合并感染因素为溃疡性 STI） [43]。在承认估计值可能会受到上述偏倚的影响的同时，我们假设女性对男性和男性对女性传播的单次性行为的合并感染效应值合并起来是 10，并且 GUD 仅存在于报告溃疡的三个月期间的 25% 的时间以内，那么单次接触（性行为）的合并感染效应值 10 相当于单次（段）性伴关系期间的合并感染效应值 3.1（参见专栏 9.3）。

专栏 9.3　计算单个（段）性伴关系期间的 STI 合并感染对 HIV 传播的影响

未感染 GUD 的情况下单次性行为的 HIV 传播概率	0.0016
单次性行为下的 GUD 合并感染效应值	10
观察期	3 个月
观察期内性行为的次数	30 次（10 次／月）
观察期内感染 GUD 的时长所占百分比	25%
未感染 GUD 的情况下观察期内的传播概率	0.047
感染 GUD 的情况下观察期内的传播概率	0.145
相对风险	3.1

在这里：

未感染 GUD 的情况下观察期内的传播概率
$= 1 - (1 - 0.0016)^{30} = 0.047$

感染 GUD 的情况下观察期内的传播概率
$= 1 - (1 - 0.0016)^{30 \times 75\%}(1 - 0.0016 \times 10)^{30 \times 25\%} = 0.145$

如图 9.8 所示，我们可以通过对所使用的简单 HIV/AIDS 模型（见 8.8 节）进行校正来明确模拟某一 cSTI 的传播情况，从而预测 cSTI 对 HIV 传播的影响。模型方程式和参数值如专栏 9.4 所示。

9.4.1 预测 STI 合并感染对 HIV 流行的影响

为了对照，图 9.9a 再现了我们在 8.8 节中使用无 cSTI 的 HIV/AIDS 模型预测到的 HIV 流行率和发病率相对缓慢上升的情况。引入一个合并感染因素 cSTI 将大大增加 HIV 的传播率（图 9.9b），使得 HIV 流行高峰出现在引入合并感染因素后的 20 年左右，而不是引入合并感染因素后的 45 年左右。

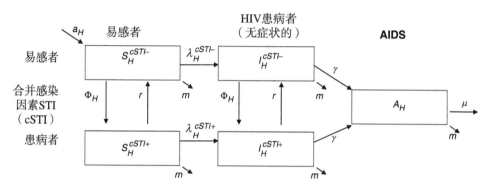

图 9.8 HIV 传播和进展的一个简单模型，其中考虑了促进 HIV 传播的某一 cSTI。该图仅展示了模型中的性活跃组。有关模型方程式和参数值，请参见专栏 9.4 和模型 9.4（在线资源）

该模型预测（数值解）cSTI 的引入将使得 HIV 流行的倍增时间从 2.9 年减少到 1.1 年。读者可以使用模型 9.4 对此进行检查，以查看 HIV 患病者数量从 1 增加到 2 所需要的时间。

HIV 与其他 STI 之间的相互作用是复杂的。需要注意的是，我们的模型还预测到 cSTI 的流行率可能会在 HIV 流行期间下降（图 9.9c），这与其他建模研究的预测情况较为一致[45]。这是因为 HIV 倾向于优先造成人群中性活跃的成员死亡，并且由于共同的风险行为，这些个体也更有可能感染其他的 STI。在 HIV 流行率有记录以来较高的乌干达地区，一项实证分析表明，在 HIV 流行期间 cSTI 发病率可能有所下降[46]。然而，我们很难理清楚，应归因于 HIV 所导致的死亡率、乌干达内战造成的社会混乱减少（逐渐稳定）、安全性行为倡议运动导致的意志行为改变以及 STI 治疗服务水平的改善等各类不同因素对性传播传染病趋势的不同影响。

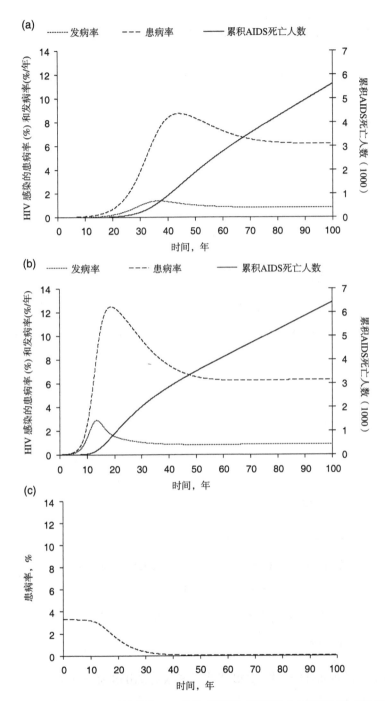

图 9.9 存在或不存在 cSTI 的情况下 HIV 的流行情况。预测（a）不存在 cSTI 的情况下的 HIV 发病率和流行率以及累积 AIDS 死亡人数，（b）存在 cSTI 的情况下的 HIV 发病率和流行率以及累积 AIDS 死亡人数，（c）在存在 cSTI 的模型中，该 cSTI 的流行率。该模型运行 50 年，然后引入 HIV 以使得 cSTI 达到平衡状态（即从 t = –50 到 t=0），然后再运行 100 年。有关模型方程式和参数值，请参见专栏 9.4 和模型 9.4（在线资源）

专栏 9.4　HIV/STI 合并感染模型的方程式

性活跃组的模型方程式如下所示。需要注意的是，除了 $n_H(-50)$，亦即在 $t = -50$ 时人群中属于性活跃组个体的比例外，已省略各项的显式时间相关标记"(t)"以此来简化方程式。该模型从 $t = -50$ 开始，以使得合并感染因素 STI（cSTI）在 $t = 0$ 引入 HIV 之前达到平衡点状态。

对于未感染 cSTI 者：

$$\frac{dS_H^{cSTI+}}{dt} = +入组人数 + cSTI 恢复者人数 - HIV 感染者人数$$
$$- cSTI 感染者人数 - 其他死亡人数 \qquad \text{方程式 9.5}$$
$$= +a_H N + r S_H^{cSTI+} - \lambda_H^{cSTI-} S_H^{cSTI-} - \Phi_H S_H^{cSTI-} - m S_H^{cSTI-}$$

$$\frac{dI_H^{cSTI-}}{dt} = +HIV 引入人数 + HIV 感染者人数 + cSTI 恢复者人数$$
$$- cSTI 感染者人数$$
$$- 未感染 cSTI 者的 AIDS 患者（进展为 AIDS 阶段）人数 \qquad \text{方程式 9.6}$$
$$- 其他死亡人数$$

$$= +HIV 引入人数 + \lambda_H^{cSTI-} S_H^{cSTI-} + r I_H^{cSTI+} - \Phi_H I_H^{cSTI-} - \gamma I_H^{cSTI-} - m I_H^{cSTI-}$$

对于感染 cSTI 者：

$$\frac{dS_H^{cSTI+}}{dt} = + cSTI 感染者人数 - cSTI 恢复者人数$$
$$- HIV 感染者人数 - 其他死亡人数 \qquad \text{方程式 9.7}$$
$$= +\Phi_H S_H^{cSTI-} - r S_H^{cSTI+} - \lambda_H^{cSTI+} S_H^{cSTI+} - m S_H^{cSTI+}$$

$$\frac{dI_H^{cSTI+}}{dt} = + cSTI 感染者人数 + HIV 感染者人数 - cSTI 恢复者人数$$
$$- 感染 cSTI 者的 AIDS 患者（进展为 AIDS 阶段）人数$$
$$- 其他死亡人数 \qquad \text{方程式 9.8}$$

$$= +\Phi_H I_H^{cSTI-} + \lambda_H^{cSTI+} S_H^{cSTI+} - r I_H^{cSTI+} - \gamma I_H^{cSTI+} - m I_H^{cSTI+}$$

对于 AIDS 患者：

$$\frac{dA_H}{dt} = + 未感染 cSTI 者的 AIDS 患者（进展为 AIDS 阶段）人数$$
$$+ 感染 cSTI 者的 AIDS 患者（进展为 AIDS 阶段）人数$$
$$- AIDS 死亡人数 - 其他死亡人数 \qquad \text{方程式 9.9}$$

$$= +\gamma I_H^{cSTI-} + \gamma I_H^{cSTI+} - \mu A_H - m A_H$$

（续）

其中：

S_H^{cSTI-} 是性活跃组中在时间 t 未感染 HIV 和未感染 cSTI 的人数

S_H^{cSTI+} 是性活跃组在时间 t 未感染 HIV 和感染 cSTI 的人数

I_H^{cSTI-} 是性活跃组中在时间 t 感染 HIV（患病）和未感染 cSTI 的人数

I_H^{cSTI+} 是性活跃组中在时间 t 感染 HIV（患病）和感染 cSTI 的人数

A_H 是时间 t 性活跃组中的 AIDS 患者人数

N 是总人口规模

λ_H^{cSTI-} 是性活跃组中在时间 t 时 cSTI 未感染者的 HIV 感染力

λ_H^{cSTI+} 是性活跃组中在时间 t 时 cSTI 感染者的 HIV 感染力

Φ_H 是性活跃组在时间 t 时个体的 cSTI 感染力

a 是性活动（具有性行为的）年龄群组的每年招募率

$n_H(-50)$ 是 $t = -50$ 时人群中性活跃组个体的比例

$a_H = a n_H(-50)$，是性活跃组的每年招募率

m 是性活动（具有性行为的）个体中非因 HIV 的每年死亡率

γ 是进展到艾滋阶段的每年进展率

μ 是 AIDS 的每年死亡率

r 是 cSTI 感染的每年康复率

HIV_{Intro} 在 $t = 0$ 时引入了一名 HIV 感染者

cSTI 的感染力

性活跃组个体的 cSTI 的感染力 Φ_H 将取决于性伴变化率 c_H、单个（段）性伴关系期间的传播概率 β_{cSTI} 和性伴为感染者的概率 P_{cSTI}。为简单起见，我们假设 AIDS 阶段期间没有性活动，而且这个阶段相对较短，所以我们不跟踪 AIDS 阶段的 cSTI 状态。需要注意的是，我们同时区分了 cSTI 的传播概率（β_{cSTI}）和 HIV 的传播概率（β_{HIV}）。

$$\Phi_H = c_H \beta_{cSTI} P_{cSTI} \qquad \text{方程式 9.10}$$

其中：

c_H 是性活跃组个体的每年性伴更换率

β_{cSTI} 是 cSTI 的传播概率

P_{cSTI} 是性伴为 cSTI 感染者的概率，这是性活动（具有性行为的）人群中性活跃个体（子群）cSTI 患病率 f_H 和性不活跃个体（子群）cSTI 患病率 f_L 的加权平均值（参见方程式 8.18）。

$$P_{cSTI} = g_H f_H + g_L f_L \qquad \text{方程式 9.11}$$

（续）

其中 g_H 和 g_L 分别是性伴侣分别为性活跃组和性不活跃组成员的概率，

$$f_H = (S_H^{cSTI+} + I_H^{cSTI+}) / U_H \qquad \text{方程式 9.12}$$

$$U_H = S_H^{cSTI-} + I_H^{cSTI-} + S_H^{cSTI+} + I_H^{cSTI+} \qquad \text{方程式 9.13}$$

其中，U_H 是时间 t 时人群中性活动个体属于性活跃组的人数数量。

性不活跃组中的方程可以通过将下标 H 替换为下标 L 来编写。

HIV 的感染力

在我们的模型中，HIV 的感染力将取决于性伴侣中的一方或双方是否感染了 cSTI。可以做出其他假设，但在这里我们假设单个（段）性伴关系期间的针对 HIV 感染获得和单独 HIV 传播的 STI 合并感染效应（都为）$x = 3.1$（专栏 9.3）。β_{HIV} 是指在一段性伴侣关系中，任何一方都不是 cSTI 感染时，HIV 感染的传播概率。因此，如果一方为 cSTI 感染者，则在 HIV 感染状态不一致的一段性伴关系中的 HIV 传播概率为 $x\beta_{HIV}$；如果双方为 cSTI 感染者，则在 HIV 感染状态不一致的一段关系中的 HIV 传播概率为 $x^2\beta_{HIV}$。

HIV 感染力有四个方程式需要考虑。每个活动组和 HIV 易感者性伴的 cSTI 状态各对应有一个，即 λ_H^{cSTI-}、λ_H^{cSTI+}、λ_L^{cSTI-}、λ_L^{cSTI+}。

首先关注性活跃组中未感染 cSTI 个体的 HIV 感染力方程 λ_H^{cSTI-}（方程式 9.14）。这等于他们的性伴变化率 c_H、HIV 传播概率（无 cSTI）β_{HIV} 和性伴为 HIV 感染者的概率乘以 STI 合并感染效应的大小（如果这一 HIV 感染者性伴也同时感染 cSTI）。

该概率由方程式 9.14 中方括号内的项目计算得出。这取决于性伴是从性活跃组还是性不活跃组中选择的（但我们假设按比例混合接触模式，分别为 g_H 或 g_L），以及所选性伴是 HIV 感染（患病状态）同时 cSTI 未感染还是 HIV 感染（患病状态）同时 cSTI 感染。这些概率在两个不同的性活动组之间会有所不同。如果选定的性伴是 HIV 感染（患病状态）同时 cSTI 感染，则 HIV 传播概率要乘以 STI 合并感染效应的大小 x。

$$\lambda_H^{cSTI-} = c_H \beta_{HIV} [g_H (q_H^{HIV+cSTI-} + q_H^{HIV+cSTI+}x) + g_L (q_L^{HIV+cSTI-} + q_L^{HIV+cSTI+}x)]$$

$$\text{方程式 9.14}$$

其中

$$q_H^{HIV+cSTI-} = \frac{I_H^{cSTI-}}{U_H}, \quad q_H^{HIV+cSTI+} = \frac{I_H^{cSTI+}}{U_H}$$

$$q_L^{HIV+cSTI-} = \frac{I_L^{cSTI-}}{U_L}, \quad q_L^{HIV+cSTI+} = \frac{I_L^{cSTI+}}{U_L}$$

（续）

性不活跃组中未感染 cSTI 的个体的 HIV 感染力方程式 λ_L^{cSTI-} 可以用相同的方式推导出来，除了性伴变化率为 c_L 外，其余部分与方程式 9.14 相同。

通过稍微调整方程式 9.14，我们可以写出性活跃组中感染 cSTI 的个体的 HIV 感染力方程式 λ_H^{cSTI+}（方程式 9.15）。我们可以使用与上述相同的逻辑，但需要考虑一个这样的事实，即未感染 HIV 的性伴已经感染了 cSTI。λ_H^{cSTI+} 等于以下几项的乘积：

1. 性伴变换率，c_H。

2. HIV 传播概率（在存在 cSTI 的情况下），$\beta_{HIV}x$。

3. 如果感染 HIV 的性伴也同时感染 cSTI，则所选性伴为 HIV 感染者的概率乘以 STI 合并感染效应的大小。需要注意的是，由于未感染 HIV 的性伴已经感染了 cSTI，因此如果其性伴感染 HIV（患病状态）且未感染 STI，则 HIV 传播概率将为 $\beta_{HIV}x$；如果其性伴感染 HIV（患病状态）且感染 STI，则 HIV 传播概率将为 $\beta_{HIV}x^2$。

$$\lambda_L^{cSTI+} = c_H \beta_{HIV} x [g_H(q_H^{HIV+cSTI-} + q_H^{HIV+cSTI+}x) + g_L(q_L^{HIV+cSTI-} + q_L^{HIV+cSTI+}x)]$$

方程式 9.15

同样，性不活跃组中 cSTI 感染个体的感染力方程 λ_L^{cSTI+}，可以用相同的方法推导，除了性伴变化率为 c_L 外，其余部分与方程式 9.15 相同。

9.4.2 可治愈性 STI 治疗措施在 HIV 预防中的不断变化的角色

有学者已经开展了许多 cSTI/HIV 合并感染模型研究，以帮助了解针对 cSTI 的控制策略对撒哈拉以南非洲地区 HIV 传播的潜在影响。

建模有助于更好地理解在撒哈拉以南非洲地区进行的三项（最初开展的）随机对照试验的结果，这些试验是探讨 STI 治疗措施针对预防 HIV 的作用的实证性研究，但结果看起来互相矛盾。关于 HIV 与其他 STI 相互作用的早期模型研究表明，STI（尤其是导致生殖器溃疡的 STIs），在撒哈拉以南非洲地区的 HIV 快速传播中可能至关重要 [47-48]。坦桑尼亚姆万扎（Mwanza）社区的一项随机对照试验表明，改进的基于临床的 STI 对症治疗措施可将普通人群中 HIV 感染的发病率降低约 38%（95% CI，15% ~ 55%）[49-51]。然而，不久之后，在乌干达拉凯（Rakai）地区进行的 STI 大规模（群体）治疗措施的试验，以及在乌干达马萨卡（Masaka）地区进行的一项信息、教育和沟通干预试验（包括或未包括改善的 STI 对症治疗措施），均显示对 HIV 感染的发病率没有显著影响 [52-53]，即使在三个场景中可治愈性 STI 的患病率都有类似程度的降低。对干预措施和试验所

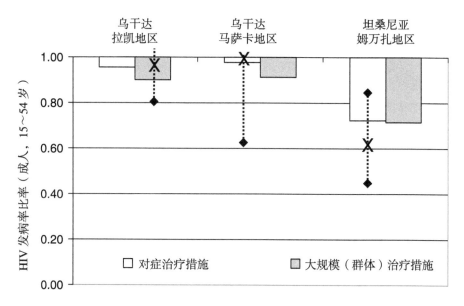

图 9.10 模拟得到（条形图）和观察得到（X 形状的 95% 置信区间）的对症和大规模（群体）STI 治疗干预措施对东非三个人群中 HIV 发病率的影响作用。Adapted from White *et al*, 2004. [54]

进行的人群的详细数据分析和建模分析表明，人群在性行为、可治愈性 STI 感染率和 HIV 流行阶段的差异可以解释三项试验之间观察到的对 HIV 作用影响的大部分差异，并得出结论：在可治愈性 STIs 高度流行的人群中，尤其是在某一早期的 HIV 流行中，STI 管理或治疗措施可能是一种有效的 HIV 预防策略 [46,54]。

图 9.10 通过模型预测说明，在姆万扎的早期 HIV 流行中，对症和大规模（群体）STI 治疗干预措施对 HIV 发病率的影响大于对乌干达拉凯或马萨卡的 HIV 流行后期阶段的影响 [54]。

建模研究表明，STI 治疗干预措施对 HIV 发病率的影响将取决于人群的特征 [55-56]、治疗覆盖人群的特征 [57] 以及 HIV 流行的阶段 [58-59]。

建模还有助于厘清这一情况，亦即所有发病率中由可治愈性 STI 引起的比例［人群归因分数（population attributable fraction，PAF）］可能会随着 HIV 流行的成熟（进展）而下降。这是因为 AIDS 死亡率和行为改变（如果其已经发生）降低了可治愈 STI 的感染率，并且随着 HIV 流行率的增加，更多的 HIV 传播发生在高危人群之外，而在可治愈性 STI 感染率较低的人群中 [58-59]。相反，在 HIV 流行后期，由于处于免疫功能代偿阶段的 HIV 感染者中常见 STI 感染率的下降和 HSV-2 所导致的溃疡的增加，导致所有 HIV 发病率中由不可治愈 STI 单纯疱疹病毒 2 型（HSV-2）引起的 HIV 发病率比例将上升 [60-63]。图 9.11 显示了撒哈拉以南非洲地区四个城市的 HIV 发病率中由单纯疱疹病毒 2 型和软下疳引起的 HIV 发病率比例（PAF）的预测趋势，利用这一预测趋势我们能够说明前述内容。

　　尽管这些研究表明，可治愈性 STI 治疗干预措施的相对影响在 HIV 大流行后期阶段中会有所降低，但其他研究表明，可治愈 STI 的治疗干预措施对于大流行整体阶段可能仍然具有较好的成本效益，因为其绝对影响仍然很高[64]。

　　最近，有研究对 HSV-2 治疗干预措施作为 HIV 预防策略的潜力进行了探讨。然而，总的来说，建模工作表明，HSV-2 治疗不太可能对总人群 HIV 发病率产生实质性较大的影响，因为它需要高覆盖率和较长期的治疗，或非常高的症

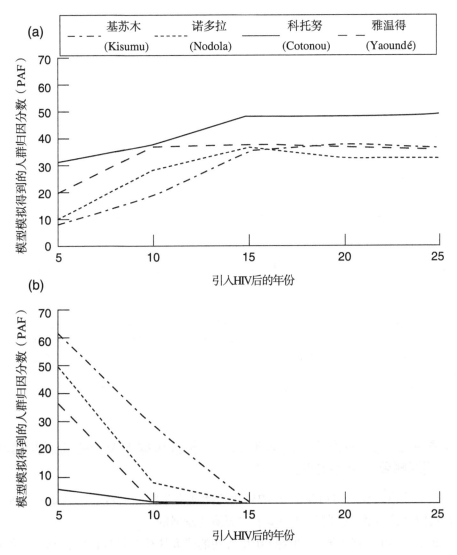

图 9.11　撒哈拉以南非洲地区四个城市的新发成人（15 ～ 49 岁）HIV 感染中因（a）2 型单纯疱疹病毒和（b）软下疳引起的感染所占比例的模拟情况，按 HIV 引入后的年份排列。所用模型为：STDSIM。（Reproduced from Freeman *et al*，2007.）[70]

状识别准确度和较好的主动寻求治疗的行为意识[65-66]，并且关于疱疹抑制性治疗措施的所有三个随机对照试验均未能显示出对 HIV 传播的影响[67-69]。这种缺乏作用的状态可能是因为任何 STI 合并感染因素的作用都很小，药物剂量或依从性不足导致疱疹抑制不足，或者因为阿昔洛韦的作用机制不能充分控制 HSV-2 对 HIV 传播的影响[67,69]。

更令人鼓舞的是，图 9.12 显示了一些初步模拟结果，这些结果表明，如果开发出一种有效的预防性 HSV-2 疫苗，可能会对 HIV 发病率产生重大的影响[70]。

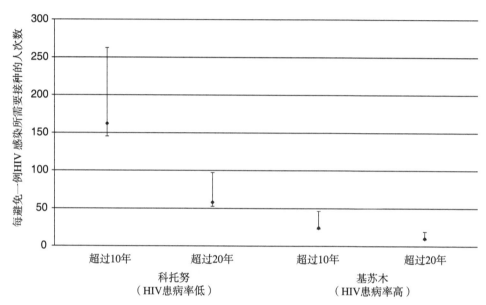

图 9.12 在 HIV 流行率低和高的非洲城市（所有年龄段），使用某一假定的预防性 HSV-2 疫苗在 10 年和 20 年内每避免一例 HIV 感染的所需要疫苗接种次数的模拟情况。模拟场景假设 14 ～ 29 岁人群使用对男性和女性人群易感性和再激活均有 10 年作用（保护）时间的疫苗，疫苗覆盖率在 5 年内从 0 增加到 70%。我们展示了与"弱"（30%，⊤）、"中等"（75%，◆）和"强"（90%，⊥）疫苗有效性相对应的三种场景。（Freeman et al，2009.）[70]

9.5 案例研究：撒哈拉以南非洲地区关于性传播 HIV 的控制策略模型研究如何随着疫情的演变而演变

在本节中，我们将讨论关于 HIV 性传播动力学特征的数学模型研究是如何随着我们对其传播和控制的进一步了解而演变发展的。

20 世纪 80 年代末和 20 世纪 90 年代初的研究往往更具理论性，确定了各种风险因素，如性伴更换率、风险行为的异质性以及风险群体之间的混合接触等因素对 HIV 传播的重要性[71-75]。

这些早期研究一方面表明人们对已确定的风险因素知之甚少，另一方面对后续的数据收集工作起着至关重要的指导作用。早期文献中的模型就展示出将来可以用于估计控制策略的作用，最初主要是作为 HIV 研究人员的工具 [71,74]，但后来逐渐为决策者所使用和采用 [47,75]。早期建模研究表明，干预措施对 HIV 发病率的影响是非线性的（对于大多数传染病控制策略而言），并且与 HIV 流行的阶段紧密相关。当 HIV 的基本再生数（R_0）接近 1 时，对 HIV 发病率的影响将大于在较高基本再生数时的影响 [76-77]。

它还表明，在疫情早期阶段针对高危人群进行干预将是最有效的 [78-80]。许多建模研究的重点是撒哈拉以南非洲地区，因为很明显这是受影响最严重的地区。然而，早在 1990 年，建模研究就表明，HIV 在撒哈拉以南非洲部分地区已经广泛流行，因此需要大规模改变普通人群的行为并大力增加防控资源来控制 HIV 的流行 [79,81]。

随着对 HIV 传播风险因素的科学认识的提高，以及对这些模型进行参数化和验证所需的数据变得更容易获得，建模研究越来越多地被用于预测现实场景中的预防策略的影响，以解释经验性 HIV 控制策略试验的结果，并就 HIV 预防措施的潜在不良后果给出警示。

如 9.4.2 节所述，建模研究表明，其他 STI，特别是引起生殖器溃疡的 STI，在撒哈拉以南非洲地区的 HIV 的快速传播中具有潜在作用。随着 HIV 治疗措施的出现，数学模型已被用于探索抗逆转录病毒治疗（antivetroviral treatment, ART）对 HIV 发病率的影响。早期工作表明，在不降低传染性和危险行为的情况下，ART 往往会增加 HIV 发病率 [82-83]，因为 HIV 感染者将保持更长的健康时间和性活动时间。然而，由于 ART 已被证明能显著降低病毒载量，因此应该会降低 HIV 感染者的传染性，最近的研究工作集中在风险代偿（由于对 HIV 感染后果的感知严重程度降低，风险行为可能增加）的重要性上 [84-85]，综合考虑 HIV 预防和治疗措施的益处 [86-87]，以及普遍自愿 HIV 检测和 ART 的潜在效应 [88]。Baggaley 及其同事的研究说明了 HIV 治疗方案的一个可以理解但可能令人担忧的关于 HIV 治疗措施的影响，即总人群中 HIV 患病率将因死亡率下降而增加（图 9.13，左）。

因此，在启动治疗方案时，流行率的迅速上升应被视为某一治疗方案可能成功的指标，而不是失败的指标。较为悲观的是，Baggaley 及其同事的研究表明，由于接受治疗的患者的性活动增加和耐药性的进展，HIV 治疗措施不太可能对预防新发 HIV 感染产生太大的作用效果（图 9.13，右）。

男性包皮环切术可能对解释 HIV 在撒哈拉以南非洲地区的传播异质性特征非常重要 [89-92]。在非洲进行的三项个体随机对照试验表明，男性包皮环切术可将男性 HIV 发病率降低 50% ～ 60% [93-95]。建模工作对于预测这些个体水平试验结

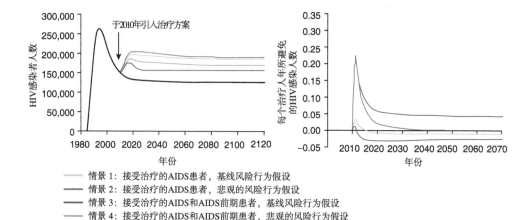

图 9.13 在撒哈拉以南非洲地区高流行率的 HIV 流行中，根据治疗患者的行为改变和治疗目标人群的各种假设，随着时间的推移，预测现患 HIV 感染总数（左）和每个治疗人年所避免的 HIV 新发感染人数（右）的情况。（From Baggaley *et al*，2006.）[87]

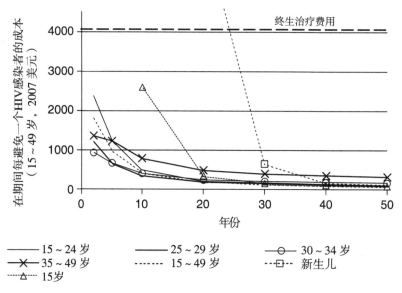

图 9.14 撒哈拉以南非洲地区男性包皮环切术预防 HIV 的成本效益模拟分析，按目标年龄群组分组。在 15 ~ 49 岁的成年人群中每避免一例 HIV 感染所需的费用，时间为 2007 年，单位为美元。为了进行比较，撒哈拉以南非洲地区单个 HIV 感染者的终生治疗费用调整后估计值[103] 显示为水平虚线。（Reproduced from White *et al*，2008.）[100]

果所体现的潜在群体水平的作用非常有用。这些建模研究的预测之间一致性非常强 [96-100]，主要是因为实证试验的作用非常相似。总的来说，模型研究表明，在撒哈拉以南非洲，包皮环切术可以在 20 年内预防 600 万例 HIV 感染，并且由于未来 ART 成本的降低，将在很大程度上是一种节省成本的策略：见相关文献 [96,101-102] 和图 9.14。

不幸的是，撒哈拉以南非洲地区每年有 280 万男性、女性和儿童新发感染 HIV [104]，在可预见的未来，关于 HIV 防控策略的数学模型将会继续成为一个活跃的研究领域。

9.6 小结

本章重点介绍了传染病建模中的几个主题，即疫苗接种、加强免疫和血清型替换的作用、潜伏期长的疾病、HIV/STI 合并感染建模以及描述 HIV 建模研究如何随着 HIV 流行而演变的案例研究。

水痘疫苗接种计划的引入可能对水痘产生重要影响，因为降低水痘新发或发病率会减少加强免疫或激活免疫的机会。这种增加会导致带状疱疹疾病负担的增加。同样，肺炎球菌疾病疫苗接种计划的引入，在减少疫苗相关特定血清型传播的同时，可能导致疫苗中未包括的血清型发病率的增加。在撰写本书时，这些预测尚未实现。

其中一些问题也与结核病有关，西方国家人口中感染结核病的风险随着时间的推移而下降，这导致了可归因于近期感染、再次感染和重新激活的疾病发病比例发生变化。这些疾病发病机制的相对贡献比例值对控制策略的作用具有重要影响，而这很可能随着 HIV 的大流行而发生改变。

我们已经看到，与其他 STI 的共同感染可能会增加性病医疗服务较差人群中 HIV 的传播速度，以及 HIV 的传播可能会降低其他 STI 感染的流行率。

最后，我们讨论了 HIV 的传播和控制策略模型是如何随着我们对 HIV 自然（进展）史以及需要解决的研究和公共卫生问题的进一步理解而不断演变的。

参考文献

1　Edmunds WJ, Brisson M. The effect of vaccination on the epidemiology of varicella zoster virus. *J Infect* 2002; 44(4):211–219.

2　Thomas SL, Wheeler JG, Hall AJ. Contacts with varicella or with children and protection against herpes zoster in adults: a case–control study. *Lancet* 2002; 360(9334):678–682.

3　Brisson M, Gay NJ, Edmunds WJ, Andrews NJ. Exposure to varicella boosts immunity to herpes-zoster: implications for mass vaccination against chickenpox. *Vaccine* 2002; 20 (19–20):2500–2507.

4 Brisson M, Edmunds WJ, Gay NJ, Law B, De Serre G. Modelling the impact of immunization on the epidemiology of varicella zoster virus. *Epidemiol Infect* 2000; 125(3):651–669.

5 Garnett GP, Grenfell BT. The epidemiology of varicella-zoster virus infections: the influence of varicella on the prevalence of herpes zoster. *Epidemiol Infect* 1992; 108(3): 513–528.

6 Ferguson NM, Anderson RM, Garnett GP. Mass vaccination to control chickenpox: the influence of zoster. *Proc Natl Acad Sci USA* 1996; 93(14):7231–7235.

7 Recommendations for the use of live attenuated varicella vaccine. American Academy of Pediatrics Committee on Infectious Diseases. *Pediatrics* 1995; 95(5):791–796.

8 Prevention of varicella: recommendations of the Advisory Committee on Immunization Practices (ACIP). Centers for Disease Control and Prevention. *MMWR Recomm Rep* 1996; 45(RR–11):1–36.

9 Marin M, Meissner HC, Seward JF. Varicella prevention in the United States: a review of successes and challenges. *Pediatrics* 2008; 122(3):e744–e751.

10 Pebody RG, Hellenbrand W, D'Ancona F, Ruutu P. Pneumococcal disease surveillance in Europe. *Euro Surveill* 2006; 11(9):171–178.

11 Department of Health. Pneumococcal. Pneumococcal meningitis notifiable. Immunisation against infectious disease 2006. *The Green Book*. London: Department of Health; 2007, pp. 295–311.

12 Lipsitch M. Vaccination against colonizing bacteria with multiple serotypes. *Proc Natl Acad Sci USA* 1997; 94(12):6571–6576.

13 O'Brien KL, Dagan R. The potential indirect effect of conjugate pneumococcal vaccines. *Vaccine* 2003; 21(17–18):1815–1825.

14 Singleton RJ, Hennessy TW, Bulkow LR *et al.* Invasive pneumococcal disease caused by nonvaccine serotypes among alaska native children with high levels of 7-valent pneumococcal conjugate vaccine coverage. *JAMA* 2007; 297(16):1784–1792.

15 Gonzalez BE, Hulten KG, Lamberth L, Kaplan SL, Mason EO, Jr. Streptococcus pneumoniae serogroups 15 and 33: an increasing cause of pneumococcal infections in children in the United States after the introduction of the pneumococcal 7-valent conjugate vaccine. *Pediatr Infect Dis J* 2006; 25(4):301–305.

16 Lipsitch M. Bacterial vaccines and serotype replacement: lessons from *Haemophilus influenzae* and prospects for *Streptococcus pneumoniae. Emerg Infect Dis* 1999; 5(3): 336–345.

17 Styblo K, Meijer J, Sutherland I. Tuberculosis Surveillance Research Unit Report No. 1: the transmission of tubercle bacilli; its trend in a human population. *Bull Int Union Tuberc* 1969; 42:1–104.:1–104.

18 Sutherland I, Bleiker MA, Meijer J, Styblo K. The risk of tuberculous infection in The Netherlands from 1967 to 1979. *Tubercle* 1983; 64(4):241–253.

19 Vynnycky E, Fine PE. The annual risk of infection with *Mycobacterium tuberculosis* in England and Wales since 1901. *Int J Tuberc Lung Dis* 1997; 1(5).

20 Sutherland I, Styblo K, Sampalik M, Bleiker MA. [Annual risks of tuberculosis infection in 14 countries according to the results of tuberculosis surveys from 1948 to 1952]. *Bull Int Union Tuberc* 1971; 45:80–122.:80–122.

21 Borgdorff MW, Nagelkerke NJ, van SD, Broekmans JF. Transmission of tuberculosis between people of different ages in The Netherlands: an analysis using DNA fingerprinting. *Int J Tuberc Lung Dis* 1999; 3(3):202–206.

22 Vynnycky E, Fine PE. Interpreting the decline in tuberculosis: the role of secular trends in effective contact. *Int J Epidemiol* 1999; 28(2).

23 Styblo K. Epidemiology of tuberculosis. [24]. 1991. The Hague, The Netherlands, KNCV.

Selected papers.

24　Sutherland I, Svandova E, Radhakrishna S. The development of clinical tuberculosis following infection with tubercle bacilli. 1. A theoretical model for the development of clinical tuberculosis following infection, linking from data on the risk of tuberculous infection and the incidence of clinical tuberculosis in the Netherlands. *Tubercle* 1982; 63(4):255–268.

25　Vynnycky E, Fine PE. The natural history of tuberculosis: the implications of age-dependent risks of disease and the role of reinfection. *Epidemiol Infect* 1997; 119(2).

26　Vynnycky E, Fine PE. Lifetime risks, incubation period, and serial interval of tuberculosis. *Am J Epidemiol* 2000; 152(3):247–263.

27　Murray CJL, Styblo K, Rouillon A. Tuberculosis. In: Jamison DT, Mosley WH, Measham AR, Bobadilla JL, eds, *Disease Control Priorities in Developing Countries*. Oxford Universty Press; 1993, pp. 233–259.

28　Registrar General. *Annual report of the Registrar General of births, deaths and marriages in England and Wales*. 1939. London, England, Her Majesty's Stationery Office.

29　Canetti G, Sutherland I, Svandova E. Endogenous reactivation and exogenous reinfection: their relative importance with regard to the development of non-primary tuberculosis. *Bull Int Union Tuberc* 1972; 47:116–34:116–134.

30　Sutherland I, Svandova E, Radhakrishna S. Alternative models for the development of tuberculosis disease following infection with tubercle bacilli. *Bull Int Union Tuberc* 1976; 51(1):171–179.

31　Dye C, Garnett GP, Sleeman K, Williams BG. Prospects for worldwide tuberculosis control under the WHO DOTS strategy. Directly observed short-course therapy. *Lancet* 1998; 352(9144):1886–1891.

32　Waaler HT, Gothi GD, Baily GV, Nair SS. Tuberculosis in rural South India. A study of possible trends and the potential impact of antituberculosis programmes. *Bull World Health Organ* 1974; 51(3):263–271.

33　Murray CJ, Salomon JA. Modeling the impact of global tuberculosis control strategies. *Proc Natl Acad Sci USA* 1998; 95(23):13881–13886.

34　Schulzer M, Fitzgerald JM, Enarson DA, Grzybowski S. An estimate of the future size of the tuberculosis problem in sub-Saharan Africa resulting from HIV infection. *Tuber Lung Dis* 1992; 73(1):52–58.

35　Bacaer N, Ouifki R, Pretorius C, Wood R, Williams B. Modeling the joint epidemics of TB and HIV in a South African township. *J Math Biol* 2008; 57(4):557–593.

36　Bleiker MA, Styblo K. The annual tuberculous infection rate and its trend in developing countries. *Bull Int Union Tuberc* 1978; 53:295–299.

37　Laga M, Nzila N, Goeman J. The interrelationship of sexually transmitted diseases and HIV infection: implications for the control of both epidemics in Africa. [Review]. *AIDS* 1991; 5(1):S55–63.

38　Fleming DT, Wasserheit JN. From epidemiological synergy to public health policy and practice: the contribution of other sexually transmitted diseases to sexual transmission of HIV infection. *Sex Transm Inf* 1999; 75:3–17.

39　Rottingen JA, Cameron DW, Garnett GP. A systematic review of the epidemiologic interactions between classic sexually transmitted diseases and HIV: how much really is known? *Sex Transm Dis* 2001; 28(10): 579–597.

40　Wasserheit JN. Epidemiological synergy. Interrelationships between human immunodeficiency virus infection and other sexually transmitted diseases. [Review]. *Sex Transm Dis* 1992; 19(2): 61–77.

41　Piot P, Quinn TC, Taelman H *et al.* Acquired immunodeficiency syndrome in a heterosexual population in Zaire. *Lancet* 1984; 2(8394): 65–69.

42 Korenromp EL, De Vlas S, Nagelkerke N, Habbema J. Estimating the magnitude of STD cofactor effects on HIV transmission – how well can it be done? *STD* 2001; 28(11): 613–621.

43 Hayes RJ, Schulz KF, Plummer FA. The cofactor effect of genital ulcers on the per-exposure risk of HIV transmission in sub-Saharan Africa. [Review]. *J Trop Med Hyg* 1995; 98(1):1–8.

44 Boily M, Anderson M. Human immunodeficiency virus transmission and the role of other sexually transmitted diseases: measures of association and study design. *Sexually Transmitted Diseases* 1996; 23:312–332.

45 Boily M-C, Masse B. Mathematical models of disease transmission: A precious tool of the study of sexually transmitted diseases. *Canadian Journal of Public Health* 1997; 88:255–265.

46 Orroth K, Korenromp E, White R *et al*. Higher risk behaviour and rates of sexually transmitted diseases in Mwanza compared to Uganda may help explain HIV prevention trial outcomes. *AIDS* 2003; 17(18):2653–2660.

47 Van der Ploeg CPB, Van Vliet C, De Vlas SJ *et al*. STDSIM: a microsimulation model for decision support in STD control. *Interfaces* 1998; 28:84–100.

48 Robinson NJ, Mulder DW, Auvert B, Hayes RJ. Proportion of HIV infections attributable to other sexually transmitted diseases in a rural Ugandan population: simulation model estimates. *International Journal Of Epidemiology* 1997; 26(1):180–189.

49 Grosskurth H, Mosha F, Todd J *et al*. Impact of improved treatment of sexually transmitted diseases on HIV infection in rural Tanzania: randomised controlled trial. *Lancet* 1995; 346(8974):530–536.

50 Hayes R, Grosskurth H, ka-Gina G. Impact of improved treatment of sexually transmitted diseases on HIV infection in rural Tanzania: randomised controlled trial [Letter to Lancet]. *Lancet* 1995; 346:1159–1160.

51 Habbema JDF, De Vlas SJ. Impact of improved treatment of sexually transmitted disease on HIV infection [letter; comment]. *Lancet* 1995; 346(8983):1157–1158.

52 Kamali A, Quigley M, Nakiyingi J *et al*. Syndromic management of sexually-transmitted infections and behaviour change interventions on transmission of HIV-1 in rural Uganda: a community randomised trial. *Lancet* 2003; 361(9358):645–652.

53 Wawer MJ, Sewankambo NK, Serwadda D *et al*. Control of sexually transmitted diseases for AIDS prevention in Uganda: a randomised community trial. *Lancet* 1999; 353(9152):645–652.

54 White RG, Orroth KK, Korenromp EL *et al*. Can population differences explain the contrasting results of the Mwanza, Rakai, and Masaka HIV/Sexually Transmitted Disease Intervention Trials?: A modeling study. *J Acquir Immune Defic Syndr* 2004; 37(4):1500–1513.

55 Korenromp EL, Van Vliet C, Grosskurth H *et al*. Model-based evaluation of single-round mass STD treatment for HIV control in a rural African population. *AIDS* 2000; 14:573–593.

56 Korenromp EL, White RG, Orroth KK *et al*. Determinants of the Impact of sexually transmitted infection treatment on prevention of HIV infection: a synthesis of evidence from the Mwanza, Rakai, and Masaka intervention trials. *J Infect Dis* 2005; 191(Suppl 1): S168–178.

57 Boily M-C, Lowndes CM, Alary M. Complementary hypothesis concerning the community sexually transmitted disease mass treatment puzzle in Rakai, Uganda. *AIDS* 2000; 14(16):2583–2592.

58 Korenromp E, Bakker R, De Vlas S *et al*. The effect of HIV, behaviour change, and STD syndromic management on STD epidemiology in sub-Saharan Africa: simulations of Uganda. *STI* 2002; 78(Suppl 1):i55–63.

59 Korenromp E, Bakker R, De Vlas S *et al.* HIV dynamics and behaviour change as determinants of the impact of sexually transmitted disease treatment on HIV transmission in the context of the Rakai trial. *AIDS* 2002; 16:2209–2218.

60 Freeman E, Orroth K, White RG *et al.* The proportion of new HIV infections attributable to HSV-2 increases over time: simulations of the changing role of sexually transmitted infections in sub-Saharan African HIV epidemics. *STI* 2007; 83:i17–24.

61 Abu-Raddad LJ, Magaret AS, Celum C *et al.* Genital herpes has played a more important role than any other sexually transmitted infection in driving HIV prevalence in Africa. *PLoS ONE* 2008; 3(5):e2230.

62 Blower S, Ma L. Calculating the contribution of herpes simplex virus type 2 epidemics to increasing HIV incidence: treatment implications. *Clin Infect Dis* 2004; 39(Suppl 5): S240–247.

63 Korenromp E, Bakker R, De Vlas S, Robinson N, Hayes R, Habbema J. Can behaviour change explain increases in the proportion of genital ulcers attributable to herpes in sub-Saharan Africa? A simulation modelling study. *Sex Transm Dis* 2002; 29(4):228–238.

64 White RG, Orroth KK, Glynn JR *et al.* Treating curable sexually transmitted infections to prevent HIV in Africa: still an effective control strategy? *J Acquir Immune Defic Syndr* 2008; 47:346–353.

65 White RG, Freeman EE, Orroth KK *et al.* Population-level effect of HSV-2 therapy on the incidence of HIV in sub-Saharan Africa. *Sex Trans Inf* 2008; 84(S2):12–18.

66 Baggaley RF, Griffin JT, Chapman R *et al.* Estimating the public health impact of the effect of herpes simplex virus suppressive therapy on plasma HIV-1 viral load. *AIDS* 2009; 23(8):1005–1013.

67 Celum C, Wald A, Hughes J *et al.* Effect of aciclovir on HIV-1 acquisition in herpes simplex virus 2 seropositive women and men who have sex with men: a randomised, double-blind, placebo-controlled trial. *Lancet* 2008; 371(9630):2109–2119.

68 Celum C, Wald A, Lingappa Jr *et al.* Twice-daily acyclovir to reduve HIV-1 transmission from HIV-1/NHSV-1 co-infected persons within HIV-1 discordant couples: a randomized, double-blind, placebo controlled trial. Submitted.

69 Watson-Jones D, Weiss HA, Rusizoka M *et al.* Effect of Herpes Simplex Suppression on Incidence of HIV among Women in Tanzania. *N Engl J Med* 2008; 358(15):1560–1571.

70 Freeman EE, White RG, Bakker R *et al.* Population-level effect of potential HSV2 prophylactic vaccines on HIV incidence in sub-Saharan Africa. http://dx.doi.org/10.1016/j. vaccine.2008.11.074. *Vaccine* 2009; 27:940–946.

71 Hyman J, Stanley E. Using mathematical models to understand the AIDS epidemic. *Math Biosc* 1988; 90:415–473.

72 Van Druten JA, Reintjes AG, Jager JC *et al.* HIV infection dynamics and intervention experiments in linked risk groups. *Stat Med* 1990; 9(7):721–736.

73 Anderson RM, Gupta S, May RM. Potential of community-wide chemotherapy or immunotherapy to control the spread of HIV-1. *Nature* 1991; 350(6316):356–359.

74 Bailey N. Core-group dynamics and public health action. In Kaplan E, Brandeau M, eds, New York: Raven Press Ltd; 1994.

75 Rehle TM, Saidel TJ, Hassig SE, Bouey PD, Gaillard EM, Sokal DC. AVERT: a user-friendly model to estimate the impact of HIV/sexually transmitted disease prevention interventions on HIV transmission. *AIDS* 1998; 12(Suppl 2):S27–35.

76 Morris M, Dean L. Effect of sexual behavior change on long-term human immunodeficiency virus prevalence among homosexual men. *Am J Epidemiol* 1994; 140(3):217–232.

77 Rowley JT, Anderson RM. Modeling the impact and cost-effectiveness of HIV prevention efforts. *AIDS* 1994; 8(4):539–548.

78 Garnett GP, Anderson RM. Strategies for limiting the spread of HIV in developing countries: conclusions based on studies of the transmission dynamics of the virus. *J Acquir Immune Defic Syndr Hum Retrovirol* 1995; 9(5):500–513.

79 Stover J, O'Way P. Inpact of interventions on reducing the spread of HIV in developing countries: computer simulation applications. *African Journal of Medical Practice* 1995; 2(4):110–120.

80 Over M, Piot P. Human immunodeficiency virus infection and other sexually transmitted diseases in developing countries: public health importance and priorities for resource allocation. *The Journal of Infectious Diseases* 1996; 174(Suppl):S162–175.

81 Auvert B, Moore M, Bertrand WE *et al.* Dynamics of HIV infection and AIDS in central African cities. *Int J Epidemiol* 1990; 19(2):417–428.

82 Gupta S, Anderson R, May RM. Mathematical models and the design of public health policy: HIV and antiviral therapy. *SIAM Review* 1993; 35:1–16.

83 Garnett GP, Anderson RM. Antiviral therapy and the transmission dynamics of HIV-1. *J Antimicrob Chemother* 1996; 37(Suppl.B):135–150.

84 Blower S, Gershengorn H, Grant RM. A tale of two futures: HIV and antiretroviral therapy in San Francisco. *Science* 2000; 287:650–654.

85 Gray RH, Xianbin Li, Wawer MJ *et al.* Stochastic simulation of the impact of antiretroviral therapy and HIV vaccines on HIV transmission; Rakai Uganda. *AIDS* 2003; 17:1941–1951.

86 Salomon JA, Hogan DR, Stover J *et al.* Integrating HIV prevention and treatment: from slogans to impact. *PLoS Medicine* 2005; 2(1):50–56.

87 Baggaley RF, Garnett GP, Ferguson NM. Modelling the impact of antiretroviral use in resource-poor settings. *PLoS Med* 2006; 3(4):e124.

88 Granich RM, Gilks CF, Dye C, De Cock KM, Williams BG. Universal voluntary HIV testing with immediate antiretroviral therapy as a strategy for elimination of HIV transmission: a mathematical model. *Lancet* 2009 Jan 3; 373(9657):48–57.

89 Moses S, Bradley JE, Nagelkerke NJ, Ronald AR, Ndinya-Achola JO, Plummer FA. Geographical patterns of male circumcision practices in Africa: association with HIV seroprevalence. *Int J Epidemiol* 1990; 19(3):693–697.

90 Weiss H, Quigley M, HAYES R. Male circumcision and risk of HIV infection in sub-Saharan Africa: a systematic review and meta-analysis. *AIDS* 2000; 14(15):2361–2370.

91 Buve A, Carael M, Hayes RJ *et al.* The multicentre study on factors determining the differential spread of HIV in four African cities: summary and conclusions. *AIDS* 2001; 15(Suppl 4):S127–131.

92 Orroth KK, Freeman E, Bakker R *et al.* Understanding differences across the contrasting epidemics in East and West Africa: results from a simulation model of the Four Cities Study. *STI* 2007; 83:i15–16.

93 Auvert B, Taljaard D, Lagarde E, Sobngwi-Tambekou J, Sitta R, Puren A. Randomized, controlled intervention trial of male circumcision for reduction of HIV infection risk: the ANRS 1265 Trial. *PLoS Med* 2005; 2(11):e298.

94 Bailey RC, Moses S, Parker CB *et al.* Male circumcision for HIV prevention in young men in Kisumu, Kenya: a randomised controlled trial. *Lancet* 2007; 369(9562):643–656.

95 Gray RH, Kigozi G, Serwadda D *et al.* Male circumcision for HIV prevention in men in Rakai, Uganda: a randomised trial. *Lancet* 2007; 369(9562):657–666.

96 Williams BG, Lloyd-Smith JO, Gouws E *et al.* The potential impact of male circumcision on HIV in Sub-Saharan Africa. *PLoS Med* 2006; 3(7):e262.

97 Hallett TB, Singh KJ, Smith JA, White RG, Abu-Raddad L, Garnett GP. Understanding the impact of male circumcision interventions on the spread of HIV in Southern Africa. *PLoS ONE* 2008; 3(5):e2212.

98 Gray R, Azire J, Serwadda D *et al*. Male circumcision and the risk of sexually transmitted infections and HIV in Rakai, Uganda. *AIDS* 2004; 18(18):657–666.

99 Nagelkerke NJ, Moses S, De Vlas SJ, Bailey RC. Modelling the public health impact of male circumcision for HIV prevention in high prevalence areas in Africa. *BMC Infect Dis* 2007; 7(1):16.

100 White RG, Glynn JR, Orroth KK *et al*. Male circumcision for HIV prevention in sub-Saharan Africa: who, what and when? *AIDS* 2008; 22(14):1841–1850.

101 Auvert B *et al*. Cost of the roll-out of male circumcision in sub-Saharan Africa. In Fourth International AIDS Society Conference, 2007. Sydney, Australia.

102 Expert Group on Modelling the Impact and Cost of Male Circumcision for HIV Risk Reduction. Informing decision making on male circumcision for HIV prevention in high HIV prevalence settings: what mathematical modelling can contribute. *PLoS Med* 2009; 6(9):e1000109.

103 Stover J, Bertozzi S, Gutierrez JP *et al*. The global impact of scaling up HIV/AIDS prevention programs in low- and middle-income countries. *Science* 2006; 311(5766): 1474–1476.

104 UNAIDS. *AIDS epidemic update 2007*. Geneva, UNAIDS/ WHO, 2007.

105 Kritzinger FE, den BS, Verver S *et al*. No decrease in annual risk of tuberculosis infection in endemic area in Cape Town, South Africa. *Trop Med Int Health* 2009; 14(2):136–142.

106 Williams BG, Dye C. Antiretroviral drugs for tuberculosis control in the era of HIV/AIDS. *Science* 2003; 301(5639):1535–1537.

延伸阅读

建模 / 统计类教材

Anderson RM and May RM. *Infectious diseases of Humans. Dynamics and control.* 1991；Oxford University Press. 该书对 1991 年之前在呼吸道和媒介传播疾病方面了建模研究进行了出色总结。

Benjamin M.Bolker. *Ecological models and data in R.* 2008；Princeton，NJ：Princeton University Press. 介绍如何使用编程语言 R 设置模型和分析数据。

Daley DJ. *Epidemic modelling：introduction.* 1999；Cambridge University Press，Cambridge Studies in Mathematical Biology: 15.

Diekmann O and Heesterbeek H. *Mathematical epidemiology of infectious diseases. Model building，analysis and interpretation.* 2000；Chichester：Wiley. 很好地介绍了传染病的数学建模和动力学特征的原理；还包括带有解决方案的练习，对那些对数学理论感兴趣的人特别有用。

Farrington CP. *Modelling epidemics.* 2008；The Open University. Milton Keynes. 一本出色的关于传染病流行病学和建模基础的简短书籍。作为开放大学传染病课程教案的一部分。

Grimm V and Railsback SF. *Individual-based modeling and ecology.* 2005；Princeton，NJ：Princeton University Press. 对基于个体的模型进行了较好的介绍。

Isham V and Medley G.（eds）*Models for infectious human diseases. Their structure and relation to data.* 1996；Cambridge：Publications of the Newton Institute. Summary of papers presented during a workshop on infectious disease modelling. 一个传染病建模研讨会上发表的论文汇集。

Keeling MEJ and Rohani P. *Modeling infectious diseases in humans and animals.* 2008；Princeton，NJ：Princeton University Press. 对传染病建模方法和传染病建模应用的经典概述；对于希望在基本介绍的基础上做拓展的读者特别有用。

May RM and MacLean A. *Theoretical ecology，3rd edn.* 2007；Oxford University Press. 很好地介绍了生态系统的动力学。

Newman MEJ，Barabási AL and Watts DJ. *The structure and dynamics of networks.* 2006；Princeton University Press. 一本关于网络建模和研究的优秀论文集。

Nowak M and May RM. *Virus dynamics.* 2000；Oxford University Press. 是一本简短实用、关于在宿主内病毒动力学建模，主要使用 HIV/AIDS 和乙型肝炎

来进行示例说明的书籍。

Scott ME and Smith G. *Parasitic and infectious diseases*：*epidemiology and ecology*. 1994；San Diego，CA：Academic Press.

传染病流行病学/一般流行病学

Giesecke J. *Modern infectious disease epidemiology*. 2002；Arnold. 很好地概述了传染病流行病学。

Nelson KE and Williams CM. *Infectious disease epidemiology*. 2006；Oxford University Press.

Rothman KJ and Greeenland S. *Modern epidemiology*，*2nd edn*. 1997；Lippincott Williams & Williams. 包含 Halloran 撰写的"传染病流行病学概念"一章，该章未包含在第三版中。但是，可以便宜的价格买到第二版的二手书籍。

涵盖一般数学主题的资料

有很多关于微分方程、矩阵、积分等的文本或教材。对于特定主题的一般性介绍，读者可以参考 Schaum 大纲系列书籍，例如：Bronson R and Costa GB. *Schaum's Outline of differential equations*. 2006；McGraw-Hill.

附录

A.1 微分方程组

A.1.1 使用变化率的正式定义写出微分方程组

易感者个体数量的微分方程组也可以通过使用写出差分方程组的方法并考虑给定统计量变化率的正式定义来获得（见 3.3 节）。

例如，易感者个体数量的变化率由以下表达式给出：

$$\frac{S(t+\delta t)-S(t)}{\delta t} \quad \text{当} \delta t \text{ 接近于零时} \qquad \text{方程式 A.1}$$

我们首先注意到时间 $t+\delta t$ 时的易感者个体数量 $[S(t+\delta t)]$ 由时间 t 时易感者个体的数量与时间 t 和 $t+\delta t$ 之间新发感染的个体数量之间的差所给出，即：

$$S(t+\delta t) = \text{时间 } t \text{ 时易感者个体的数量 } [S(t)] - $$
$$(\text{时间 } t \text{ 和 } t+\delta t \text{ 之间易感者人群中新发感染的个体数量})$$

但是，该表达式中的第二项，即时间 t 和 $t+\delta t$ 之间易感者人群中新发感染的个体数量，由单位时间内新发感染的个体数量 $[\lambda(t)S(t)]$ 乘以时间步长 (δt)。例如，如果每 1 秒有 10 个个体新发感染，那么每 2 秒应该有 20 个个体新发感染。只要时间步长小到 $\lambda(t)S(t)$ 不随时间步长变化，这个表达式就保持成立。

在上面的表达式中使用这个事实，我们看到在时间 $t+\delta t$ 时的易感者个体的数量由下式给出：

$$S(t+\delta t) = S(t) - \lambda(t)S(t)\delta t \qquad \text{方程式 A.2}$$

重新排列这个表达式，我们看到：

$$S(t+\delta t) - S(t) = -\lambda(t)S(t)\delta t \qquad \text{方程式 A.3}$$

将方程式两边除以 δt，我们看到：

$$\frac{S(t+\delta t)-S(t)}{\delta t} = -\lambda(t)S(t) \qquad \text{方程式 A.4}$$

如果 δt 被认为是"无限小的"，则该方程式的左侧可以用 $\dfrac{\mathrm{d}S(t)}{\delta t}$ 代替，我们得到以下表达式，表示易感者个体数量随时间的变化率：

$$\frac{dS(t)}{\delta t} = \frac{S(t+\delta t) - S(t)}{\delta t} = -\lambda(t)S(t) \quad \text{当 } \delta t \text{ 接近于零时} \qquad \text{方程式 A.5}$$

即在时间 t 时易感者个体数量的变化率等于在时间 t 时的感染力与在时间 t 时的易感者个体数量的乘积的相反数。可以以类似的方式获得患病前期、患病期或免疫者个体数量变化率的微分方程组。

A.1.2 对方程式 $\dfrac{dQ(t)}{dt} = -kQ(t)$ 求解得到 $Q(t) = Q(0)e^{-kt}$ 的结果说明

我们将通过对表达式 $Q(t) = Q(0)e^{-kt}$ 进行微分来说明这个结果，并表明它导致得到方程式 $\dfrac{dQ(t)}{dt} = -kQ(t)$。

如基本数学知识部分 B.3 中所述，e^{-kt} 由以下表达式给出：

$$e^{-kt} = 1 - kt + \frac{(-kt)^2}{2!} + \frac{(-kt)^3}{3!} + \frac{(-kt)^4}{4!} + \frac{(-kt)^5}{5!} + \cdots \qquad \text{方程式 A.6}$$

并且 e^{-kt} 的导数等于 $-ke^{-kt}$（基本数学知识部分 B.5，第 3 点）。

使用微分规则（基本数学知识部分 B.5 第 3 点）对 $Q(t) = Q(0)e^{-kt}$ 表达式进行微分，我们得到以下表达式：

$$\frac{dQ(t)}{dt} = -kQ(0)e^{-kt} \qquad \text{方程式 A.7}$$

由于 $Q(t) = Q(0)e^{-kt}$，我们得到了我们想要的结果：

$$\frac{dQ(t)}{dt} = -kQ(t) \qquad \text{方程式 A.8}$$

如果我们在上述方程式中适当的地方用 $+k$ 代替 $-k$，我们得到方程式 $\dfrac{dQ(t)}{dt} = kQ(t)$ 的解是 $Q(t) = Q(0)e^{-kt}$ 的类似结果。

A.1.3 平均预期寿命 = 1/ 死亡率的结果说明

这个结果可以用以下事实正式证明：如果个体以恒定的速率 m 死亡，那么

a）在时间 $t = 0$ 时存在于人口中（且）在时间 t 时仍然存活着的个体数量，由表达式 $N(0)e^{-mt}$ 给出，其中 $N(0)$ 是在时间 0 时存活着的个体数量（方程式 3.15）。

b）在时间 t 时死亡的人数是 $mN(0)e^{-mt}$（即死亡率乘以时间 t 时的人口规模）。

c）直到个体死亡时的平均时间（预期寿命）由平均值的正式数学定义所给出（关于感染时的平均年龄，另见方程式 5.9）：

$$\frac{\int_0^\infty mtN(0)e^{-mt}dt}{\int_0^\infty mN(0)e^{-mt}dt}$$

方程式 A.9

使用积分规则（参见基本数学知识部分 B.6），该表达式的分子由 $N(0)/m$ 给出，分母等于 $N(0)$。将分子除以分母得出预期寿命等于 $1/m$ 的结果。

这个结果可以推广到这一结果或事实：直到某一事件发生所需的平均时间 = 1/该事件发生的平均率。

A.2 传染病的动力学特征

A.2.1 对于可免疫传染病，当群体中的患病者个体数量达到峰值水平时，人群中易感者的比例等于 $1/R_0$

为了证明这一结果，我们考虑描述某一易感者 - 患病者 - 恢复者（SIR）模型的患病者个体数量变化率的微分方程组：

$$\frac{dI(t)}{dt} = \beta S(t)I(t) - rI(t)$$

方程式 A.10

当患病者个体数量增加时，患病者个体数量的变化率（即方程式 A.10）大于零：

$$\beta S(t)I(t) - rI(t) > 0$$

方程式 A.11

该方程式等价于以下方程式：

$$I(t)[\beta S(t) - r] > 0$$

方程式 A.12

由于 $I(t) > 0$（因为患病者个体的数量总是大于零），括号中的项也必须大于零。例如，如果两项的乘积大于零，并且两项中的一项大于零，则另一项也必须大于零。因此我们可以说：

$$\beta S(t) - r > 0$$

方程式 A.13

重新排列这个表达式并除以 β 后，我们得到以下结果：

$$S(t) > \frac{r}{\beta}$$

方程式 A.14

将该方程式两边除以人口规模 N，我们得到以下方程式：

$$\frac{S(t)}{N} > \frac{r}{N\beta}$$

方程式 A.15

需要注意的是，该方程式的左侧等于人群中易感者人群的比例（即易感者人群的数量除以人口规模），该方程式的右侧等于 $1/R_0$，因为 $R_0 = \dfrac{\beta N}{r}$（参见方程

式 4.2）。使用方程式 A.15 中的这个结果，我们得到以下方程式，即当患病者人数增加时人群中易感者的比例：

$$\frac{S(t)}{N} > \frac{1}{R_0} \qquad\qquad 方程式 A.16$$

应用类似的逻辑，我们得到的结果是，当患病者人数下降时 $\left[\dfrac{dI(t)}{dt} < 0\right]$，人

群中易感者的比例 $< 1/R_0$。另外，当患病者人数处于峰值时（即患病者人数既不

增加也不减少，因此 $\dfrac{dI(t)}{dt} = 0$），人群中易感者的比例等于 $1/R_0$。

上述证明过程考虑了患病者总数与人群中易感者比例之间的关系。它通常也适用于患病者的发病率和人群中易感者的比例，但发病率达到高峰的时间可能与人群中易感者比例等于 $1/R_0$ 的时间略有不同，取决于个体从患病者状态中恢复的速率。

A.2.2 使用易感者 - 患病前期者 - 患病者 - 恢复者（SEIR）模型推导，一旦一个患病者进入某一完全易感者人群，要使得患病者人数增加，阈值条件 $R_0 = \beta ND >$ 1 必须一直保持

这个结果的推导类似于 4.2.2.1 节中的推导过程，除了我们将考虑感染但尚未具有传染性的个体数量［即患病前期者，$E(t)$］和患病者个体人数［$I(t)$］变化率的微分方程组。

需要注意的是，如果在将 1 名患病者病例引入某一完全易感人群后要使得新发感染和新发患病者人数增加，则患病前期者人数和患病者人数的变化率必须为"正"，即 $\dfrac{dE(t)}{dt} > 0$ 和 $\dfrac{dI(t)}{dt} > 0$。

如第 2 章所述，SEIR 模型中患病前期和患病者人数的变化率的表达式为：

$$\frac{dE(t)}{dt} = \beta S(t)I(t) - fE(t) \qquad\qquad 方程式 A.17$$

$$\frac{dI(t)}{dt} = fE(t) - rI(t) \qquad\qquad 方程式 A.18$$

其中 f 是患病前期者个体进展为患病者个体的率。

为了使患病前期者个体数量的变化率（在 A.17 中描述）为正，单位时间内发生在人群中的新发感染者数量［$\beta S(t)I(t)$］必须超过每单位时间内患病前期

者进展为患病者个体的数量［$fE(t)$］，即：

$$\beta S(t)I(t) > fE(t) \qquad \text{方程式 A.19}$$

类似的，要使患病者个体数量的变化率为正（在 A.18 中描述），每单位时间患病前期者进展为患病者个体的数量［$fE(t)$］必须超过每单位时间患病者进展为恢复者个体的数量［$rI(t)$］，即：

$$fE(t) > rI(t) \qquad \text{方程式 A.20}$$

结合方程式 A.19 和方程式 A.20 中的逻辑，我们看到单位时间内新发感染的人数也必须大于单位时间内康复的人数，即：

$$\beta S(t)I(t) > rI(t) \qquad \text{方程式 A.21}$$

该表达式与方程式 4.3 相同，因此我们可以使用正文中该表达式之后的步骤来完成剩余的证明。

A.2.3 对于可免疫传染病，当群体中患病者个体的数量达到流行的峰值和谷值时，人群中易感者的比例等于 $1/R_0$

为了证明这一结果，我们考虑了描述易感者个体数量变化率的微分方程组，所使用的时易感者 - 患病者 - 恢复者（SIR）模型。

$$\frac{\mathrm{d}I(t)}{\mathrm{d}t} = \beta S(t)I(t) - rI(t) \qquad \text{方程式 A.22}$$

当患病者个体数量达到峰值时，患病者个体数量的变化率（即 A.22）为零：

$$\beta S(t)I(t) - rI(t) = 0 \qquad \text{方程式 A.23}$$

该方程式等价于以下方程式：

$$I(t)\left[\beta S(t) - r\right] = 0 \qquad \text{方程式 A.24}$$

由于 $I(t)$ 在峰值时不等于 0，因此括号中的项必须等于 0：

$$\beta S(t) - r = 0 \qquad \text{方程式 A.25}$$

重新排列这个表达式并除以 β 后，我们得到以下结果：

$$S(t) = \frac{r}{\beta} \qquad \text{方程式 A.26}$$

将该方程式两边同时除以人口规模 N，我们得到以下方程式：

$$\frac{S(t)}{N} = \frac{r}{N\beta} \qquad \text{方程式 A.27}$$

需要注意的是，该方程式的左侧等于人群中易感者的比例（即易感人群的数量除以人口规模）。将 $R_0 = \dfrac{N\beta}{r}$（见方程式 4.2）代入方程式 A.27，我们得到以下方程式，表示在峰值时人群中易感者的比例：

$$\frac{S(t)}{N} = \frac{1}{R_0} \qquad\qquad 方程式\ A.28$$

A.2.4 为什么在流行病的早期阶段患病者个体的数量以近似恒定的速率增加的数学理论

如 3.5.1 节所示，如果某个量 Q 以恒定速率 k 变化，则该量的变化率的微分方程具有以下形式：

$$\frac{\mathrm{d}Q(t)}{\mathrm{d}t} = kQ(t) \qquad\qquad 方程式\ A.29$$

为了证明患病者个体的数量在流行病的早期阶段以恒定的速率增加，我们只需要证明患病者个体数量变化率的方程式与这个方程式有相似的形式，即方程式的右侧是某个常数（大小待定）乘以患病者个体的数量 $[I(t)]$。

以下是最简单（SIR）模型的患病者个体数量变化率的微分方程，其中假设个体在感染后立即具有传染性：

$$\frac{\mathrm{d}I(t)}{\mathrm{d}t} = \beta S(t)I(t) - rI(t) \qquad\qquad 方程式\ A.30$$

其中 β 是两个特定个体有效接触的率，r 是患病者个体恢复成为免疫者状态的率（$r = 1/D$，D 为传染性持续时间），$S(t)$ 是在时间 t 时的易感者个体的数量。

在某一流行病的早期阶段，此时很少有易感者个体被感染，易感者人群的规模与人口总规模（N）非常相似。使用这个近似值，我们可以将方程式 A.30 改写如下：

$$\frac{\mathrm{d}I(t)}{\mathrm{d}t} \approx \beta NI(t) - rI(t) \approx (\beta N - r)I(t) \qquad\qquad 方程式\ A.31$$

表达式 $(\beta N - r)$ 是常数，因此方程式 A.31 在形式上与方程式 A.29 相似，这表明在流行病的早期阶段，患病者个体的数量以大致恒定的速率变化。

A.2.5 方程式 $R_0 = 1 + \varLambda D$ 的推导

如 A.2.4 节所示，在流行病的早期阶段，患病者个体数量的变化率由以下表达式给出：

$$\frac{\mathrm{d}I(t)}{\mathrm{d}t} \approx (\beta N - r)I(t)$$

设置增长率 Λ 等于 $(\beta N - r)$，我们得到以下结果：

$$\Lambda = \beta N - r \qquad \text{方程式 A.32}$$

从该方程式的右侧将 r 分解出来并使用关系式 $R_0 = \dfrac{N\beta}{r}$（参见方程式 4.2），该方程式可以写成如下：

$$\Lambda = r\left(\frac{\beta N}{r} - 1\right) = r(R_0 - 1) \qquad \text{方程式 A.33}$$

假设传染性持续时间 D 等于 $1/r$，则该方程式简化为：

$$\Lambda = \frac{R_0 - 1}{D} \qquad \text{方程式 A.34}$$

经过一些重新排列，我们得到以下方程式：

$$R_0 = 1 + \Lambda D \qquad \text{方程式 A.35}$$

表 4.1 中其他方程式的推导需要一些更复杂的操作，但过程是类似的。

A.2.6 证明：如果出现少报漏报病例现象，一场流行的估计增长率应该是相似的

如果随着时间行进我们只能观察到一小部分（例如 20%）的病例，那么观察到的病例数的对数图形也遵循（是）一条直线，而且这条线的梯度等于该场流行的增长率（参见图 4.10）。

该结果源于以下事实：在时间 t 时观察到的病例数 $O(t)$ 由以下表达式给出：

$$O(t) = pI(t) \qquad \text{方程式 A.36}$$

其中 p 是人群患病者个体中得到报告者的比例。

使用在流行早期 $I(t) \approx I(0)\mathrm{e}^{\Lambda t}$（方程式 4.8）的结果，我们得到以下结果：

$$O(t) \approx pI(0)\mathrm{e}^{\Lambda t} \qquad \text{方程式 A.37}$$

取方程式 A.37 两边的自然对数，我们看到：

$$\ln\{O(t)\} \approx \ln\{pI(0)\mathrm{e}^{\Lambda t}\} \qquad \text{方程式 A.38}$$

根据对数定律（基本数学部分 B.4 节），该方程式简化为：

$$\ln\{O(t)\} \approx \ln\{pI(0)\} + \Lambda t \qquad \text{方程式 A.39}$$

当绘制在 x 轴上时，该方程式是一条直线（基本数学部分 B.2 节），这条线的梯度等于 Λ，即该场流行的增长率。

因此，如果我们绘制 $O(t)$ 的自然对数对时间的图形，我们应该看到一条直线，其梯度为 Λ。

A.2.7 相关结果的数学证明：在某一可免疫传染病患病者人数达到高峰值或低谷值时，人群中易感个体的比例等于 $1/R_0$，过程中考虑了人口的出生和死亡

为了获得这个结果，我们使用了一个 SIR 模型的微分方程，考虑了人群中人口的出生和死亡：

$$\frac{\mathrm{d}S(t)}{\mathrm{d}t} = bN - \beta I(t)S(t) - mS(t) \qquad \text{方程式 A.40}$$

$$\frac{\mathrm{d}I(t)}{\mathrm{d}t} = \beta I(t)S(t) - rI(t) - mI(t) \qquad \text{方程式 A.41}$$

$$\frac{\mathrm{d}R(t)}{\mathrm{d}t} = rI(t) - mR(t) \qquad \text{方程式 A.42}$$

为了简单起见，我们将考虑出生率等于死亡率的情况（即 $b = m$）。由于在这种情况下，人口规模保持不变，我们将使用符号 "N" 而不是 $N(t)$ 来表示人口规模。

我们首先注意到，在扩展 4.2.2.1 节中的证明之后，该人群中可免疫传染病的基本再生数由以下表达式给出：

$$R_0 = \frac{\beta N}{r + m}$$

在患病者人数的高峰值或低谷值时，患病者人数的变化率为零，即方程式 A.41 等于零，如下所示：

$$\beta I(t)S(t) - rI(t) - mI(t) = 0 \qquad \text{方程式 A.43}$$

重新排列这个方程式，我们得到以下结果：

$$I(t)(\beta S(t) - r - m) = 0 \qquad \text{方程式 A.44}$$

在患病者人数的高峰值或低谷值时，患病者人数不能为零，这意味着括号中的项必须等于零，即：

$$\beta S(t) - r - m = 0 \qquad \text{方程式 A.45}$$

重新排列这个方程式，我们得到了在时间 t 时易感者个体数量的以下表达式：

$$S(t) = \frac{r + m}{\beta} \qquad \text{方程式 A.46}$$

人群中易感者个体的比例 $s(t)$ 由方程式 A.46 除以人口规模 N 得出：

$$s(t) = \frac{r+m}{\beta N} \qquad \text{方程式 A.47}$$

将 $R_0 = \frac{\beta N}{r+m}$ 代入方程式 A.47 我们能够得到在患病者人数达到高峰值或低

谷值时，人群中易感个体的比例 $s(t) = 1/R_0$。需要注意的是，当感染发病率（对于急性传染病，亦即患病者的发病率）处于高峰值或低谷值时，$s(t) = 1/R_0$，原因在于感染力与患病者人数成正比（见方程式 2.5）。

A.3 年龄结构模式

A.3.1 证明：对于具有指数年龄分布的人群，平均感染力 (λ)、平均预期寿命和 R_0 通过表达式 $R_0 = 1 + \lambda L$ 相互关联

这种关系可以通过考虑附录 A.2.7 节中针对 SIR 模型所讨论的易感者、患病者和免疫者数量变化率的微分方程来获得，该模型考虑了人群中人口的出生和死亡。从长远来看，由于发病率的周期性变化逐渐减弱（见图 4.17），即易感者、患病者和免疫者个体数量的变化率为零（见图 4.17），即

$$\frac{\mathrm{d}S(t)}{\mathrm{d}t} = \frac{\mathrm{d}I(t)}{\mathrm{d}t} = \frac{\mathrm{d}R(t)}{\mathrm{d}t} = 0$$

我们首先注意到易感者个体数量的变化率可以写成如下：

$$\frac{\mathrm{d}S(t)}{\mathrm{d}t} = bN(t) - \lambda(t)S(t) - mS(t) \qquad \text{方程式 A.48}$$

为了简单起见，我们假设人口规模 $[N(t)]$ 随时间保持不变，因此出生率等于死亡率 ($b = m$)。由于我们正在考虑的是所有这些变量的长期状态下的平衡值，我们将从符号中删除 "t"。将方程式 A.48 设置为零，重新排列此表达式后，我们得到以下结果：

$$bN - S(\lambda + m) = 0 \qquad \text{方程式 A.49}$$

将该方程式除以人口规模，并重新排列结果表达式，我们得到以下结果：

$$\frac{S}{N} = \frac{b}{\lambda + m} \qquad \text{方程式 A.50}$$

或者，由于出生率等于死亡率（即 $b = m$）：

$$\frac{S}{N} = \frac{m}{\lambda + m} \qquad \text{方程式 A.51}$$

从长远来看，患病者个体数量的变化率为零，即 $\frac{dI(t)}{dt} = 0$（如上）。如附录

A2.7 节所示，当 $\frac{dI(t)}{dt} = 0$，人群中易感者的比例等于 $1/R_0$ 即 $\frac{S(t)}{N(t)} = \frac{1}{R_0}$。将

$\frac{S}{N} = \frac{1}{R_0}$ 代入方程式 A.51，我们得到以下结果：

$$\frac{1}{R_0} = \frac{m}{\lambda + m} \qquad \text{方程式 A.52}$$

重新排列这个方程式会导致以下结果：

$$R_0 = \frac{\lambda}{m} + 1 \qquad \text{方程式 A.53}$$

平均预期寿命 L 与平均死亡率 m 通过以下表达式相互关联：

$$L = \frac{1}{m} \qquad \text{方程式 A.54}$$

使用方程式 A.53 中的这个结果，我们得到以下结果：

$$R_0 = 1 + \lambda L \qquad \text{方程式 A.55}$$

类似的，将 $m = 1/L$ 代入方程式 A.51 可得出以下方程式：

$$\frac{S}{N} = \frac{1}{\lambda L + 1}$$

A.3.2 证明：对于具有矩形年龄分布的人群，平均感染力（λ）、平均预期寿命和 R_0 通过表达式 $R_0 = \lambda L$ 相互关联

我们通过以下发现获得这一结果：从长远来看，对于某一地方性可免疫传染病并假设个体之间随机混合接触时，人群中易感者的比例（s）和 R_0 通过方程式 $s = 1/R_0$ 相互关联（表 4.3）或相对应的：

$$R_0 = 1/s \qquad \text{方程式 A.56}$$

我们首先获得一个以 λ 表示人群中易感者个体比例的方程式。

对于一个具有矩形年龄分布的人口，总人群中易感人口的总比例由以下表达式给出：

$$\text{每个年龄 } a \text{ 时易感者个体数量的总和（或积分）}$$

$$\div$$

$$\text{总人口规模} \qquad \text{方程式 A.57}$$

假设人口随时间保持不变，总人口规模由以下表达式给出，其中 N_0 是每年出生的个体数量：

$$总人口规模 = N_0 L \qquad\qquad 方程式\ A.58$$

如 5.2.2 节所述，给定年龄 a 人群中易感个体的比例由以下表达式给出：

$$s(a) = e^{-\lambda a} \qquad\qquad 方程式\ A.59$$

因此，年龄 a 的人群中易感的个体总数由 $N_0 e^{-\lambda a}$ 给出，并且人口中易感个体的总数由以下方程式给出：

$$人口中易感个体的总数 = N_0\int_0^L e^{-\lambda a}\mathrm{d}a = \frac{N_0(1-e^{-\lambda L})}{\lambda} \qquad 方程式\ A.60$$

将方程式 A.58 和方程式 A.60 的结果代入方程式 A.57，我们得到以下方程式，表示人群中的易感者总体平均比例 s：

$$s = \frac{N_0(1-e^{-\lambda L})}{\lambda L N_0} = \frac{1-e^{-\lambda L}}{\lambda L} \qquad\qquad 方程式\ A.61$$

将 s 的这个方程式代入方程式 A.56 得到以下结果：

$$R_0 = \frac{\lambda L}{1-e^{-\lambda L}} \qquad\qquad 方程式\ A.62$$

对于预期寿命（L）和感染力的实际值，$e^{-\lambda L} \approx 0$，因此该表达式的分母大约等于 1。这导致得到 R_0 的以下近似值：

$$R_0 \approx \lambda L \qquad\qquad 方程式\ A.63$$

同样的，方程式 A.61 中的分子近似等于 1，因此

$$s \approx \frac{1}{\lambda L}$$

A.3.3 证明：对于具有矩形年龄分布的人群，长时尺度下平均感染力和 R_0 通过表达式 $R_0 = \dfrac{\lambda' L}{(1-v)(1-e^{-\lambda' L})}$ 相互关联

我们通过以下发现获得这一结果：从长期来看，对于某一地方性可免疫传染病并假设个体之间随机混合接触，人群中易感人群的比例（s）和 R_0 通过方程式 $s = 1/R_0$ 相互关联（表 4.3）或相对应的：

$$R_0 = 1/s$$

需要注意的是，如果我们假设个体之间随机混合接触，即使有一部分个体（＜群体免疫阈值）接种了疫苗，这种关系仍然成立。

这是因为这种关系是通过使用 $R_n = R_0 s$ 的结果得出的（参见 1.3 节和 4.2.2.2 节），并且如果个体之间随机混合接触，则无论个体是否接种疫苗，这种关系都成立。

我们首先计算人群中易感个体的总人数。

假设有比例 v 的个体在年龄 a_v 时接种了疫苗，我们可以调整在第 5.2.2 节中讨论过的在年龄 a 时人群中易感者个体比例的表达式，以获得以下关于接种疫苗后长时状态下 a 岁人群中易感者个体数量的表达式：

$$S(a) = \begin{cases} N_0 e^{-\lambda' a} & a < a_v \\ N_0(1-v)e^{-\lambda' a} & a \geqslant a_v \end{cases} \qquad \text{方程式 A.64}$$

这里 N_0 是每年出生的个体数量。可以使用以下逻辑推导出年龄超过 a_v 岁的个体数量的方程式：

$$a \text{ 岁时易感者个体人数} =$$

$$\text{易感者人群中 } a_v \text{ 岁者的人数} (= N_0 e^{-\lambda' a_v})$$

$$\times$$

$$\text{人群中在 } a_v \text{ 岁接种疫苗者的比例} (= 1-v)$$

$$\times$$

$$\text{人群中在 } a \text{ 岁和 } a_v \text{ 岁之间未被感染者的比例} \left[= e^{-\lambda'(a-a_v)}\right]$$

易感者个体总数（S）可以通过在 0 和预期寿命 L 之间对方程式 A.64 进行积分来获得：

$$S = \int_0^{a_v} N_0 e^{-\lambda' a} da + \int_{a_v}^{L} N_0(1-v)e^{-\lambda' a} da \qquad \text{方程式 A.65}$$

经过一些操作，我们得到 S 的以下表达式：

$$S = \frac{N_0}{\lambda'} \left\{ 1 - v e^{-\lambda' a_v} - (1-v)e^{-\lambda' L} \right\} \qquad \text{方程式 A.66}$$

对于一个具有矩形年龄分布的人口，总人口规模等于 $N_0 L$（另见专栏 7.4），因此人群中易感者人口的总比例由以下方程式给出：

$$\frac{S}{N} = \frac{N_0}{L\lambda' N_0} \{ 1 - v e^{-\lambda' a_v} - (1-v)e^{-\lambda' L} \} = \frac{1 - v e^{-\lambda' a_v} - (1-v)e^{-\lambda' L}}{L\lambda'} \qquad \text{方程式 A.67}$$

利用 R_0 与人群中易感者的总比例 (s) 通过方程式 $R_0 = 1/s$ 相互关联的结果 (表 4.3),我们得到以下 R_0 和 λ' 相互关联的方程式:

$$R_0 = \frac{\lambda'L}{1 - v\mathrm{e}^{-\lambda'a_v} - (1-v)\mathrm{e}^{-\lambda'L}} \qquad \text{方程式 A.68}$$

如果个体在出生时接种了疫苗,则将 $a_v = 0$ 代入方程式 A.68 会得到以下结果:

$$R_0 = \frac{\lambda'L}{(1-v)(1 - \mathrm{e}^{-\lambda'L})} \qquad \text{方程式 A.69}$$

A.3.4 证明:对于某一具有指数年龄分布的人群,长时状态下平均感染力和 R_0 通过方程式 $R_0 = \dfrac{\lambda'L}{1-v}$ 相互关联

为了获得这个结果,我们调整了用于具有矩形年龄分布的人口的逻辑(附录 A.3.3 节)。

我们首先注意到,对于这个人群,假设人群中一部分(比例 v)地个体在 a_v 岁时接种了疫苗,那么在 a 岁时人群中易感者个体的数量由以下方程式给出:

$$S(a) = \begin{cases} N_0\mathrm{e}^{-(\lambda'+m)a} & a < a_v \\ N_0(1-v)\mathrm{e}^{-(\lambda'+m)a} & a \geqslant a_v \end{cases} \qquad \text{方程式 A.70}$$

其中 m 是平均死亡率,N_0 是每年出生的人数,因此 $N_0\mathrm{e}^{-ma}$ 是年龄为 a 的人数(另见 3.5.1 节)。

人群中易感者个体的总数 (S) 可以通过在 0 和无穷大之间对方程式 A.70 进行积分获得(参见下面关于使用无穷大的注释):

$$S = \int_0^{a_v} N_0\mathrm{e}^{-(\lambda'+m)a}\mathrm{d}a + \int_{a_v}^{\infty} N_0(1-v)\mathrm{e}^{-(\lambda'+m)a}\mathrm{d}a \qquad \text{方程式 A.71}$$

经过一些操作,我们得到关于 S 的以下表达式:

$$S = \frac{N_0\left[1 - v\mathrm{e}^{-(\lambda'+m)a_v}\right]}{\lambda'+m} \qquad \text{方程式 A.72}$$

对于某一具有指数年龄分布的人口,总人口规模由方程式 $N = N_0/m$ 给出,该方程式是通过在 0 和无穷大之间对表达式 $N(a) = N_0\mathrm{e}^{-ma}$ 进行积分而获得的。将方程式 A.72 除以方程式 $N = N_0/m$ 得出以下人群中易感者人群所占比例的方程式:

$$\frac{S}{N} = \frac{N_0 m \left[1 - v e^{-(\lambda'+m)a_v}\right]}{(\lambda'+m)N_0} = \frac{m \left[1 - v e^{-(\lambda'+m)a_v}\right]}{\lambda'+m} \qquad \text{方程式 A.73}$$

使用结果 $R_0 = 1/s$ 和关系 $L = 1/m$ 得出以下关于 R_0 的方程式：

$$R_0 = \frac{1+L\lambda'}{1 - v e^{-(\lambda'+m)a_v}} \qquad \text{方程式 A.74}$$

如果个体仅在出生时接种疫苗，则代入 $a_v = 0$ 可得出以下方程式：

$$R_0 = \frac{1+L\lambda'}{1-v} \qquad \text{方程式 A.75}$$

在导出上述结果时使用无穷大的方法。

需要注意的是，具有指数年龄分布的人口的理论年龄上限是无穷大。上面的结果可以通过为上限设置一个实际值来获得，但这需要对方程进行更多的操作数量（相比在此处提供的解释中使用的操作数量）。

A.3.5 证明：方程式 $A' = \dfrac{A}{1-v}$ 给出了指数年龄分布人群在引入新生儿后的长时状态下平均感染年龄

为了从方程式 $A' = \dfrac{A}{\lambda'+m}$ 中获得这个结果，我们首先注意到 R_0 和 λ' 通过方程式 $R_0 = \dfrac{\lambda'L+1}{1-v}$（方程式 5.29）相互关联，这等价于以下方程式：

$$R_0 = \frac{\lambda'+m}{m(1-v)} \qquad \text{方程式 A.76}$$

假设预期寿命和平均死亡率通过方程式 $L = 1/m$ 相互关联。

重新排列方程式 A.76，我们得到以下关于 $A' = \dfrac{1}{\lambda'+m}$ 的表达式

$$A' = \frac{1}{\lambda'+m} = \frac{1}{mR_0(1-v)} \qquad \text{方程式 A.77}$$

如附录 A.3.1 节所述 $R_0 = 1 + \dfrac{\lambda}{m}$，或等效为 $R_0 = \dfrac{m+\lambda}{m}$。将 R_0 的后一个表达式代入方程式 A.77，我们得到以下关于 $A' = \dfrac{1}{\lambda'+m}$ 的表达式：

$$A' = \frac{1}{\lambda'+m} = \frac{1}{m\dfrac{\lambda+m}{m}(1-v)} = \frac{1}{(\lambda+m)(1-v)} \qquad \text{方程式 A.78}$$

如表 5.1 中所讨论的，在具有指数年龄分布的人群中引入疫苗接种之前的平均感染年龄由以下方程式给出：

$$A = \frac{1}{\lambda + m}$$
方程式 A.79

使用结果 $A = \frac{1}{\lambda + m}$ 在方程式 A.78 中得出我们预期的结果：

$$A' = \frac{A}{1-v}$$
方程式 A.80

A.4 随机性模型建模

A.4.1 $1 - (1-p)^{I_t} \approx pI_t$ 结果的推导

表达式 $(1-p)^{I_t}$ 可以展开得到以下表达式：

$$(1-p)^{I_t} = 1 - pI_t + \frac{I_t(I_t-1)p^2}{2} - \frac{I_t(I_t-1)(I_t-2)p^3}{2!} + \cdots$$
方程式 A.81

当 p 或 I_t 非常小时，与方程式 A.81 中前两项相比，方程式 A.81 中的 p^2、p^3 和 p 的更高阶项可以忽略不计。在这种情况下，我们可以看到方程式 A.81 大约等于 $1 - pI_t$，如下所示：

$$(1-p)^{I_t} \approx 1 - pI$$
方程式 A.82

可以重新排列此方程式以给出以下结果：

$$1 - (1-p)^{I_t} \approx pI_t$$
方程式 A.83

如果时间步长非常小，那么每个时间步长两个特定个体之间有效接触的概率大约等于两个特定个体有效接触的（人均）比率，即 β，因此：

$$1 - (1-p)^{I_t} \approx \beta I_t$$
方程式 A.84

A.4.2 方法 3 的解读

表 6.2 和图 6.8 总结了模拟将一名患病者引入由 10 个个体组成的完全易感者人群的结果，使用 0.1/ 天的 β 值和 2 天的平均传染性持续时间（相当于 0.5/ 天的恢复率）。这些参数等价于假设 R_0 为 2。第一个时间步的计算过程总结如下：

第一个时间步

步骤 1：计算 M_0，即个体改变当前状态的总体危险率

在模拟开始时，有 10 个易感者个体、1 个患病者个体和 0 个免疫者个体。

在下一个时间步长时个体新发（被）感染（在此模型中即具有传染性）的率由 $\beta S(0)I(0) = 0.1 \times 10 \times 1 = 1/$ 天给出。

在下一个时间步长中个体可以恢复并变得免疫的率由 $rI(0) = 0.5 \times 1 = 0.5/$ 天给出。

因此 M_0 由 $1 + 0.5 = 1.5/$ 天给出。

步骤 2：抽取一个随机数 n_1，以确定下一次状态转换发生的时间 T。

在这种情况下，随机数 $n_1 = 0.46$ 被抽取，方程式 $T = -\ln(n_1)/M_0$ 得出下一个状态转变发生在时间 $T = 0.518$ 天的这一结果。

步骤 3：计算后续每种类型的状态转换发生的概率，并确定出随机抽取的数字所必须位于的范围，以使得下一次状态转换属于所给定的某一转换类型。

一个易感者个体被感染的概率由下式给出：

$\beta S(0)I(0)/M_0 = 1/1.5 = 0.667$。

一个患病者个体恢复并变得免疫的概率由 $rI(0)/M_0 = 0.5/1.5 = 0.337$ 给出。

因此，我们可以得到的是，如果该随机数位于区间（0，0.667）内，则下一个事件将是感染事件，否则，下一个事件为一个患病者个体将恢复并获得免疫力。

步骤 4：抽取一个均匀分布中的随机数 n_2 来确定接下来发生的状态转换事件的类型

在本例中，被抽取的随机数为 0.56。由于该值介于 0 和 0.667 之间，因此下一个事件将是 1 个易感者个体的感染事件。

步骤 5：更新每个类别（仓室）中的个体数量

在时间 $T = 0.518$ 天时，有 9 个易感者个体、1 个患病者个体和 0 个免疫者个体。

返回步骤 1 等。

A.5 具有年龄依赖特征的接触模式

A.5.1 推导计算 R_0 的数学方法

A.5.1.1 联立方程组方法的推导过程

方程式 7.37 和方程式 7.38 可以通过使用 7.5.2 节讨论的结果推导出来，其中

用到的结果是，如果将患病者个体引入个体之间根据某个 WAIFW 矩阵混合接触的群体中，并且易感者个体的供应量是无限的，那么经过几个代际将会发生：

A．每个患病者产生的第二代患病者的数量等于 R_0（图 7.14）。

B．每一代患病者的年龄分布将收敛到某个分布（图 7.15），例如一部分（比例 x）是年轻者个体，一部分（比例 $1-x$）是老年人个体。

出于说明的目的，我们考虑第 k 代中有 100 个患病者个体的场景。

陈述 A 意味着在第 $k+1$ 代中将有 $100 \times R_0$ 个患病者个体。

根据陈述 B，在第 k 代中将分别有 $100\,x$ 和 $100(1-x)$ 个具有传染性的患病者儿童和患病者成人。假设每个患病者会导致产生 R_0 个第二代患病者，那么在第 $k+1$ 代将分别有 $100R_0x$ 和 $100R_0(1-x)$ 个患病者儿童和患病者成人。

我们可以根据下一代矩阵中的 R_{yy}、R_{yo}、R_{oy} 和 R_{oo} 值获得第 $k+1$ 代患病者儿童个体数量的另一个表达式，并且在将该表达式等于 $100R_0x$ 之后，我们可以得到如下方程式 7.37。

例如，第 $k+1$ 代中的患病者儿童个体人数（$100R_0x$）由第 k 代中 $100\,x$ 个每个儿童个体导致产生的下一代患病者（儿童）个体人数（$=100xR_{yy}$）与第 k 代中 $100(1-x)$ 个每个成人个体导致产生的下一代患病者（儿童）个体数量 $[=100(1-x)R_{oy}]$ 之和给出：

$$100xR_{yy} + 100(1-x)\,R_{yo}$$

将此表达式等于 $100R_0x$，正如我们在上面看到的，它也等于第 $k+1$ 代中患病者儿童个体的数量，我们得到以下结果：

$$100xR_{yy} + 100(1-x)\,R_{yo} = 100\,R_0x \qquad \text{方程式 A.85}$$

取消该方程式两边的公因数 100 得到方程式 7.37。

我们可以使用类似的论证来获得方程式 7.38。

A.5.1.2 推导计算 R_0 的矩阵行列式方法

我们可以通过以下几个阶段（步骤）重新排列方程式 7.37 和方程式 7.38 来获得方程式 7.40。

将方程式 7.37 和方程式 7.38 除以 $1-x$，我们得到以下方程式：

$$R_{yy}\frac{x}{1-x} + R_{yo} = R_0\frac{x}{1-x} \qquad \text{方程式 A.86}$$

$$R_{oy}\frac{x}{1-x} + R_{oo} = R_0 \qquad \text{方程式 A.87}$$

方程式 A.86 和方程式 A.87 可以重新排列以给出以下关于 $\dfrac{x}{1-x}$ 的方程式：

$$\frac{x}{1-x} = \frac{R_{yo}}{R_0 - R_{yy}} \qquad \text{方程式 A.88}$$

$$\frac{x}{1-x} = \frac{R_0 - R_{oo}}{R_{oy}} \qquad \text{方程式 A.89}$$

将方程式 A.88 等于方程式 A.89，我们得到以下方程式：

$$\frac{R_{yo}}{R_0 - R_{yy}} = \frac{R_0 - R_{oo}}{R_{oy}}$$

重新排列这个方程式，我们得到以下结果

$$R_{yo} R_{oy} = (R_0 - R_{oo})(R_0 - R_{yy})$$

进一步重新排列后，得到方程式 7.40。

A.6 性传播传染病

A.6.1 计算某一具有性行为异质性和按比例混合接触的人群中 R_0 的其他方法

（a）使用矩阵行列式方法计算 R_0

对于具有两个性活动组人群的模型，R_0 是满足以下方程式的最大值（参见 7.5.3 节）：

$$(R_{HH} - R_0)(R_{LL} - R_0) - R_{LH} R_{HL} = 0 \qquad \text{方程式 A.90}$$

其中 R_{HH} 是性活跃组中由某一感染的性活跃组成员导致产生的继发患病者人数，R_{HL} 是性活跃组中由某一被感染的性不活跃组成员导致产生的继发患病者人数，R_{LH} 是性不活跃组中由某一被感染的性活跃组成员导致产生的继发患病者人数，R_{LL} 是性不活跃组中由某一被感染的性不活跃成员导致产生的继发患病者人数。

R_{HH}、R_{HL}、R_{LH} 和 R_{LL} 一起构成了我们的下一代矩阵

$$\begin{pmatrix} R_{HH} & R_{HL} \\ R_{LH} & R_{LL} \end{pmatrix}$$

使用方程式 8.21 和方程式 8.22，我们知道在一个完全易感者人群中，一个性活跃组成员会产生 R_H（3.93）个继发感染者，而一个性不活跃组成员会产生 R_L（0.18）个继发感染者。当我们假设按比例混合接触时，使用方程式 8.20 我们还知道这些感染的 31%（g_H）将传播给性活跃组成员，而 69%（g_L）将传播给性不活跃组成员，所以我们可以写下如下方程式：

$$R_{HH} = R_H g_H$$
$$R_{HL} = R_L g_H$$
$$R_{LH} = R_H g_L$$
$$R_{LL} = R_L g_L$$

将这些表达式代入方程式 A.90，我们得到 R_0 必须满足的以下表达式：

$$(R_H g_H - R_0)(R_L g_L - R_0) - R_H g_L R_L g_H = 0 \qquad \text{方程式 A.91}$$

乘以这个表达式并消去一些（公共）项，我们看到 R_0 必须满足以下表达式：

$$R_0^2 - R_0 R_H g_H - R_0 R_L g_L = 0 \qquad \text{方程式 A.92}$$

这简化为：

$$R_0 [R_0 - (R_H g_H + R_L g_L)] = 0 \qquad \text{方程式 A.93}$$

为了满足这个方程式，R_0 必须等于 0，或者：

$$R_0 = g_H R_H + g_L R_L$$
$$= 0.31 \times 3.93 + 0.69 \times 0.18$$
$$= 1.36$$

(b) 使用下一代矩阵的主要特征值计算 R_0。

使用 7.5.3 节中概述的模拟方法来计算 R_0 的话，我们需要计算下一代矩阵，或者需要计算性活跃组和性不活跃组中由一个被感染的性活跃组或性不活跃组个体导致产生的继发病例数。我们再次使用方程式 8.20、方程式 8.21 和方程式 8.22 的结果来写出下一代矩阵：

患病者个体所属的活动组

性活跃 性不活跃

$$\begin{array}{c} \text{易感者个体所} \\ \text{属的活动组} \end{array} \begin{array}{c} \text{性活跃} \\ \text{性不活跃} \end{array} \begin{pmatrix} R_{HH} & R_{HL} \\ R_{LH} & R_{LL} \end{pmatrix} = \begin{pmatrix} R_H g_H & R_L g_H \\ R_H g_L & R_L g_L \end{pmatrix} \qquad \text{方程式 A.94}$$

$$= \begin{pmatrix} 3.93 \times 0.31 & 0.18 \times 0.31 \\ 3.93 \times 0.69 & 0.18 \times 0.69 \end{pmatrix}$$

$$= \begin{pmatrix} 1.23 & 0.06 \\ 2.70 & 0.12 \end{pmatrix}$$

通过仿真模拟可以计算出 R_0 为 1.36。

基础数学知识

B.1 概述

本章回顾了本书各个部分中使用的以下数学基本概念：

1）直线方程
2）常数（e）
3）对数
4）微分
5）积分
6）矩阵

B.2 直线方程

一条直线的方程形式如下：

$$y = mx + c \hspace{4cm} \text{方程式 B1}$$

其中 m 是直线的梯度或斜率（直线垂直方向移动的量，除以它水平方向移动的量），c 是直线与垂直的 y 轴相交的常数值，即当 $x = 0$ 时的 y 值（见图 B.1）。

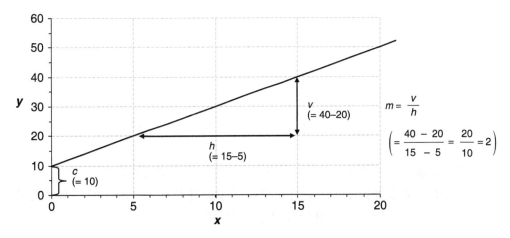

图 B1 直线方程。在此示例中，$m = 2$（即，直线水平方向移动每 10 个单位，直线上升 20 个单位）和 $c = 10$（即，当 $y = 10$ 时，直线与垂直的 y 轴相交）。此示例中的直线方程式为 $y = 2x + 10$

B.3 常数 e

e 是一个数学常数，以瑞士著名数学家欧拉（Euler）命名。它具有许多有用的特性，被广泛用于数学以及生物和物理科学中。

它被正式定义为以下无限的和：

$$1 + \frac{1}{1!} + \frac{1}{2!} + \frac{1}{3!} + \frac{1}{4!} + \frac{1}{5!} + \cdots + \frac{1}{n!} + \cdots$$

此表达式也可以使用速记符号 $\sum_{z=0}^{\infty} \frac{1}{z!}$ 表示。取小数点后五位，e 等于 2.71828。e 的任意数 t 的幂等于以下表达式：

$$e^t = 1 + t + \frac{t^2}{2!} + \frac{t^3}{3!} + \frac{t^4}{4!} + \frac{t^5}{5!} + \cdots$$

使用速记符号，这个表达式将被写为 $\sum_{z=0}^{\infty} \frac{t^z}{z!}$

类似的，e 提高到任意两个数的乘积的幂，例如 e^{kt} 可以写成：

$$e^{kt} = 1 + kt + \frac{(kt)^2}{2!} + \frac{(kt)^3}{3!} + \frac{(kt)^4}{4!} + \frac{(kt)^5}{5!} + \cdots$$

也可以写成：

$$e^{kt} = 1 + kt + \frac{k^2 t^2}{2!} + \frac{k^3 t^3}{3!} + \frac{k^4 t^4}{4!} + \frac{k^5 t^5}{5!} + \cdots$$

e^{-kt} 可以写成如下：

$$e^{-kt} = 1 - kt + \frac{(-kt)^2}{2!} + \frac{(-kt)^3}{3!} + \frac{(-kt)^4}{4!} + \frac{(-kt)^5}{5!} + \cdots + \frac{(-kt)^n}{n!} + \cdots$$

这个方程式可以简化为：

$$e^{-kt} = 1 - kt + \frac{k^2 t^2}{2!} - \frac{k^3 t^3}{3!} + \frac{k^4 t^4}{4!} - \frac{k^5 t^5}{5!} + \cdots + \frac{(-1)^n k^n t^n}{n!} + \cdots$$

对于 k 取不同的正值或负值时，随着 t 的变化，e^{kt} 的形状如图 B2 所示。

e 用于定义指数分布，指数分布有时用于表征某些人群的年龄分布（见图 3.7）。图 B2 中的左图显示了这种分布的典型形状。

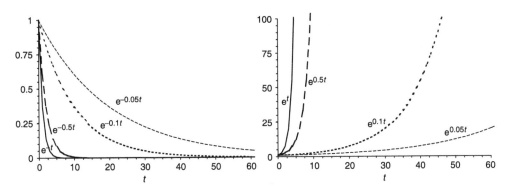

图 B2 k 取不同负值和正值时，e^{kt} 对时间 t 的曲线图形

B.4 对数

一个数的对数（或"log"）是另一个数（称为底数）在幂值必须提高到等于该数时的幂值（或值）。

我们首先考虑以 10 为底的对数。

由于 $10^2 = 100$，我们可以写 $\log_{10}100 = 2$，因为 2 是 10（底数）的幂时才能得到 100。下表显示了从 0.01 到 10,000 的数字以 10 为底的对数。需要注意的是，对数（log）仅针对 x 的正数值有定义。

x	0.01	0.1	1	10	100	1000	10000
$\log_{10}x$	–2	–1	0	1	2	3	4

一般来说，如果 $x = a^y$ 则得到 $\log_a x = y$。

要从 y 回到 x，我们需要将 a 的幂值提高到 y。此操作称为"取指数"或"取反对数"。

示例

$\log_{10}100 = 2$，因为必须将 10 的幂次提高到 2 才能够得到 100 的值。

$\log_2 8 = 3$，因为必须将 2 的幂次提高到 3 才能够得到 8 的值。

$\log_e(e^{-\lambda a}) = -\lambda a$，因为必须将数学常数 e 的幂次提高到 $-\lambda a$ 才能够得到 $e^{-\lambda a}$ 的值。

$\log_e(e^{\Lambda t}) = \Lambda t$，因为必须将数学常数 e 的幂次提高到 Λt 才能够得到 $e^{\Lambda t}$ 的值。

需要注意的是，$\log_e x$ 通常写为 $\ln(x)$，这被称为 x 的自然对数。

对数还有其他几个有用的属性：

(a) $\log_b^{xa} = a\log_b^x$

(b) $\log_b^{(ax)} = \log_b^{(a)} + \log_b^{(x)}$

示例

$\log_{10}^{(100)} = 2$ 因为 $10^2 = 100$。

该结果与规则（a）一致，即 $\log_{10}^{(10^2)} = 2\log_{10}^{10} = 2 \times 1$。

根据规则（b），$\log_{10}^{(10 \times 10)} = \log_{10}^{(10)} + \log_{10}^{(10)} = 1 + 1 = 2$。

此外，$\log_{10}^{(100)} = 2$，因为必须将 10 提高到 2 次方才能获得 100。

习题 B1

a）使用对数表示法表示以下内容：

(i) $10^6 = 1,000,000$　(ii) $10^4 = 10,000$

(iii) $10^{-3} = 0.001$　(iv) $p^q = r$

b）使用指数符号表示以下内容：

(v) $\log_{10}^{100,000} = 5$　(vi) $p = \log_q^r$

B.5 微分

在微积分的任何标准教材中都可以看到一些用于对方程进行微分（求导数）的规则。为方便起见，将它们包含在此处。

1．几个表达式的导数（微分）之和等于所有表达式之和的导数。

例如，如果一个人群只有三种类型的个体，即易感染的个体、具有传染性的（患病者）个体和免疫者个体，并且任何个体在任何时候都不能属于超过一种类型，那么总人口规模的变化率与易感者个体数量变化率、患病者个体数量变化率和免疫者个体数量变化率之和相同。

使用数学符号，表示为如下：

$$\frac{dN(t)}{dt} = \frac{dS(t)}{dt} + \frac{dI(t)}{dt} + \frac{dR(t)}{dt}$$

其中 $N(t)$ 是时间 t 时的总人口，$S(t)$ 是时间 t 时的易感者个体数量，$I(t)$ 是时间 t 时的患病者个体数量，$R(t)$ 是在时间 t 时的免疫者（恢复）个体数量，以及 $N(t) = S(t) + I(t) + R(t)$。

2．某一表达式或函数［例如 $y(t)$］乘以常数（例如 k）的导数就是常数乘以该函数的导数，即 $\dfrac{d}{dt}[ky(t)] = k\dfrac{dy(t)}{dt}$。

该规则背后的逻辑如下图所示，它显示了 $y(t)$ 只是直线 $y(t) = t$ 的情况。$y(t)$ 线的梯度仅为 1（即 20/20）；$y(t) = 2t$ 线的梯度为 2（即 40/20）；$y(t) = 3t$ 线的梯度为 3（即 60/20），依此类推。

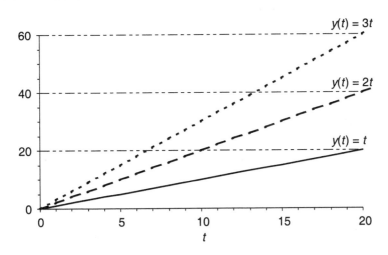

图 B3 直线 $y(t) = t$、$y(t) = 2t$ 和 $y(t) = 3t$ 的图形

3．表达式 $y(t) = t^n$ 关于 t 的导数是 nt^{n-1}

这个特殊的规则，与所有前面的规则结合使用，意味着我们可以对"任何"表达式进行微分，例如 $2t^3 + t^2$ 或 $5t^8 - 3t^2$ 等等。这很有帮助，因为许多表达式可以写成一些更简单表达式的和。例如，表达式 e^{kt}（其中 k 是一个常数）的正式定义是：

$$e^{kt} = 1 + kt + \frac{(kt)^2}{2!} + \frac{(kt)^3}{3!} + \frac{(kt)^4}{4!} + \frac{(kt)^5}{5!} + \cdots \qquad \text{方程式 B2}$$

可以证明（见下文）表达式 e^{kt} 的导数由 ke^{kt} 给出，即：

$$\frac{\mathrm{d}}{\mathrm{d}t}[e^{kt}] = ke^{kt}$$

例如，应用关于表达式 t^n 的导数是 nt^{n-1} 的规则，我们看到 e^{kt} 的导数是：

$$\frac{\mathrm{d}}{\mathrm{d}t}[e^{kt}] = k + \frac{2k^2t}{2!} + \frac{3k^3t^2}{3!} + \frac{4k^4t^3}{4!} + \frac{5k^5t^4}{5!} + \cdots + \frac{nk^nt^{n-1}}{n!} + \qquad \text{方程式 B3}$$

在消除右侧每一项的分母和分子中的通项后，方程式 B3 简化为：

$$\frac{d}{dt}[e^{kt}] = k + k^2 t + \frac{k^3 t^2}{2!} + \frac{k^4 t^3}{3!} + \frac{k^5 t^4}{4!} + \cdots + \frac{k^n t^{n-1}}{(n-1)!} + \cdots \qquad \text{方程式 B4}$$

从括号内的每一项中取出 k 的这一公因子，方程式 B4 变为：

$$\frac{d}{dt}[e^{kt}] = k\{1 + kt + \frac{k^2 t^2}{2!} + \frac{k^3 t^3}{3!} + \frac{k^4 t^4}{4!} + \cdots + \frac{k^{n-1} t^{n-1}}{(n-1)!} + \cdots\} \qquad \text{方程式 B5}$$

但是，方程式 B5 中大括号中的项等于 e^{kt}（参见方程式 B2），因此方程式 B5 可以简化为以下形式：

$$\frac{d}{dt}[e^{kt}] = ke^{kt} \qquad \text{方程式 B6}$$

以此类推，e^{-kt} 的导数（见 B.3 节）等于 $-ke^{-kt}$。

4（a） 两个表达式 $f(t)$ 和 $g(t)$ 的乘积即 $f(t)g(t)$ 的导数，由表达式 $\frac{df(t)}{dt}g(t)$ $+ f(t)\frac{dg(t)}{dt}$ 给出。

示例

假设我们希望对表达式 $y(t) = te^{kt}$ 进行微分（求导数）。

如果我们取 $f(t) = t$ 和 $g(t) = e^{kt}$，然后 $\frac{df(t)}{dt} = 1$ 和 $\frac{dg(t)}{dt} = ke^{kt}$。

应用上述规则可以得到以下关于 $\frac{dy(t)}{dt}$ 表达式：

$$\frac{dy(t)}{dt} = \frac{df(t)}{dt}g(t) + f(t)\frac{dg(t)}{dt} = 1 \times e^{kt} + tke^{kt} = (1 + tk)e^{kt} \qquad \text{方程式 B7}$$

4（b） 两个表达式 $f(t)$ 和 $g(t)$ 的商即 $\frac{f(t)}{g(t)}$ 的导数，由表达式 $\dfrac{\dfrac{df(t)}{dt}g(t) - f(t)\dfrac{dg(t)}{dt}}{[g(t)]^2}$ 给出。

示例

假设我们希望对表达式 $y(t) = \dfrac{t}{1+t^3}$ 进行微分。

如果我们使用 $f(t) = t$ 和 $g(t) = 1 + t^3$，那么 $\dfrac{df(t)}{dt} = 1$ 和 $\dfrac{dg(t)}{dt} = 3t^2$。

应用上述规则可以得到以下关于 $\dfrac{dy(t)}{dt}$ 表达式：

$$\frac{dy(t)}{dt} = \frac{\dfrac{df(t)}{dt}g(t) - f(t)\dfrac{dg(t)}{dt}}{[g(t)]^2} = \frac{1 \times (1+t^3) - t3t^2}{(1+t^3)^2} = \frac{-2t^3}{(1+t^3)^2} \qquad \text{方程式 B8}$$

习题 B2

写下以下表达式关于 t（或 y 相对于 t 的变化率）的导数：

(a) $y = 28t + 30$.   (b) $y = 5t^2 e^{-5t}$ (c) $y = 3e^t$

(d) $y = 2t^4 - 6t^8$ (e) $y = t^{-7} + t^2$

B.6 积分

积分是微分的反面。在我们只有某事物变化率的表达式的情况下，例如易感者个体数量的变化率，我们希望对该表达式进行积分以获得随时间推移的易感者个体的实际数量。

给定表达式的积分对应于以图形方式绘制该表达式时表示该表达式的曲线下的面积。如果我们有一些依赖于 t 的表达式 y [使用数学符号，我们将其称为 $y(t)$]，那么这个表达式在点 $t = a$ 和 $t = b$ 之间的积分将被写为：$\int_a^b y(t)dt$，并且将由图 B4 中的阴影区域所表示。

从技术上讲，当我们计算图 B4 曲线下的阴影区域面积时，我们将线下的这个区域细分为宽度为 dt 和高度为 $y(t)$ 的小竖条，并将这些条形图的面积汇总起来，t 介于 $t = a$ 和 $t = b$ 之间，如图 B5 所示。

如果我们只对 $y(t)$ 的积分表达式感兴趣 [即我们对点 (a) 和 (b) 之间的 $y(t)$ 的积分不感兴趣]，那么我们将使用以下方程式：

$$\int y(t)dt$$

表达式的积分规则与表达式的微分规则密切相关。可以从任何关于微积分的标准教材中获得的最简单的规则包括：

1) 几个表达式的积分之和等于所有表达式之和的积分。

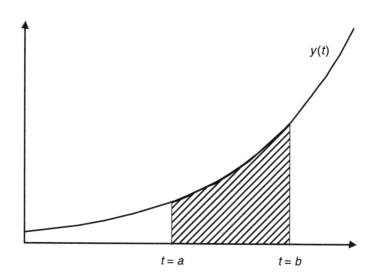

图 B4 在点 $t = a$ 和 $t = b$ 之间对给定表达式 $y(t)$ 进行积分的定义说明

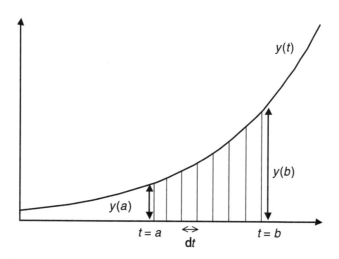

图 B5 说明在点 $t = a$ 和 $t = b$ 之间给定表达式 $y(t)$ 的积分定义。任何给定竖条的面积由该条的宽度 (γt) 乘以该条的高度给出。每个条的高度不同——第一个条的高度是 $y(a + \delta t/2)$；最后一根竖条是 $y(b - \delta t/2)$

2）表达式（例如 $y(t)$）乘以常数（例如 c）的积分就是该常数乘以该表达式的积分，即 $\int cy(t)\mathrm{d}t = c\int y(t)\mathrm{d}t$ 。

3）t^n 的积分为 $\dfrac{t^{n+1}}{n+1}$ ，但是，如果我们没有指定 t 的值或范围，表达式在其间进行积分（见下文），我们将为 t^n 的积分写成以下方程式：

$$\int t^n \mathrm{d}t = \frac{t^{n+1}}{n+1} + c$$

其中 c 是某个常数，一旦我们更多地了解到我们所要积分的表达式在不同点的值时，我们就可以识别出它的值。常数项的添加是由于任何数字（例如 5、6 等）的导数为零，这意味着零的积分必须是某个常数项。

4）$1/t$ 的积分是 $\ln(t)$，即 t 的自然对数。

5）如果 $h(t)$ 是 $y(t)$ 的积分，即 $h(t) = \int y(t)\mathrm{d}t$，则 $y(t)$ 在点 $t = a$ 和 $t = b$ 之间

的积分（写为 $\int_a^b y(t)dt$）由以下方程式给出：

$$\int_a^b y(t)\mathrm{d}t = h(a) - h(b)$$

即 $h(t)$（在 $t = b$ 时计算所得）和 $h(t)$（在 $t = a$ 时计算所得）之间的差异。这个方程式的右边有时写为 $[h(t)]_a^b$。

6）e^r 关于 t 的积分，其中 r 是某个常数，是 $\frac{e^{rt}}{r}$。我们可以通过使用关于 e^{kt} 的表达式（参见 B.3 节）并使用上述积分规则 1）~ 3）对其进行积分来获得此结果。

7）两个表达式 $p(t)$ 和 $q(t)$ 的乘积即 $p(t)q(t)$ 的积分，由以下表达式给出：

$$\int p(t)q(t)\mathrm{d}t = f(t)q(t) - \int f(t)\frac{\mathrm{d}q(t)}{\mathrm{d}t}\mathrm{d}t \qquad \text{方程式 B9}$$

其中 $f(t) = \int p(t)\mathrm{d}t$。需要注意的是，选择 $q(t)$ 和 $p(t)$ 是为了使得该方程式右侧的第二项可以尽可能简单地对其进行积分。推导过程包含在下面的示例之后。

示例：计算 $\int te^{kt}\mathrm{d}t$

在这里，我们设置 $q(t) = t$（所以 $\frac{\mathrm{d}q(t)}{\mathrm{d}t} = 1$）和 $p(t) = e^{kt}$。我们可以设置 $f(t) = \int p(t)\mathrm{d}t$。

使用规则 6）的结果，我们得到结果 $f(t) = \int e^{kt}\mathrm{d}t = \frac{e^{kt}}{k}$。将 $q(t)$、$\frac{\mathrm{d}q(t)}{\mathrm{d}t}$ 和 $f(t)$ 代入方程式 B9 可以得出以下方程式：

$$\int te^{kt}\mathrm{d}t = \frac{te^{kt}}{k} - \int \frac{e^{kt}}{k}$$

该方程式右侧的第二项等于 $\frac{e^{kt}}{k^2}$，因此 $\int te^{kt}\mathrm{d}t$ 等于：

$$\int te^{kt}\mathrm{d}t = \frac{te^{kt}}{k} - \frac{e^{kt}}{k^2}$$

方程式 B9 的推导

为了方便感兴趣的读者，我们复制了这个推导过程；但是，它可以在任何关于微积分的标准教材中找到。方程式 B9 的结果是来源于两个表达式 $f(t)g(t)$ 的乘积的导数由以下表达式给出：

$$\frac{\mathrm{d}}{\mathrm{d}t}[f(t)g(t)] = \frac{\mathrm{d}f(t)}{\mathrm{d}t}g(t) + f(t)\frac{\mathrm{d}g(t)}{\mathrm{d}t} \quad （见 B.5 节）。$$

如果我们对方程式的两侧同时进行积分，我们得到以下结果：

$$\int \frac{\mathrm{d}}{\mathrm{d}t}[f(t)g(t)]\mathrm{d}t = \int \frac{\mathrm{d}f(t)}{\mathrm{d}t}g(t)\mathrm{d}t + \int f(t)\frac{\mathrm{d}g(t)}{\mathrm{d}t}\mathrm{d}t$$

该表达式的左侧等于 $f(t)g(t)$（因为积分是微分的反面），这意味着：

$$f(t)g(t) = \int \frac{\mathrm{d}f(t)}{\mathrm{d}t}g(t)\mathrm{d}t + \int f(t)\frac{\mathrm{d}g(t)}{\mathrm{d}t}\mathrm{d}t$$

重新排列此表达式后，我们得到以下内容：

$$\int \frac{\mathrm{d}f(t)}{\mathrm{d}t}g(t)\mathrm{d}t = f(t)g(t) - \int f(t)\frac{\mathrm{d}g(t)}{\mathrm{d}t}\mathrm{d}t$$

我们通过设置 $g(t)$ 等于 $q(t)$ 和设置 $f(t)$ 等于 $\int p(t)\mathrm{d}t$，然后将 $f(t)$ 替换为 $\int p(t)\mathrm{d}t$，并将 $\frac{\mathrm{d}f(t)}{\mathrm{d}t}$ 替换为 $p(t)$，从这个方程式可以得到方程式 B9。

在某些情况下，不可能对一个方程式进行积分以获得某事物（量）关于其他事物（量）的显式表达式。在这些情况下，我们需要应用替代技术或使用专业软件（参见 3.5 节）来估计各种数量如何随时间变化的情况。

习题 B3

计算以下内容：

(a) $\int t^2 \mathrm{d}t$

(b) $\int 4t^3 \mathrm{d}t$

(c) $\int \frac{1}{t^5} \mathrm{d}t$

(d) $\int_0^{20} \mathrm{e}^{-rt}\mathrm{d}t$

(e) $\int 70 \mathrm{d}t$

B.7 矩阵

B.7.1 使用矩阵符号编写方程

矩阵提供了一种简便的方法来汇总需要同时满足（某些规则）的一组方程组。例如，如果必须同时满足以下两个方程式的话：

$$5x + 3y = 6$$

$$3x + 4y = 3$$

可以使用以下符号对其进行汇总：

$$\begin{pmatrix} 5 & 3 \\ 3 & 4 \end{pmatrix} \begin{pmatrix} x \\ y \end{pmatrix} = \begin{pmatrix} 6 \\ 3 \end{pmatrix} \qquad \text{方程式 B10}$$

注意矩阵 $\begin{pmatrix} 5 & 3 \\ 3 & 4 \end{pmatrix}$ 仅由联立方程组中变量 x 和 y 前面的数字（即它们的"系数"）组成。方程式 B10 的右侧 $\begin{pmatrix} 6 \\ 3 \end{pmatrix}$ 包含这些方程的常数项。

同样，这些方程组：

$$4x + 8y + 3z = 18$$

$$2x + y + 5z = 12$$

$$x + 3y + 8z = 4$$

可以使用矩阵表示法写成如下：

$$\begin{pmatrix} 4 & 8 & 3 \\ 2 & 1 & 5 \\ 1 & 3 & 8 \end{pmatrix} \begin{pmatrix} x \\ y \\ z \end{pmatrix} = \begin{pmatrix} 18 \\ 12 \\ 4 \end{pmatrix}$$

需要注意的是，由 n 行和 m 列组成的矩阵将被称为 $n \times m$ 矩阵，例如具有 2 行 2 列的矩阵称为 2×2 矩阵。通常，一个 $n \times n$ 矩阵将被称为"n 维"矩阵。仅由一列组成的矩阵，例如 $\begin{pmatrix} 6 \\ 3 \end{pmatrix}$ 通常会被称为向量。

习题 B4

（a）用矩阵表示法写出下列联立方程组：

（i）$8x + 2y = 7$

    $2x + 13y = 3$

（ii）$2x + 6y = 5$

$3x + 4y = 3$

（b）写出与下列矩阵对应的联立方程组：

(i) $\begin{pmatrix} 9 & 1 \\ 3 & 2 \end{pmatrix} \begin{pmatrix} x \\ y \end{pmatrix} = \begin{pmatrix} 1 \\ 4 \end{pmatrix}$

(ii) $\begin{pmatrix} 13 & 9 \\ 4 & 4 \end{pmatrix} \begin{pmatrix} x \\ y \end{pmatrix} = \begin{pmatrix} 6 \\ 2 \end{pmatrix}$

B.7.2 矩阵的行列式是什么？

如习题 B4 所示，通过操作方程来求解具有两个未知参数的两个方程式相对简单。然而，这种方法在求解大量方程式时可能很复杂，例如 20 或 100 多个具有相同数量未知数的方程式，就像物理学或生物科学中的某些问题一样。

随着线性代数领域复杂数学理论的发展，求解此类方程式的过程已被大大简化。这些理论通常依赖于计算被称为矩阵"行列式"的东西。对于某一二维矩阵，如 $\begin{pmatrix} a & b \\ c & d \end{pmatrix}$，这一行列式定义为表达式 $ad - bc$，通常写成如下：$\begin{vmatrix} a & b \\ c & c \end{vmatrix}$。例如，矩阵 $\begin{pmatrix} 9 & 1 \\ 3 & 2 \end{pmatrix}$ 的行列式等于 $9 \times 2 - 1 \times 3 = 18 - 3 = 15$。除其他事项外，行列式提供了关于是否有可能找到方程的解的信息，并且有时可用于求解方程，如下所述。

例如，根据矩阵理论，如果矩阵的行列式为零，则不可能找到构成矩阵方程式的方程组的解。

例如，可以证明经过一些操作，可以得到矩阵方程的解（即 x 和 y 的值）：

$$\begin{pmatrix} a & b \\ c & d \end{pmatrix} \begin{pmatrix} x \\ y \end{pmatrix} = \begin{pmatrix} s \\ t \end{pmatrix}$$

由以下方程式所给出：

$$\begin{pmatrix} x \\ y \end{pmatrix} = \frac{1}{ad - bc} \begin{pmatrix} d & -b \\ -c & a \end{pmatrix} \begin{pmatrix} s \\ t \end{pmatrix}$$

如果矩阵 $\begin{pmatrix} a & b \\ c & d \end{pmatrix}$ 的行列式为零（即 $ad - bc = 0$），则无法找到 x 和 y 的值。

对于某一 3×3 矩阵 $\begin{pmatrix} a & b & c \\ d & e & f \\ g & h & i \end{pmatrix}$，行列式由以下表达式所给出：

$$a\begin{vmatrix} e & f \\ h & i \end{vmatrix} + b\begin{vmatrix} f & d \\ i & g \end{vmatrix} + c\begin{vmatrix} d & e \\ g & h \end{vmatrix} = a(ei - fh) + b(fg - id) + c(dh - eg)$$

类似的，对于某一 4×4 矩阵 $\begin{pmatrix} a & b & c & d \\ e & f & g & h \\ i & j & k & l \\ m & n & o & p \end{pmatrix}$，行列式由以下表达式所给出：

$$a\begin{vmatrix} f & g & h \\ j & k & l \\ n & o & p \end{vmatrix} + b\begin{vmatrix} g & h & e \\ k & l & i \\ o & p & m \end{vmatrix} + c\begin{vmatrix} h & e & f \\ l & i & j \\ p & m & n \end{vmatrix} + d\begin{vmatrix} e & f & g \\ i & j & k \\ m & n & o \end{vmatrix}$$

这一相同的逻辑通常适用于所有 $n \times n$ 矩阵。行列式为零的矩阵通常称为"奇异"矩阵。

习题 B5

a）计算以下矩阵的行列式

(a) $\begin{pmatrix} 5 & 2 \\ 10 & 13 \end{pmatrix}$ (b) $\begin{pmatrix} 3 & 1 & 0 \\ 0 & 4 & 0 \\ 0 & 2 & 1 \end{pmatrix}$

b）证明如果方程 $\begin{pmatrix} a & b \\ c & d \end{pmatrix}\begin{pmatrix} x \\ y \end{pmatrix} = \begin{pmatrix} 0 \\ 0 \end{pmatrix}$ 对 x 和 y 的一些非零值成立，则矩阵 $\begin{pmatrix} a & b \\ c & d \end{pmatrix}$ 的行列式为零。

B.7.3 什么是特征值和特征向量？

物理和生物科学中的许多问题都可以通过计算系统的特征值来解决。例如，描述公路桥梁方程的特征值有助于深入了解桥梁的振动频率。

在数学术语中，若矩阵 M 的特征向量是 x，当它（特征向量）与矩阵 M 相乘（左乘）时，得到的结果是特征向量 x 与某个因子的乘积（左乘），该因子则被称为特征值，通常采用希腊字母 ρ（发音为 rho）来表示。用数学符号来表示的话，M、x 和 ρ 满足下列方程式：

$$Mx = \rho x$$

示例

因 $\begin{pmatrix} 2 & 0 \\ 0 & 2 \end{pmatrix}\begin{pmatrix} 1 \\ 0 \end{pmatrix} = 2\begin{pmatrix} 1 \\ 0 \end{pmatrix}$，则矩阵 $\begin{pmatrix} 2 & 0 \\ 0 & 2 \end{pmatrix}$ 的特征向量为 $\begin{pmatrix} 1 \\ 0 \end{pmatrix}$，特征值为 2。

因 $\begin{pmatrix} 2 & 1 \\ 4 & 2 \end{pmatrix}\begin{pmatrix} 1 \\ 2 \end{pmatrix} = 4\begin{pmatrix} 1 \\ 2 \end{pmatrix}$，则矩阵 $\begin{pmatrix} 2 & 1 \\ 4 & 2 \end{pmatrix}$ 的特征向量为 $\begin{pmatrix} 1 \\ 2 \end{pmatrix}$，特征值为 4。

通常，矩阵 $\begin{pmatrix} a & b \\ c & d \end{pmatrix}$ 的特征值 ρ 是通过寻求满足方程式 $(a-\rho)(d-\rho) - bc = 0$，或等价方程式 $\rho^2 - (a+d)\rho + ad - bc = 0$ 的解来得到。

若 ρ 是矩阵 $\begin{pmatrix} a & b \\ c & d \end{pmatrix}$ 的特征值，则上面的方程式可以通过满足下列方程式来推导：

$$\begin{pmatrix} a & b \\ c & d \end{pmatrix}\begin{pmatrix} x \\ y \end{pmatrix} = \rho\begin{pmatrix} x \\ y \end{pmatrix} \qquad \text{方程式 B11}$$

该方程式等价于以下方程式：

$$\begin{pmatrix} a & b \\ c & d \end{pmatrix}\begin{pmatrix} x \\ y \end{pmatrix} = \begin{pmatrix} \rho & 0 \\ 0 & \rho \end{pmatrix}\begin{pmatrix} x \\ y \end{pmatrix} \qquad \text{方程式 B12}$$

将方程式 B12 的左侧减去方程式 B12 的右侧后，我们可得到以下方程式：

$$\begin{pmatrix} a-\rho & b \\ c & d-\rho \end{pmatrix}\begin{pmatrix} x \\ y \end{pmatrix} = \begin{pmatrix} 0 \\ 0 \end{pmatrix} \qquad \text{方程式 B13}$$

如习题 B5.a 所示，如果方程式 B13 成立，则矩阵 $\begin{pmatrix} a-\rho & b \\ c & d-\rho \end{pmatrix}$ 的行列式也为零，即 $(a-\rho)(d-\rho) - bc = 0$。

因此，矩阵 $\begin{pmatrix} a & b \\ c & d \end{pmatrix}$ 的特征值 ρ 也可以通过寻求满足方程式 $(a-\rho)(d-\rho) - bc = 0$ 或等价方程式 $\rho^2 - (a+d)\rho + ad - bc = 0$ 来得到。读者可以把这个方程认作为一个二次方程式，这也意味着可能有两个 ρ 值可以满足这个方程。类似的，以同样的方式，$n \times n$ 矩阵可能有 n 个可能的特征值。

习题 B6

求下列矩阵的特征值：

$$\text{(a)} \begin{pmatrix} 5 & 2 \\ 10 & 13 \end{pmatrix} \qquad \text{(b)} \begin{pmatrix} 3 & 1 & 0 \\ 0 & 4 & 0 \\ 0 & 2 & 1 \end{pmatrix}$$

B.7.4 当我们重复将矩阵自身相乘时会发生什么？

根据相关理论（通常为线性代数课程内容），矩阵 M 通常可以用矩阵 D 和其他一些矩阵 P 来表达（参见下面 D 和 P、P^{-1} 的定义），具体如下所示：

$$M = P^{-1}DP \qquad\qquad \text{方程式 B14}$$

此外，该理论还表明，当我们重复地将矩阵 M 自身相乘时，这就类似于我们使用模拟方法计算 R_0 时所做的（见下文和 7.5.3 节），我们可以得到以下方程式：

$$M^k = P^{-1}D^kP \qquad\qquad \text{方程式 B15}$$

在描述这个结果与计算 R_0 的相关性之前，我们提供了一些关键的定义。

定义

如果 M 是一个 $n \times n$ 的矩阵，则 D 被定义为 $\begin{pmatrix} \rho_1 & 0 & \cdots & 0 \\ 0 & \rho_2 & \cdots & 0 \\ \cdots & \cdots & \ddots & \cdots \\ 0 & 0 & \cdots & \rho_n \end{pmatrix}$，其中，$\rho_1$，$\rho_2$，$\cdots$，$\rho_n$，是矩阵 M 的特征值。$P^{-1}$ 被称为 P 的逆矩阵。逆矩阵的计算原理为：

当 P^{-1} 乘以 P，就得到了所谓的"单位"矩阵，如 $\begin{pmatrix} 1 & 0 & \cdots & 0 \\ 0 & 1 & \cdots & 0 \\ \cdots & \cdots & \ddots & \cdots \\ 0 & 0 & \cdots & 1 \end{pmatrix}$。这个单位矩阵由 0 组成，但是从左上角到右下角的对角线上均为 1。需要注意的是，当任意矩阵 Z 乘以单位矩阵，都将得到原矩阵 Z。例如，$\begin{pmatrix} 1 & 2 \\ 4 & 3 \end{pmatrix}$ 乘以 $\begin{pmatrix} 1 & 0 \\ 0 & 1 \end{pmatrix}$ 等于 $\begin{pmatrix} 1 & 2 \\ 4 & 3 \end{pmatrix}$。对于一个 2×2 的矩阵 $\begin{pmatrix} a & b \\ c & d \end{pmatrix}$，其逆矩阵由下面的矩阵给出（读者可以从 B.7.3 节中认识这个矩阵）：

$$\frac{1}{ad-bc} \begin{pmatrix} d & -b \\ -c & a \end{pmatrix} \qquad\qquad \text{方程式 B16}$$

因此，当我们将矩阵 M 自身重复相乘，例如 k 次，就可得到方程式 B15，具体情况如下所示：

$$M^k = P^{-1}DPP^{-1}DPP^{-1}DPP^{-1}DPP^{-1}DPP^{-1}DP\cdots P^{-1}DP$$

$$= P^{-1}D^kP$$

$$= P^{-1}\begin{pmatrix} \rho_1^k & 0 & \cdots & 0 \\ 0 & \rho_2^k & \cdots & 0 \\ \cdots & \cdots & \cdots & \cdots \\ 0 & 0 & \cdots & \rho_n^k \end{pmatrix}P$$

方程式 B15 的相关性

方程式 B15 可以用来解释为什么我们用模拟方法（见 7.5.2 节和第 7.5.3 节）计算 R_0 时，连续代际间患病者总人数的比率总是收敛于下一代矩阵的最大特征值（即 R_0）。

例如，假设我们模拟将患病者引入一个完全易感者人群，其中易感者人群中的个体被划分为儿童和成人（分别用下标 y 和 o 表示），他们将根据某些下一代矩阵 M 进行混合接触。如果存在无限提供（不会耗竭）的易感者个体数量，我们可以证明，在第 k 代中，具有传染性的（患病者）儿童和成人的数量（分别表示为 $I_{y,k}$ 和 $I_{o,k}$）可由以下表达式给出：

$$\begin{pmatrix} I_{y,k} \\ I_{o,k} \end{pmatrix} = M^k\begin{pmatrix} I_{y,0} \\ I_{o,0} \end{pmatrix} \qquad\qquad \text{方程式 B17}$$

若 ρ_1 和 ρ_2 是矩阵 M 的特征值，那么利用 $M^k = P^{-1}D^kP$ 的结果，我们看到第 k 代患病者儿童和成人的数量可由以下表达式给出：

$$\begin{pmatrix} I_{y,k} \\ I_{o,k} \end{pmatrix} = P^{-1}D^kP\begin{pmatrix} I_{y,0} \\ I_{o,0} \end{pmatrix} = P^{-1}\begin{pmatrix} \rho_1^k & 0 \\ 0 & \rho_2^k \end{pmatrix}P\begin{pmatrix} I_{y,0} \\ I_{o,0} \end{pmatrix} \qquad \text{方程式 B18}$$

如下面演示的那样，使用矩阵 $M = \begin{pmatrix} 5 & 2 \\ 10 & 13 \end{pmatrix}$，第 k 代患病者总人数（由 $G_k = I_{y,k} + I_{o,k}$ 表示）近似等于 $q\rho_i^k$，其中 ρ_i 是矩阵 M 的最大特征值，q 是某个常数值。将第 $k+1$ 代总患病者人数和第 k 代总患病者人数的比值（G_{k+1}/G_k）代入，可以得到以下方程式：

$$\frac{G_{k+1}}{G_k} \approx \frac{q\rho_i^{k+1}}{q\rho_i^k} = \rho_i$$

即，当将患病者引入到一个完全易感者人群中，该人群中个体之间根据某个下一代矩阵 M 混合接触，连续代际的患病者总数之比收敛于该矩阵的最大特征值 R_0。这个结果的证明对本书来说太复杂了，因此我们只提供了一个说明这个结果的例子。

示例：对矩阵 $\mathbf{M} = \begin{pmatrix} 5 & 2 \\ 10 & 13 \end{pmatrix}$，**结果** $\dfrac{G_{k+1}}{G_k} \approx \rho_l$ **的说明**

此矩阵的特征值为 3 和 15（见习题 B6）。取 $\mathbf{P} = \begin{pmatrix} 5 & -1 \\ 0.5 & 0.5 \end{pmatrix}$，则

$P^{-1} = \dfrac{1}{3}\begin{pmatrix} 0.5 & 1 \\ -0.5 & 1 \end{pmatrix}$（由方程式 B16 得到），我们可以将 M 改写为：

$$\mathbf{M} = \mathbf{P}^{-1}\begin{pmatrix} 3 & 0 \\ 0 & 15 \end{pmatrix}\mathbf{P}$$

结合方程式 B17 中 M 的表达式，并使用 $\mathbf{M}^k = \mathbf{P}^{-1}\mathbf{D}^k\mathbf{P}$（方程式 B.15）的结果，我们看到第 k 代中具有传染性的（患病者）儿童和成人的数量可由以下方程式给出：

$$\begin{pmatrix} I_{y,k} \\ I_{o,k} \end{pmatrix} = \dfrac{1}{3}\begin{pmatrix} 0.5 & 1 \\ -0.5 & 5 \end{pmatrix}\begin{pmatrix} 3^k & 0 \\ 0 & 15^k \end{pmatrix}\begin{pmatrix} 5 & -1 \\ 0.5 & 0.5 \end{pmatrix}\begin{pmatrix} I_{y,0} \\ I_{o,0} \end{pmatrix}$$

上式可简化为：

$$\begin{pmatrix} I_{y,k} \\ I_{o,k} \end{pmatrix} = \dfrac{1}{3}\begin{pmatrix} 2.5\times3^k+0.5\times15^k & -0.5\times3^k+0.5\times15^k \\ -2.5\times3^k+2.5\times15^k & 0.5\times3^k+2.5\times15^k \end{pmatrix}\begin{pmatrix} I_{y,0} \\ I_{o,0} \end{pmatrix}$$

对该方程式进行处理后，我们得到了第 k 代患病者人数（$G_k = I_{y,k} + I_{o,k}$）的方程式如下：

$$G_k = 15^k(I_{y,0} + I_{o,0})$$

将 G_{k+1} 除以 G_k，可得到如下结果：

$$\frac{G_{k+1}}{G_k} = \frac{15^{k+1}(I_{y,0}+I_{o,0})}{15^k(I_{y,0}+I_{o,0})} = 15$$

即连续代际的患病者人数之比等于下一代矩阵 M 的最大特征值。

$\begin{pmatrix} I_{y,k} \\ I_{0,k} \end{pmatrix} = \mathbf{M}^k\begin{pmatrix} I_{y,0} \\ I_{o,0} \end{pmatrix}$ 的推导过程

正如在专栏 7.8 中所讨论的，如果我们有一个下一代矩阵 $\mathbf{M} = \begin{pmatrix} R_{yy} & R_{yo} \\ R_{oy} & R_{oo} \end{pmatrix}$,

则第一代中具有传染性的（患病者）儿童和成人的数量可由以下方程式给出：

$$\begin{pmatrix} I_{y,1} \\ I_{o,1} \end{pmatrix} = \mathbf{M} \begin{pmatrix} I_{y,0} \\ I_{o,0} \end{pmatrix} \qquad \text{方程式 B19}$$

第二代具有传染性的（患病者）儿童和成人的人数由以下方程式给出：

$$\begin{pmatrix} I_{y,2} \\ I_{o,2} \end{pmatrix} = \mathbf{M} \begin{pmatrix} I_{y,1} \\ I_{o,1} \end{pmatrix} \qquad \text{方程式 B20}$$

将方程式 B19 中 $\begin{pmatrix} I_{y,1} \\ I_{o,1} \end{pmatrix}$ 的表达式代入方程式 B20，我们可以得到：

$$\begin{pmatrix} I_{y,2} \\ I_{o,2} \end{pmatrix} = \mathbf{M}\mathbf{M} \begin{pmatrix} I_{y,0} \\ I_{o,0} \end{pmatrix} = \mathbf{M}^2 \begin{pmatrix} I_{y,0} \\ I_{o,0} \end{pmatrix}$$

重复同样的过程直到第 k 代，我们得到了对第 k 代患病者人数的预期结果：

$$\begin{pmatrix} I_{y,k} \\ I_{o,k} \end{pmatrix} = \mathbf{M} \begin{pmatrix} I_{y,k-1} \\ I_{o,k-1} \end{pmatrix} = \mathbf{M}\mathbf{M} \begin{pmatrix} I_{y,k-2} \\ I_{o,k-2} \end{pmatrix} = \dots = \mathbf{M}^k \begin{pmatrix} I_{y,0} \\ I_{o,0} \end{pmatrix}$$

本书中所使用的关键方程式总结

除另有说明外，方程式中参数或变量的定义见表 2（符号和相关说明）。

变量或参数	数学方程式	假定 / 注释	第一次使用的章 / 节
转换率			
个体感染（患病）的平均率（f）、恢复的平均率（r）和死亡的平均率（m）等	$f=1/D'$ $r=1/D$ $m=1/L$	不论年龄或任何其他因素如何，个体均以恒定的率进展为具有焕然性、恢复（康复）和死亡等。结果（个体变得有传染性、恢复、死亡等）发生之前的时间间隔的分布是由指数分布给出的	第 2.7.2 节
接触参数			
单位时间内两个特定个体有效接触的比率	$\beta = R_0/ND$ 或者 $\beta = C_e/N$	个体之间随机混合接触。不管因感染或其他任何因素，接触的人数不会随时间变化	第 2.7.1 节
单位时间内有效接触的平均人数	$C_e = R_0/D$ 或者 βN	个体随机混合接触。不管因感染或其他任何因素，接触的人数不会随时间变化	第 2.7.1 节
人口亚组之间混合接触的综合性（测）量	$$Q = \frac{\left(\sum_{j=k} g_{jk} - 1\right)}{b-1}$$	Q 仅测量相同组内的混合接触程度，而忽略相似亚组之间的混合接触情况。Q 也同样对在不同人群之间的混合接触程度进行加权，而不管这些人群规模的大小	第 8.5.2 节

续表

变量或参数	数学方程式	假定/注释	第一次使用的章/节
基本再生数（R_0）			
	$R_0 = \dfrac{\beta N}{r} = \beta N D$ 或者 $R_0 = \dfrac{\beta N}{r+m}$	个体之间随机混合接触。当相对于传染性持续的时间而言，死亡率（m）较小时，这两种表达式大致相等	2.4.1节和 2.7.1节
	$R_0 = \dfrac{1}{s}$	个体之间随机混合接触。s 是处于平衡状态时的人群中易感者个体所占的比例，或者等价地说，是人群中易感者个体的平均比例	4.2.2.2节 和4.3.1节
	$R_0 = 1 + AD$	与患病期相比，患病前的时期很短，或个体感染后即具有传染性。假定患病期时长服从指数分布，在流行病的早期阶段，患病者患病率的增长率大致保持不变	4.2.3节，其他的变量详见表4.1
	$R_0 = -\dfrac{\ln(1-z_f)}{z_f}$	z_f 是将一个患者引入完全易感者人群后，在流行病结束时被感染的个体比例	4.2.4节，其他变量具体见表4.2
	$R_0 \approx L\lambda \approx L/A$	个体之间随机混合接触。人口的年龄分布是矩形状的（一种"I型"模式），即所有个体均可被假设可以活到 L 岁再死亡。A 是感染的平均年龄	5.2.3.3节

续表

变量或参数	数学方程式	假定 / 注释	第一次使用的章 / 节
	$R_0 \approx 1 + \lambda L \approx 1 + L/A$	个体之间随机混合接触；指数年龄分布（"II型"），即死亡率可假设为对于所有年龄段都是一个常数。L是平均预期寿命，A是感染的平均年龄	5.2.3.3 节
	$R_0 = \dfrac{\lambda' L}{1 - v e^{-\lambda' a_v} - (1-v)e^{-\lambda' L}}$	个体之间随机混合接触；矩形年龄分布；v为 a_v 岁人群的有效疫苗接种率（接种比例）；λ' 为接种疫苗后长期内（长时尺度下）的平均感染力	专栏 5.6
	$R_0 = \dfrac{1 + \lambda' L}{1 - v e^{-(\lambda'+m)L}}$	个体之间随机混合接触；指数年龄分布；v为 a_v 岁人群的有效疫苗接种率（接种比例）；λ' 为接种疫苗后长期内（长时尺度下）的平均感染力	专栏 5.6
完全易感人群中，由一名年轻患病（感染）者引发的老年人下一代患病（感染）的人数	$R_{oy} = \beta_{oy} N_0 D$	β_{oy} 是一个特定的易感者老年人有效接触一个特定的有传染性的患病者年轻人的比率，N_0 是老年人的总人数	7.5.1 节
基本再生（繁殖）数（性传播疾病）	$R_0 = C\beta_p D$	随机选择性伴（随机混合接触）。设有人口异质性问题	8.3 节和专栏 8.2
具有两个活动群体的人群中某一性传播传染病的基本再生（繁殖）数	$R_0 = g_H R_H + g_L R_L$	随机选择性伴，两个活动群体	专栏 8.5 和 8.4.2 节

续表

变量或参数	数学方程式	假定/注释	第一次使用的章/节
在异性性行为人群中性传播传染病的基本再生（繁殖）数	$R_0 = \sqrt{R_{WM} R_{MW}}$	—	8.6 节
具有性活动异质性和在任何混合接触模式中性传播传染病的基本再生（繁殖）数	$R_0 = \dfrac{R_{HH} + R_{LL} + \sqrt{(-R_{HH} - R_{LL})^2 - 4 \times (R_{LL}R_{HH} - R_{HL}R_{LH})}}{2}$	两个活动群体	专栏 8.8
净再生（繁殖）数 (R_n)	$R_n = R_0 s$	个体之间随机混合接触。s 是人群中易感者所占的平均比例	1.3 节和 4.2.2.2 节
群体免疫阈值 (HIT)	$HIT = 1 - 1/R_0$	—	1.3 节和 4.2.2.2 节
感染力			
t 时刻的感染力 $[\lambda(t)]$	$\lambda(t) = \beta I(t) = C_e \dfrac{I(t)}{N(t)}$	个体之间随机混合接触	2.7.1 节和专栏 2.5
t 时刻某一性传播传染病的感染力 $[\lambda(t)]$	$\lambda(t) = C\beta_p \dfrac{I(t)}{N}$	个体之间随机混合接触	8.3 节
t 到 $t+1$ 时刻之间感染风险 (λ_t) 的 Reed-Frost 方程	$\lambda_t = 1 - (1-p)^{I_t}$	p 为每个时间步长内两个特定个体之间有效接触的概率	6.3.2 节

续表

变量或参数	数学方程式	假定/注释	第一次使用的章/节
每个（段）性伴关系期间的传播概率（性传播传染病）	$\beta_p = 1 - (1-\beta_a)^n$	单次性行为的传播概率不随时间变化。n是每个（段）性伴关系期间的性行为次数	专栏 8.1
患病者人数			
流行病早期阶段 t 时刻的患病者人数 $[I(t)]$	$I(t) \approx I(0)e^{\Lambda t}$	Λ 是患病者人数的增长率	4.2.3.1 节
流行间期			
流行间期 (T)	$T = 2\pi\sqrt{\dfrac{L(D+D')}{R_0 - 1}}$	可免疫传染病；没有干预措施，个体之间随机混合接触	4.3.2.2 节
	$T = 2\pi\sqrt{A(D+D')}$	可免疫传染病；个体之间随机混合接触。无论是否采取了干预措施，这个方程式都是适用的	4.3.2.2 节
易感者/既往感染者的比例			
人群中在 a 岁之前既往感染者的比例 $[Z(a)]$	$Z(a) = 1 - e^{-\lambda a}$	所有年龄组的平均感染力是相同的；这一方程式没有考虑母体衍生的免疫力的存在	5.2.2 节，其他变量见 5.2.3.5.1 节，专栏 5.2 和表 5.4
人群中在 a 岁时易感人群的比例 $[S(a)]$	$S(a) = e^{-\lambda a}$	所有年龄组的平均感染力是相同的；这一方程式没有考虑母体衍生的免疫力的存在	5.2.2 节，其他变量见 5.2.3.5.1 节，专栏 5.2 和表 5.4

续表

变量或参数	数学方程式	假定 / 注释	第一次使用的章 / 节
人群中易感者的比例	$s = \dfrac{1}{\lambda L+1} \approx \dfrac{A}{A+L}$	指数年龄分布；个体之间随机混合接触	5.2.3.2 节
	$s = \dfrac{1}{\lambda L} \approx \dfrac{A}{L}$	矩形年龄分布；个体之间随机混合接触	5.2.3.2 节
	$s = \sum_a P_a \dfrac{S_a}{N_a}$	P_a 是 a 年龄段的人在总人口中的比例；S_a 和 N_a 分别为针对传染生物学检测呈阴性的人数和接受检测人数	5.2.3.2 节
平均感染年龄			
一生中经历过感染的个体的平均感染年龄	$A \approx \dfrac{1}{\lambda}$	个体之间随机混合接触；所有年龄组的平均感染力是相同的	5.2.3.1 节
	$A = \dfrac{\int_0^\infty a\lambda(a)S(a)da}{\int_0^\infty \lambda(a)S(a)da}$	一般方程；$\lambda(a)$ 是 a 岁个体的平均感染力	5.2.3.1 节
	$A = \dfrac{1}{\lambda}\left(\dfrac{1-(1+\lambda L)e^{-\lambda L}}{1-e^{-\lambda L}}\right)$	矩形年龄分布；所有年龄组的平均感染力是相同的	5.2.3.1 节
	$A = \dfrac{1}{\lambda+1/L} = \dfrac{1}{\lambda+m}$	指数年龄分布；所有年龄组的平均感染力是相同的	5.2.3.1 节

续表

变量或参数	数学方程式	假定/注释	第一次使用的章/节
在新生儿人群中引入人种疫苗后的长期（长时尺度下）的平均感染年龄	$A' = \dfrac{A}{(1-\nu)}$	指数式年龄分布，所有年龄组的平均感染力是相同的；ν是出生时的有效疫苗覆盖率（接种疫苗的比例）	5.3.3节
平均新发感染人数			
t时刻年龄为a岁的人群中特定年龄的新发感染者人数	$\lambda(a,t)S(a,t)$	一般方程，$\lambda(a,t)$是t时刻年龄为a岁人群的平均感染力，$S(a,t)$是t时刻年龄为a岁的易感者个体人数	2.6.1.1节和 5.2.3.4节
每人每单位时间的特定年龄的平均新发感染者人数	$\lambda S(a) = \lambda e^{-\lambda a}$	所有年龄组的平均感染力（λ）是相同的，$S(a)$是年龄为a岁人群中的易感者的比例	5.2.3.4节
长期来看（长时尺度下），年龄为a岁的人群中每人的平均新发感染者人数	$\lambda'(1-\nu)e^{-\lambda'a}$	ν是新生儿人群中的有效疫苗接种覆盖率（免疫比例）。引入新生儿接种疫苗后的平均感染力（λ'）对于所有年龄组都是相同的	5.3.3节
增长率和倍增时间			
某场流行病的平均增长率	$\Lambda = \dfrac{\ln(2)}{T_d}$	T_d是到1人口中的病例数翻倍的时间	专栏4.1和专栏 8.10
在具有其他原因致死亡率的人群中导致死亡的性传播传染病（例如HIV）的倍增时间	$T_d \approx \dfrac{\ln(2)}{c\beta_p - \gamma - m}$	随机混合接触	专栏8.10